精神医学徒然草

教授室の窓辺から

武田雅俊
大阪大学精神医学教室 教授

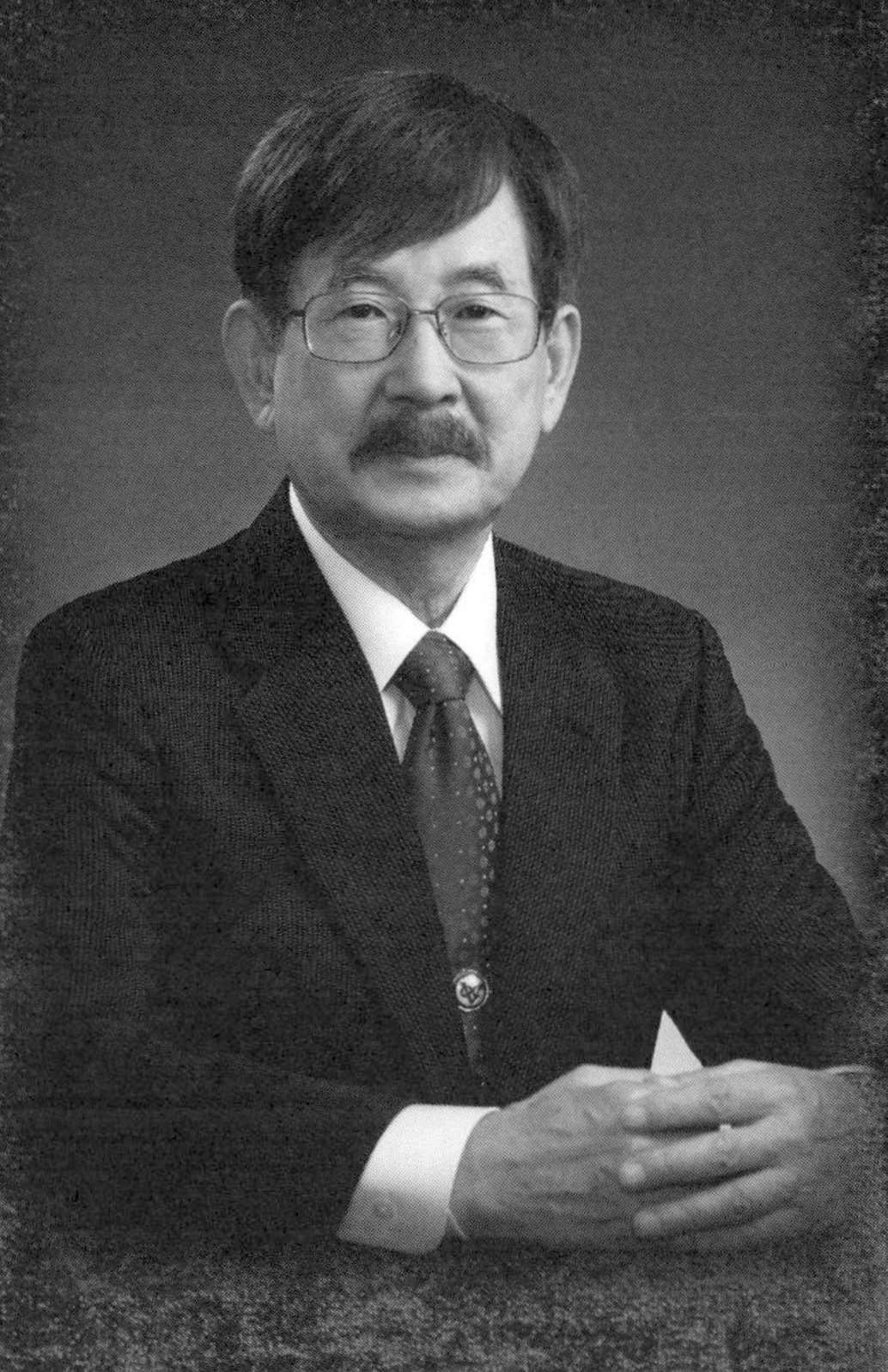

序　文

精神医学は人の異常行動を対象とする学問です。人は社会の中で行動を通貨のように使用しながら生活を営んでいます。人は社会という外界から受ける刺激を認知することにより適切な行動を選択しますので、認知と行動は一体となり互いに影響しながら社会生活の通貨として機能しています。

人の行動は少なからず無意識により規定されていることも知っておかねばなりません。その人の心理的状態によっても行動は変化します。同じ外的刺激に対する行動であっても、教育レベルや経験によって異なる行動を示します。また、その人の癖や嗜好や性格によっても外界に対する反応は異なります。癖や嗜好や性格により自分の行動が影響されていることについてはあまり意識されていないかもしれません。精神疾患は外界刺激の認知機能を大きく変化させることにより、その人の行動を変化させますし、精神疾患により人の行動パタンは大きく変化します。異常行動を直接の対象とする精神医学にとって、認知機能が極めて重要であることをご理解いただけると思います。

認知機能とは、外界からの刺激や情報を基にして自分の反応・行為・行動を決定する機能のことであり、注意力、実行機能、記憶・学習、言語、知覚・運動、社会認知などが含まれます。

私は、精神科医となってからこれまで三十六年間臨床と研究に携わってきましたが、その活動のすべては人の認知機能を理解することであったと言っても過言ではありません。専門としてきたアルツハイマー病は認知機能障害が前景に出ている病気ですが、多くの精神疾患においても認知機能の障害が注目されるようになりました。統合失調症患者では注意力、言語性記憶、実行機能、言語流暢性などが健常者と比較して低下しています。うつ病、不安障害、双極性障害でも、注意機能を中心に多くの認知機能障害が見られます。うつ病ではうつエピソードを繰り返すほど遅延再生記憶が障害されることが知られています。

本書は、これまでの研究生活の間に書き溜めた文章を一冊にまとめたものですが、エッセイや論考の多くが、人の認知機能を理解したいという想いにより紡がれているように思います。大阪大学の定年を迎える機会に編纂した本書には、自分の生い立ちと、自分を育て上げていただいた先生方のこと、そして、良書に巡り合った際に寄稿させていただいた書評の一部をも掲載することにいたしました。

思い返しますと、精神科医となった翌年にDSM-Ⅲ（一九八〇）が発表され、DSM-Ⅳ（一九九四）、DSM-5（二〇一三）の改訂作業を通じて、私が経験した精神医学は、サイエンスとしての基盤を確立しようとして進んできた時代でありました。サイエンスとなるためには精神疾患の正確で妥当な診断がまず必要とされました。診断の信頼性を高めようとするあまりに極端に操作的診断基準を取り入れすぎたのかもしれません。これからの精神医学には、ようやくサイエンスの対象として評価できるようになった診断の信頼性を犠牲にすることなく、診断の妥当性をサイエンスとして検証していくことが求められます。

今や生命科学はゲノム研究から脳科学を中心に据えるようになり、脳科学の臨床を担当する学問領域として精神医学の重要性が認められるようになりました。これから多くの優秀な若人が精神科医あるいは精神医学者として活躍されることを期待していますが、本書がそのような人に少しでも役に立つことがあれば、私の望外の喜びであります。

平成二十七年三月　教授室にて　武田雅俊

JCOPY 88002-857

目次

第一章

生い立ち・精神医学との出会い・和風会

生い立ち・精神医学との出会い・和風会

私は、佐賀県鳥栖市村田町の本籍地で昭和二十四年十月二十日に生まれましたので、いわゆる団塊の世代です。武田秀俊と直子の長男として、二歳年上の姉富美子（昭和二十二年生）と三歳年下の弟典夫（昭和二十七年生）の三人兄弟でした。父親は、地元旧家の長男で、三養基中学校から京都帝国大学法学部に進み、太平洋戦争のために繰り上げ卒業となり経理担当少尉として満州に出征しました。終戦と共に日本軍は満州から撤退することになり、多くの日本軍兵士がソ連軍の捕虜となりシベリア抑留となりましたが、父親は満州から逃れる途中、当時北朝鮮の咸興に居住していた日本人弁護士松本猛の家に匿ってもらったそうです。松本家に寄留している間にそこの娘さんと恋仲となり結婚しました。松本直子は、男ばかりの五人兄弟の長女であり、京城女子師範学校の卒業でした。

二人は、終戦と共に引き揚げてきて鳥栖市村田の家に住むようになりましたが、旧地主のおっとりとした一人息子であった父親と男兄弟の長女として朝鮮でいろいろなことを経験してきた母親は、田舎で一寸変わった生活を始めたようです。母親は、姑とうまく行かず、しばらく同居したものの、村田の借家で夫婦だけの生活を始めました。父親は佐賀県庁に勤務し、母親は小学校教諭として働く共働きで、三人の子どもたちを育て上げました。

鳥栖・佐賀の時代

藁葺の家にピアノが届けられたときは皆で大騒ぎでした。田舎の山奥にある二間と台所だけの藁葺家に黒塗りのアップライトピアノが届けられたのです。母親は子どもたちにピアノを習わせたいと久留米市内にピアノの先生を見つけてきました。姉が小学一年生、私が幼稚園生の頃から、二人で村田から鹿児島本線の肥前旭駅まで歩いて一緒にディーゼルカーに乗って久留米市内のピアノの先生の家に毎週レッスンに通いました。ピアノの池田先生は当時三十代の厳しい先生でした。おさらいをしているときに突然に鍵盤の上に楽譜を叩きつけたりしてずいぶんと叱られました。先生はピアノ演奏の基本は指の形にあると思っておられて何度言っても指の形が治らないので、怒って楽譜を叩きつけたのだろうと思いますが、その当時の自分には「ピアノの先生は怖い人なんだ、芸術家は気まぐれで、理由もないのに突然怒り出すことがあるんだ」というくらいの認識しかありませんでした。それでも久留米市は村田よりもよほど都会的なきれいな街でなにか新しい文化に浸れるような気分になり、毎週ピアノのレッスンに行くことが楽しみでした。

私は、小学校三年まで田んぼのあぜ道を歩いて鳥栖市立旭小学校に通いましたが、一家は佐賀市に転居することになり、私は赤松小学校の四年生に転校しました。私達はピアノのレッスンを佐賀大学教育学部教授をされていた黒沼幸四郎先生から受けることになりました。黒沼先生は佐賀大学学生寮の一部にお住まいで、毎週日曜日にお宅を訪問して教育学部の音楽室でレッスンを受けることになりました。黒沼先生には東京芸大ピアノ科に通っておられた黒沼幸子さんというお嬢さんがおられて、ときにはお嬢さんからレッスンを受けることもありました。当時から高名なヴァイオリニストであった黒沼ユリ子さんはご親戚にあたるのだそうです。私は黒沼先生のレッスンにお宅を訪問することが楽しみでした。上品な奥様とお二人の生活でしたが、石鹸のことをシャボンと呼んでおられたり、ときどきは上品な洋菓子もいただきました。黒沼先生の部屋にハイフェッツのポスターが貼られていたことを憶えています。

黒沼先生はそのうちに何を思ったのか、この子は音感がよさそうだからヴァイオリンを習わせたらどうかとお勧めになったそうです。そんなことで、私はピアノからヴァイオリンに変わることになりましたが、自分ではあまり音楽の才能はなかったと思っています。ピアノは叩けばそれなりの音が出ますが、ヴァイオリンでは自分の指で弦を押えて音を造らなければなりません。よい音色を奏でることは自分にとっては大変難しい作業でした。でもピアノを演奏することは好きで赤松小学校の器楽部に入り、全国コンクールに出場したりしていました。中学校は佐賀大学付属中学校でしたが、ブラスバンド部に入りクラリネットを演奏したり、佐賀大学オーケストラに加えてもらい、なんと大胆なことに矢島恭一さんと一緒に二つのヴァイオリンのための協奏曲をオーケストラをバックにして、佐賀市公会堂や熊本市公会堂で演奏したりしたこともありました。第二ヴァイオリンの自分は全く音が鳴っておらず下手だったと思うのですが、矢島恭一さんはさすがに第一ヴァイオリンのパートを堂々と演奏されていました。中学生時代は、テニスにブラスバンドに勉強にとのびのびと好きなことをして過ごしていました。

佐賀大学付属中学校を卒業して佐賀西高等学校に入学しました。佐賀はもともと教育熱心な風土もあり、鍋島藩三十六万石時代の藩校「弘道館」の流れを受けた旧制佐賀高校、新制佐賀高校がありました。佐賀高校を卒業して精神科医として活躍した人として、松下正明（元東大精神科教授）、鳩谷龍（故人・元三重大精神科教授）などがおられます。私が高校に入学した数年前には、佐賀高校は全国で最大の学生数となっていましたが、昭和四十一年に佐賀西高、佐賀北高、佐賀東校とに分離しました。私は佐賀西高等学校に入学し、高校三年間を通じて、高校生時代は青白い秀才タイプだったと思います。当時、静岡に本部があったZ会という通信制の進学塾や旺文社の全国模試などでも成績がよかったので、周囲に勧められるままに受験勉強に勤しんでいました。大学受験では東京大学理科Ⅱ類と慶應義塾大学医学部とに合格し、昭和四十三年に東京大学に入学しました。佐賀西高校からは、現役で、重永正敏君と内田洋一君と私の三人が東大に進学しました。

東大時代

姉が国立音楽大学の学生でしたので、姉弟で保谷市のアパートに住むことになりました。最初に東大駒場に通学したときのことです。私は、下宿からバスで吉祥寺まで行き、井の頭線で東大駒場前まで通うのですが、東京の電車の混雑にまず驚きました。吉祥寺からの電車は満員で、東大駒場前駅に着いても乗客が多く扉までたどり着けずに降りることができませんでした。井の頭線は東大駒場前から松濤、渋谷で終点ですので、仕方なく渋谷までそのまま運ばれていき、折り返しその電車で吉祥寺方面へ行こうと思い、今度はすぐに降りれるように扉のそばに立っていました。ところが、今度は東大駒場前駅の扉は反対側が開くことになっており、また降りることができませんでした。こんな都会生活の洗礼を受けて、自分になかなかなじめる生活ではないと思うようになりました。

その頃は東大精神科から起こったいわゆる大学紛争の真っ只中であり、東京大学でも学生は授業ボイコットをしており、大学構内には立て看板が立ち並び、授業もなく、クラス討論会・学生集会などで過ごす日々でした。田舎から出てきた私は、都会の生活になじめず、また同級生の政治的な討論にもついていけず、毎日悶々とした生活でした。なんせ毎日何もすることがないのです。学生ですから、お金もないし、大学に行っても授業はありませんので、下宿で本を読んだり、ピアノを弾いたり、パチンコをしたり、ビリヤードに興じたり、自分で言うのもなんですが、大学紛争は多くの若い人の志をつぶすのに十分なインパクトがありました。

大学紛争のために、翌昭和四十四年の東京大学入試は中止となってしまいましたので、一浪していた同級生は他の大学に進学しました。私は、大学での政治集会についていけず、毎日下宿で文芸書・小説・哲学書を読み漁る日々でした。このような鬱々とした時期を過ごしていた頃に、サンケイスカラーシップの募集を目にしました。サンケイスカラーシップは全国からの大学生二十名に学費・旅費・生活費のすべてを与えて、欧米の大学に留学させてくれる制度でした。どのような試験であったか忘れましたが、この試験に合格して、昭和四十五年秋から米国ニューハンプシャー州のダートマス大学（Dartmouth College）に留学することになりました。

ダートマス大学時代

当時は、一ドル三百六十円の固定為替レートの時代であり、日本から海外へ留学する人はまだまだ少ない時代でした。アメリカと日本の生活格差は大きく、見ること聞くことすべてが新鮮な体験でした。わざわざ鳥栖から上京してきた祖父に見送られて羽田を発ち、途中ハワイで一泊しての東海岸への渡航でした。初めての飛行機でしたが、さすがにボストン空港からハノーバーまでの小さな飛行機に乗ったときには緊張しました。それでもダートマス大学に到着したときのニューハンプシャーの赤と黄色の色鮮やかな紅葉のきれいだったこと、自然の中での生活に胸を膨らませたものでした。

ダートマス大学は一八七四年に設立された小さな大学です。アメリカインディアンを含めたマイノリティの教育と学部教育に力を入れており、外国人留学生に対する設備もしっかりしていました。外国人留学生のために、Foreign Student Center が設置されており、細かい相談にのってくれ、外国人のための英語授業がありました。この英語クラスでは十人程の外国人学生に英会話を教えてくれるのですが、読み書きよりも、実際の会話能力が中心でした。このときに学んだことは、「会合で発言しないのは罪である」との考え方でした。いろんな課題について意見を求められるのですが、自分では大した意見はなく他人の意見を聞いていてもそう大した違いはないと思うので、ついつい黙っていたのですが、当たり前の普通の内容であっても何らかの意見を表明しないと、その会合に参加したことにはならないのだと教わりました。

ダートマス大学はニューハンプシャー州のハノーバーという小さな大学町にあります。冬は零下二十度くらいまで気温が下がります。それでも、建物は十分に暖房がきいており、建物と建物の間を移動するときには分厚いオーバーコートが必要ですが、建物の中では皆一年中半袖で生活していることに驚きました。寒いときでも、建物はしっかりと暖房されており、厚手の服を着る必要はないことを知り、彼我の経済力の差を見せつけられたような気がしました。

学生は寮で生活しており、学生食堂で食事をするのですが、コーラとミルクがセルフサービスでいくらでもおかわり可能というのにも驚きました。夕食時間はカフェテリアに並びディッシュを受け取り、調理場のおばさんに料理をお皿に入れてもらうのですが、最初のうちは言葉がわからないので指さしでお願いするというありさまでした。

また、キャンパス内は自転車で移動するのですが、ある冬の寒い朝にキャンパスの中央広場で滑って転んでしまいました。転倒したショックでしばらく声も出なかったのですが、誰も手助けしてくれません。自分でも情けなくなってしまい、身体は痛むし寒いし、泣き顔になっていたのだろうと思いますが、通り過ぎる人たちは誰一人手を貸そうとしてくれません。日本の街中なら誰かが飛んできて助けてくれるのだろうと思いますが、ここは誰もが通り過ぎていくだけで、一人として手を貸そうとはしてくれません。しかしながら、ついに思い余って「Help, help me!」と声を出した途端に状況は変わりました。傍の男子学生がすぐに駆け寄ってきて起こしてくれて、何くれと世話を焼いてくれました。このときのレッスンは、「アメリカは個人主義の国であり、それぞれの意見を大事にする。自分から助けを求めないと誰も助けてくれない。しかし、いったん助けを求めさえすれば誰もが喜んで手を貸してくれる」という今まで経験したことのない大きな文化の違いでありました。

当時、ダートマス大学は男子校でした。アイビーリーグの八大学はコーネル大学以外は全て男子校であり、ちょうど男女共学の変化が起こりつつあるときでした。アイビーリーグとはアメリカ東部の有力私立八大学のことで、ダートマス大学の他には、ブラウン大学、コロンビア大学、コーネル大学、ハーバード大学、プリンストン大学、ペンシルバニア大学、エール大学があります。ダートマス大学以外はすべて university と呼ばれますが、ダートマスだけは college を名乗っています。ダートマス大学も私が卒業した翌一九七三年から共学になりました。最も共学化が遅かったのはコロンビア大学で、一九八三年に共学になりました。

佐賀の田舎から出てきた私は英語にはずいぶん苦労しました。最初の英語との出会いは、父親が鳥栖市にあった教会の外国人牧師さんのところに連れて行ってくれたときのことでした。たぶん英語を教えてくれと頼みに行ってくれたのだと思いますが、父親が顔を真っ赤にして何とか意志を伝えるべく努力しているのを傍で見ていた記憶があります。結局その牧師さんには断られて、小学校の低学年のときには、鳥栖市の原病院の息子さんのところへ姉と一緒に英語を習いに行きました。あとは佐賀大学教育学部付属中学校のとき、英語の武藤先生が熱心に英語の発音を直してくれたことも憶えています。自分でも英語は好きな科目ではありましたが、特別な英語の教育を受けたことはありませんでした。そんなことで、渡米して最初の半年は、全く何を言われているのかが理解できずに、困りました。渡米する飛行機の中で外国人のスチュワーデスが「Chicken or beef ?」と尋ねてくれるのですが、それがわかりませんでした。最初はリスニングに苦労しました。不思議に自分の言いたいことは何とか言えていたように思います。とにかく最初の半年は「聞き取れない」のです。そして、一年ぐらいたつと、今度は、なんとか聞き取ることができるようになったからかもしれませんが、自分が言いたいことを言えないという困難にぶつかりました。そして二年目頃になり、ようやく意思疎通ができるようになりました。

当時も今もダートマス大学の学生数は三千人程度の小さな大学です。日本人留学生はデザイナー森英恵氏の長男の森顕君と、三井物産から派遣されて短期留学で来られていた中井氏との三人でした。ちなみに三井物産の社長さんがダートマス卒業ということで、三井物産はその社員を一年間ダートマスに留学させていたそうです。日本人ではスキー選手としてオリンピックで活躍した猪谷千春氏がダートマスの同窓生におられます。

学生はフラタニティに所属してそのフラタニティ寮に入るか、そうでない人はキャンパス内の学生寮で生活することになります。私はブラウン寮に入り、そこで二年間生活しました。三階建で低学年は二人部屋、上級生は一人部屋となっており、地下室に洗濯機・乾燥機があり、自分で洗濯します。また、地下室には卓球台が置いてあり、香港、シンガポール、マレーシアからのアジア人留学生と毎日のように卓球をしていました。二つの学生寮が二階の通路でつながっており、その中間地帯にはソファとテーブルとピアノが置いてありましたので、私は毎晩のようにピアノを弾いていました。

ダートマス大学は、初期のコンピューター言語であるBasicでよく知られています。ダートマス大学のKemeny先生がBasicを開発したとのことですが、彼は後にダートマス大学の学長になりました。そのようなこともあり、ダートマスではコンピューター教育が盛んでした。私もコンピューター科目を履修し、Kiewit Computation Centerで毎晩コンピューターを触っていたからでしょうか、Kiewits Centerの雑誌のカバーに取り上げてもらったことも懐かしい思い出です。

ダートマス大学に編入した翌年一月に、東大安田講堂陥落のニュースを図書館の英字新聞で読み、大変なショックを受けました。当時は、今のようにインターネットもなく、通信手段は手紙だけでしたので、自分のメールボックスに日本からの手紙が入っていると大変喜んだものでした。学生はそれぞれ自分のメールボックスがHopkins Centerに与えられており、私は毎日のように手紙を楽しみにして生活していました。

サンケイスカラーシップは一年間であり、当初は、翌年には東大への帰学が予定されていたのですが、東大に戻っても外国で取得した単位は認められないと言われて、もう一年ダートマスに滞在することにしました。ダートマス大学では、東大での単位を認めてくれたので、留学を一年延長して生物学と生化学を専攻してダートマス大学を卒業することになりました。当時の米国の大学教育は、日本の高校みたいなもので、三学期制で毎回の授業では宿題があり、毎晩図書室にこもって勉強したように思います。留学生の中井さんと韓国からのIn June Kimと私と三人でよく夕方から図書館にこもって勉強しました。しかしながら、経済的には苦労しました。実験室の器具洗い、大学図書館での書籍整理などのアルバイトをしました。米国ではほとんどの学生が自分のお金で勉強しており、親のお金で大学に行くという人は少なかったことも、このような決断に導いてくれたような気がします。

楽しみと言えば、週末に中国人の留学生と一緒に車でボストンの中華街へ中華料理を食べに行くことぐらいでした。往復約三時間ぐらいですが、あるとき、中国人の留学生の車（ミニクーパーだったと思いますが）でボストンに出かけていたときに高速道路の出口で、他の車と接触して、自分の乗せてもらっていた車が、ごろんと横に一回転しました。速度が落ちていたこともあり車が一回転しただけでみな何の怪我もなく、そのまま町の外へ繰り出したことも懐かしい思い出です。

当時は日本語の新聞も雑誌もなく、大学図書館で「満州医学雑誌」を見つけて日本語を貪るように繰返し読んだことを覚えています。日本語は日本から送ってもらう文芸春秋だけであり、「満州医学雑誌」を見つけたときには、大変嬉しく思いました。

Dartmouth Medical SchoolにはJoseph Inselbergという微生物学の先生がおられました。その方の奥さんが日本人であったこともあり、学生の試験管洗いのアルバイトをさせてもらいました。また、Lafayette Nodaという生化学の先生もおられました。日系二世の方で、ここには、札幌南高校からの二年下の相内泰和君という人が寄宿していました。彼はまだ高校生でしたが、夏休みなどには一緒に遊んでもらいました。

世界一周旅行

ダートマス卒業後に、このまま米国の大学院に進学するか、いったん東大に戻るのか大変迷いました。米国の大学院に進むと、日本の学歴は東大中退となり、日本で仕事する機会が少なくなるのではないかと思い、東大に戻ることに決めました。ダートマス大学は五月卒業であり、東大の大学院は翌年四月の開始ですので、一年弱の自由な時間がありました。そこで私はその間に世界を放浪することにしました。

サンケイスカラーシップから帰国の旅費を支給していただき、寝袋と身の回りの必需品だけを持ってヨーロッパに渡りました。パリでは、フランス語がしゃべれなかったからか何かの手違いがあり、夕方に宿泊先の宿に戻ってみると、自分の荷物がフロントに出されており、今日の宿はないといわれてしまいました。夜も遅いことだし、他に方法がなくて駅で知り合ったフランス人の女の子の家に泊めてもらおうと、教えてもらった電話番号に電話しました。ところが、電話口に出てくれた人はフランス語で話してくれるのですがまったく理解できませんでした。そこで再び駅前に出かけて、「マリアと話したいけど」とはフランス語でどのようにいうのかをアメリカ人学生に教えてもらい、電話口で「Je veux parler à Maria」と覚えたてのフランス語を伝えて、やっとマリアと話すことができて、彼女のアパートに泊めてもらうことができました。スペインのトレドは気に入って一ヵ月余り滞在しました。トレドはマドリッドから電車で三十分ほどの所にある城壁に囲まれた古い街で城壁の周囲にはタホ川が流れています。毎日何もすることはないので、タホ川のほとりの城壁で寝ころんで本を読みながら一日過ごしていました。ギリシアでアクロポリスを見に行きましたが、たいへん暑かった思い出があります。その当時のギリシアは未だアメリカの兵隊がたくさん駐留していたように思います。

インドでは、空港を出たとたんにムーとする暑さと大勢の物貰いの子どもたちが集まってきて、振り払うのが大変でした。ホテルまでのタクシーは古いベンツでこんな国でもベンツが使われているのだと妙な感心をしたことを覚えています。インドの夏はたいへん暑く、たぶん飲んだ水にあたったのだと思いますが、大変な下痢に見舞われホテルの部屋で二日間寝込んでしまいました。男性のメイドが寝ているときに何回も部屋の掃除に来てくれたのですが、なんと彼は私が使っていた黄色のストライプのズボンが気に入って、譲ってくれというので、確か三十ドルくらいで売却したことがあったように思います、結局、インドでは体調が回復せずにホテルで寝ていただけで次の国に向けて出発しました。タイは親しみを感じた国でした。インド人の英語は独特のインド訛りがあり、わかりにくかったのですが、タイのバンコックは当時発展しつつあった町で高層ビルが立ち並び、ホテルも初めて高い高層のホテルに泊まりました。タイの人にとってはもちろん英語は外国語ですので、私の英語でも十分に通じました。人々が親切なことと、言葉の壁を感じないことからよい印象を持ちました。韓国のソウルでは、ダートマスの同級生であったIn June Kim 君を訪ねました。彼の自宅に電話すると今 In June はいないけれども是非に立ち寄ってくれということで、彼の実家を訪ねました。彼の父親は国会議員でしたが、家には、お母さんだけでした。In June はどこにいるのかを当時ははっきり説明してくれませんでしたが、後になってこのとき彼は兵役についていたと教えてもらいました。韓国の国会議員の住宅はさすがに裕福であり、彼の母親から接待してもらいました。

このような三ヵ月間の放浪の後、昭和四十七年の夏に帰国しました。二年ぶりの日本でした。最初に飛行機から見た富士山には感動しました。雲海のなかにただ一つ富士山が顔を出しているのですが、その雄大な姿は二年ぶりに帰国した私にとってはなかなか感動的なものでした。それとは対象的に羽田空港からのバスの中から見た日本の街並みがなぜか全てが小さくごみごみとしたものに見えたことは奇妙な体験でした。アメリカの大きなサイズと比較すると日本の家や道路は一回りサイズが小さいことが奇妙な違和感として残っていました。この違和感は日本で生活するようになってもしばらくは続きましたが、当然のことながら、数日すると自然に消失していきました。

佐賀の実家に戻り、皆と二年ぶりに会い、家族の居心地のよさを味わいました。当時実家ではスピッツ犬を飼っていましたが、私が帰宅するなり、愛犬が喜んで飛びついてきました。飼い犬は二年間会わなくても、ちゃんと飼い主を判断できることに驚きました。そして夏休みを佐賀で過ごした後に、東京に戻り暮らすことになりました。

東大医科研時代

昭和四十八年四月から東京大学理学系大学院の大学院生となり、医科学研究所の内田久雄先生の生物物理化学研究室で勉強することになりました。当時は分子遺伝学の黎明期であり、UCLA帰りの内田久雄先生は先駆的な仕事をしておられ、時代を先取りしたこれから重要になる研究領域であると思ったからです。私は、T4ファージが大腸菌に感染する際に必要な足の数を決定するというテーマをいただき、T4ファージの温度感受性ミュータントを利用して足が一～六本のT4ファージの感染能力についての実験を始めました。内田研究室では、梨本さん、本田さん、三浦さん、都河さんが教官でおられ、理学部や薬学部からの大学院生がおられました。山本さん、井口さん、飯田さん、斎藤さんなどが大学院生として実験しており、よい雰囲気の研究室でした。自分も実験に一生懸命に取り組みましたが、なかなかよい結果が出ずになんとなく同じ実験を繰り返しては失敗するという日々でした。都河明子さんは東大理学部卒の才

JCOPY 88002-857

媛で、ご主人はアマチュアのオーケストラでコンサートマスターを務めるくらいのヴァイオリンの名手でした。都河さん自身もチェロを弾かれるとのことで、斎藤さんの結婚式で、二人でヴァイオリンとチェロで演奏をプレゼントしようということになり、都河さんのご主人にヴァイオリンのレッスンをしていただきました。都河さんからは何くれと親切にしていただきましたが、私が英語を話せることに目をつけてくれて、毎週一回都河家に行き英会話でご主人からヴァイオリンのレッスンを受けるという生活をしていました。医科研での二年間は実験、テニス、ヴァイオリンなどで楽しく過ごしていましたが、肝心の実験の方はうまく進みませんでした。

もともと医学部を考えていたことや、自分では実験はさほど上手ではなく、このまま研究者として成果を出せるかどうかに自信が持てなくなっていたこともあり、医学部への進路変更を考え始めました。そのような時期に、大阪大学医学部で全国に先駆けて医学部学士編入制度を開始するとのニュースがありましたので、阪大医学部に編入させていただきました。

大阪大学の学生時代

昭和五十年に私は学士入学第一期生として阪大医学部に編入しました。当時の釜洞醇太郎総長の肝いりでスタートした新しい試みであり、第一期生三十六名の多くは東大と京大からの学生でした。阪大医学部の学生として四年間を過ごしましたが、やはりこの時期の年齢差はそれなりに大きいものがあり、学生時代に仲良くしてもらった人たちは自然と学士入学の人たちが多かったようです。学士入学第一期生にはいろいろな人たちがいました。工学部、理学部、薬学部などからの人が多く、当然のことだと思いますが多くは臨床医となりました。他の学部で勉強した後に医学部に編入してきた人たちですから、臨床への関心が人一倍高い人たちの集まりだったように思います。それぞれに優秀な人たちでしたが、大学に残った人は少なく第一期生で教授になった人は私一人でした。

米国の medical school は大学院レベルの教育課程です。low school や medical school はいずれも学部を終了してからの大学院レベルの専門教育課程であり、他の学部の graduate school と同じレベルになっています。これに対して英国や日本では医学教育が undergraduate レベルから始まりますが、どちらにも一長一短があります。私自身は、学士編入という変則的なシステムではありましたが、一応学部を卒業した後に医学教育を受けたことになりますが、自分の経験からは、現代のわが国には medical school 制度の方が向いているのではないかと思います。

その理由は、まずなんといっても医学部は医師を養成する目的の教育機関ですから、臨床家として役に立つ人材を育てる必要があります。臨床とは、患者と共に悩み苦しみを共有しながら、患者の健康の快復を図る作業でありますが、理屈だけで解決できるものばかりでなく、臨床の仕事は基本的に泥臭いものです。例えば、多くの薬剤には副作用があります。一%という低い確率で患者九十九人に副作用がないとしても、自分の患者にその副作用が出た場合に主治医はその対応をしなければなりません。主治医にとっては百人のうちの一人かもしれませんが、その副作用が出た患者にとっては、他の九十九人のことよりも自分のことが最も重要な臨床上の問題となるからです。このような人間的な判断ができるためには、医師自身に一定のバランスのとれた判断力が求められるのですが、ある程度の年齢を経て初めて可能となる判断も多いように思うからです。

現在、医学部では、基礎医学に進む医学部卒業生の減少が大きな問題となっています。昔は、医学部に進み医師となった人の中から基礎医学を専門として医学部の教官になる人も多かったのですが、最近は医学部卒業生で基礎医学に進む人材が減ってきたからです。医学部によっては、人体解剖の実習を担当する解剖学の教室でさえ医学部卒がいない教室もあると聞いています。しかしながら、解剖学の教官は、系統解剖の専門家であればいいのですから、必ずしも臨床医である必要はないという考えもあるかもしれません。むしろ医学部の教育は医学部出身者だけで行わなければならないとの古い考えはそろそろ改める時期になっているかもしれません。

現在、私の教室でも多くのＰｈＤが仕事をしています。臨床の教室でも研究の効果的な推進のためにはＰｈＤを採用する時代ですので、基礎医学教室がＰｈＤの人たちを中心にして運営されることにはほとんど違和感はありません。

精神医学を専門として

四年間の医学部学生を終了した後、入局先を決める際には、金子仁郎・西村健教授の精神科、山村雄一教授の第三内科、佐野榮春教授の皮膚科のいずれの科に行くかを迷いました。一見何の共通点もないかのようですが、私自身の眼から見ますと、この三つの科は臨床研究ができるという点では一致していました。そして、精神科を訪ねて西村教授に面会したときに、この人についていこうと決心することができました。

今でも当時を振り返って思うのですが、一旦敷かれたレールからはみ出して、自由を知ると人はなかなか元の鞘には収まりにくいものだと思います。ずいぶんと自分勝手なことをしてきたのだろうと思いますが、西村健教授との出会いはその後の自分の人生にとって決定的だったように思います。西村健先生という自分の一生の恩師と呼べる人と出会えたことは何よりの幸運でした。阪大医学部卒業と同時に精神神経科学教室の大学院生となり、そのときから精神医学の道を進むことになりました。

臨床医にとって大学院時代に研究に没頭する時間を持つことは大きな意味があると思います。特に精神科では多くの患者さんをお世話するのですが、精神障害の多くは長期的な経過をたどり、必ずしも完治する疾患ばかりではありません。臨床とは患者と共に悩むことです。多くの臨床医は毎日の診療を繰り返すことになりますが、そのような診療の中で一人ひとりの患者ごとに考えて最適の治療をするという作業がよい臨床家には求められます。そのような臨床家になるためには自分で考える力が必要です。自分で知恵を絞り出して、知恵が出ない場合には他人の経験を聴いたり文献を調べたりして、自分の患者に最適な診療をしようとする姿勢が大切になります。このような作業には、自分が一時期研究に従事して問題を解決したという経験が大きな力となります。どんな領域でも構いませんが、その領域ですべての文献を検討して、新しい発見なりその領域で新しい貢献をなして、自分の論文としてまとめてそれを公表するという作業は、その人の臨床家としての力量に大きな力となります。そんなことを考えながら、私は精神科に入局する多くの人に学位を取得することを進めています。社会的に医学博士に意味があるというのではなく、医学博士を取得するために四年間研究に従事して、その道の先達から研究の手法と考え方を教えてもらい、それを自分でも実践して一定の成果を出したという経験が後々の臨床の場でも大きな力になるものと思っています。

大学院修了後、昭和五十八年から奈良県郡山市にある国立療養所松籟荘（現国立病院機構やまと精神医療センター）に勤務しました。当時、西村教授の学生時代からの親友であった西沼啓次先生が荘長を務めておられました。西村教授のお考えとして、よい研究者としてのキャリアには一時期臨床の場に身を置くことが必要との判断からでもありました。この西村先生の方針は、私が教授になってからも教室の方針として受け継がれています。

当時の松籟荘は結核を併発した精神障害者の入院治療を担当していました。松籟荘には液体クロマトグラフィー装置を備えた実験室がありましたので、私は、結核を併発した統合失調症患者の薬物療法について調べました。抗結核薬と抗精神病薬を服用している患者さんについて抗精神病薬の血中濃度を測定して比較してみました。そしてハロペリドール血中濃度が抗結核薬のリファンピシンとＩＮＡＨの併用により正反対に変化することを見出しました。また、当時は抗精神病薬の重篤な副作用として、突然の高熱と自律神経系の破綻をきたし重篤な場合には死亡に至る悪性症候群が知られていましたが、自分の受持ちの患者さんに発症した悪性症候群の病態について苦労しながらまとめ上げた研究や、下垂体腫瘍により発症した皮膚寄生虫妄想の病態などについて発表する機会がありました。

昭和五十九年に助手として大学に戻り、同年十月からフロリダ大学神経科学部門に留学することになりました。私は、ダートマスの学生時代に独身で淋しい思いをしましたので、次に留学するときには結婚しておきたいと強く思っていました。お見合いをして慌ただしい中で結婚しました。六月にお見合いをして二～三回会っただけの短い期間でしたが、かわいらしい人であったので出発の日も迫ってきており取り敢えず入籍だけするという形でした。結婚していないと後から来る妻のビザ申請などに支障があるかもしれないということで、入籍を済ませて結婚の形を整え、十月に渡米しました。新婚の妻は私より二ヵ月遅れて十二月に渡米しました。

フロリダ大学では、Kim Angelides や Gerald Shaw の教室で細胞骨格蛋白の動態についての研究に従事しました。当時の米国では、東部のボストンやニューヨークよりも南部の州の経済状態がよくてフロリダやテキサスの研究施設が充実しつつある時期でした。この頃フロリダ大学には多くの日本人が留学していました。薬学部の Gordon 教授の研究室には、日本の製薬企業や大学から、医学部脳外科の Lawton 教授の研究室には九州大学脳外科からの留学者がおられて、のびのびとした研究生活を送ることができました。

留学時代の人たちとの交流は大切にしなさいと先輩から教えられていましたが、留学時代の友人とはその後も長い付き合いが続いています。武庫川女子大学薬学部の谷本敏子先生、近畿大学薬学部の松山賢治先生、九州大学脳外科からの松野治雄先生や詠田眞治先生、藤田保健衛生大学からの黒田誠先生、山田敬喜先生、有木仁之先生など。十二月に妻が日本から到着したときには、フロリダ大学の近くの日本料理のお店でお祝い会を開いていただきました。留学時代の他科の先生とは一生の付き合いができるというアドバイスは、その通りでありました。苦しい貧乏時代を共に過ごすという経験は一生の友人を得るのにも役立つものかもしれません。

昭和六十年夏に Kim Angelides の転職とともにヒューストンのベイラー医科大学に移動しました。フロリダからテキサスへの引っ越しの際には、阪大の教室から新川久義先生と Ramon Cacabelos 君と合流して、一緒にフロリダのゲインズビルからテキサスのヒューストンまでの車旅を楽しみました。当時ヒューストンのメディカルセンターは、Baylor Medical College のほか MD Anderson Cancer Center, St. Lukes Episcopal Hospital, South Texas Medical Center など五つの医学校と病院が集約された巨大な医学・医療センターであり、ここではニューロフィラメントの動的解析、重合解離に関する仕事をしました。そして、ヒューストン滞在中には長女サラが誕生し充実した留学生活を送ることができました。

昭和六十二年秋に阪大精神医学教室に戻り、生化学研究グループのリーダーとして多くの大学院生とともに研究に臨床にと充実した生活を送りました。そして、平成三年に講師、平成八年四月に教授に就任しました。

精神医学教授として―大学の研究体制の整備

教授に就任してから、私はまず大学の研究体制の整備に取り掛かりました。教室の長い歴史の中で、生理学系、生化学系、心理学系の研究グループはそれぞれ独立して活動しており、さらに細分化された研究グループとなっていたからです。当時、生理学系には、脳波分析、精神生理、睡眠脳波、誘発電位、超音波のグループがあり、生化学系では神経化学と精神薬理のグループがあり、心理学系では精神病理、行動療法、神経心理のグループが独自の活動をしていました。私は「現代の精神医学研究は、研究手法でそれぞれが独立した活動をするよりも、一つの疾患・病態に対して生理学・生化学・心理学的なあらゆる研究手法を駆使して研究を進め、それらの多角的な研究結果を総合して初めて新しい発見がなされるもの」と考えていましたので、古い伝統的な枠組みを取り払い、生理学系、生化学系、心理学系の大きな研究グループに再編成して、認知症や統合失調症などの研究をグループの枠を超えて遂行できるようにいたしました。

平成二十年度からは、製薬メーカーとの精神神経創薬コンソーシアムの設立に参加して、寄付講座「分子精神神経学講座」との共同研究体制が展開されるようになりました。

和風会における研究体制の整備

和風会における研究体制の整備にも着手して、平成九年度から「和風会講演会」を年間四回（うち一回は和風会総会の前に行われる和風会会員による講演会）開催するようになり、日本全国からの講師を招きフレッシュな精神医学研究の講演を拝聴できるようにしました。ただ単に講演を拝聴するだけではなく、講演一時間の後に討論一時間という異例の構成の講演会であり、活発な討論を中心とした講演会となり、教室で行われている研究遂行に大いに参考になったと思っています。

平成十年度からは「和風会研究会」を開催しました。この会の目的は、若い研究者の研究支援、特に大学外の和風会関連施設で行われている臨床研究を発表してもらい、その研究遂行のために大学の教室がいかに支援していくかを議論するものでした。この研究会の特徴は、各発表者は発表の抄録だけでなく参考文献もあらかじめ参加者に配布して、発表ごとに教室教官から指定討論者を決めて、彼らの予習を踏まえてじっくり発表後の討論をするという形式にしました。この会を通じて、いくつもの論文がまとめられていったのではないかと思っています。

競争的研究費の獲得

私が教授に赴任した頃から、研究を遂行するためには競争的資金を獲得することが強く求められるように文部科学省や厚生労働省の施策が展開されていきました。これに対して、教室では助教以上の教官層を指導し、ほとんどの教官が文部科学省科学研究費を獲得する体制を確立しようと努力しました。全国で少数の施設しか獲得できない大型の認知症研究費の獲得にも努力しました。平成十二年度には文部科学省の未来開拓研究事業のゲノムサイエンスプロジェクトの研究資金を獲得し、当時に導入されつつあったSNP（一塩基多型）を用いたアルツハイマー病の原因遺伝子検索を行いました。平成十七年度からは医薬基盤研究の研究費資金を獲得し、アルツハイマー病の根本治療薬としてガンマセクレターゼ阻害薬の研究開発を製薬メーカーと共同で行いました。この資金導入を契機にポスドクの研究者を雇用して研究を推進する体制が整ったのではないかと思います。平成二十三年度からは文部科学省の脳科学戦略プログラムに採択され、アルツハイマー病の早期生物学的マーカーの研究を展開しました。統合失調症に関する大型予算である厚生労働補助金を獲得して、統合失調症の中間表現型、特に認知機能に着目し、その関連遺伝子の検索と創薬の研究を活性化しました。他にも多数の文部科学省科研費、厚生労働省科研費、特に長寿科学事業の研究費などの大型の競争的資金が獲得されていきました。これらの大型研究費の獲得は大学にも間接経費として還元されるのですが、そのような貢献に対して平成二十四年と平成二十五年には、研究費獲得に対して大阪大学からの顕彰を受けました。

診療体制の整備

ここ二十年来、日本の精神科医療は大きく変遷を遂げてきましたが、それらのタイミングを逃がすことなく、教室の診療体制の整備を図ってきました。近年、精神疾患の軽症化が指摘されるようになり、脱施設化も相まって、精神医療における外来診療の重要性が増してきているのはご承知のとおりでありますが、まず外来の整備に努めて、七診察室で一日平均百五十名の患者を診る外来体制を整備しました。また、入院治療に対しては量よりも質を考慮して、総室の個室化などに取り組みました。

平成二十三年、厚生労働省は地域医療の基本方針となる医療計画に盛り込むべき疾患としてきた、がん、脳卒中、急性心筋梗塞、糖尿病の四疾病に加えて、新たに精神疾患を含めた「五疾病」とする方針が決定されました。これは、高齢化による認知症の増加や職場でのうつ病の患者数が増加し、国民に広くかかわる疾患として重点的な対策が必要とされたからです。認知症に関しては、従来から教室のメインテーマでありましたが、この厚生労働省の発表に先駆けて、外来においても画像検査と神経心理学的検査を有機的に組み合わせた認知症専門外来を整備し、阪大精神科は大阪における認知症診療の拠点となりました。また、うつ病に関しては、薬物療法だけではなく、修正型電気けいれん療法、反復性経頭蓋磁気刺激療法（ｒＴＭＳ）、あるいは認知行動療法などを積極的に取り入れてきました。重大な事故につながったり、動脈硬化を惹起して循環器系の疾患などを引き起こしたりする睡眠時無呼吸症候群など睡眠障害も精神科の重要な課題であり、平成十八年には附属病院に睡眠センターを設立し、そのセンター長を務めました。また、広汎性発達障害や注意欠陥・多動性障害（ＡＤＨＤ）などは成人してからの問題が話題になっており、平成十八年には子どものこころの分子統御機構研究センターの立ち上げに携わる傍ら児童精神専門外来を整備しました。がん患者に対する緩和医療についても近年ニーズが高まっていますが、平成二十年には附属病院オンコロジーセンター設立に携わり、緩和ケアチームの一員として精神科医を配置することができました。

教育体制の整備

精神医学を広くコメディカルの若い人に伝えることは重要なことと考えていました。精神科の講義は医学部に留まることなく、保健学科や歯学部でも行なうようにしました。これは、精神医学の講義は、若い人の教育にはとりわけ重要であり、また、医学部生以外にも講義することは教室の発展につながるという方針に沿った決定でした。指導された大学院生は多数に上り、テーマも多岐にわたりました。

和風会全体の教育体制としては、前述した「和風会研究会」や「和風会講演会」に加えて、平成十九年度より「和風会症例検討会」を始めました。この会は、大阪地区を北部、中央、南部に分けて、症例発表を持ち寄り少人数で特に薬物療法を学ぶ目的で行う研究会でした。

JCOPY 88002-857

新研修医制度の下、若い人が大学に入局せずに直接、総合病院や単科病院で育っていくようになったことに危惧を抱いておりましたので、そのような状況に対する対策の一つとしてこのような取り組みを考案したのですが、一定の効果はあったように思っています。

外へ力が発揮された学会運営

私は教授在任期間にほとんどの主要な精神科関連学会を開催する機会に恵まれました。なかでも日本精神神経学会へのかかわり合いは、日本の精神医学・精神医療への影響の重大さという点では、特筆すべきかもしれません。昭和四十四年、金沢で開催された第六十六回日本精神神経学会総会では、従来の学会のあり方が精神医療をゆがめるものとして激しい批判を浴び、予定されていた学術発表は取りやめとなり、評議員会と総会のみが行われることになってしまいました。この年に全国に広がった大学紛争の影響を受けた先鋭化した人たちは、「医局講座制解体」や「学会認定医制反対」を主張し、理事会不信任と評議員解散の手続きが取られるまでに至ってしまいました。この一連の出来事を「金沢革命」と呼ぶ人もありますが、これを契機に日本精神神経学会は暗黒の時代に突入することになりました。学会では、学術的議論、特に生物学的な議論をすることがタブーとなり、終始政治的な批判のみが声高に聞こえるといった状況になりました。多くの会員が学会の参加を敬遠するようになり、日本生物学的精神医学会など細分化された独自の学会の立ち上げが行われ、現在に至る精神科系学会の乱立につながったとも言えます。金子仁郎先生、西村健先生の時代には、大阪大学精神医学教室も日本精神神経学会に対しては一定の距離が置かれていました。和風会から学会に貢献していた人としては、工藤義雄先生が唯一理事として残るという状態でした。工藤義雄先生の口癖は、「学会の正常化は大阪大学・和風会が中心となってなすべきである、なぜな

JCOPY 88002-857

ら東京大学も京都大学も精神科医局が機能していないから」との主張でした。

そのような時代背景がありましたので、私は教授赴任後すぐに日本精神神経学会の正常化に向けて行動を開始しました。西村先生時代にはラジカルな人たちの声が強くて何度か学会開催の打診はあったもののいずれも間際になって開催を断念せざるを得ない状況が続いていました。平成十二年には理事に就任し、平成十三年の第九十七回総会の主催をお引き受けしました。阪大精神科は、ラジカルな立場の人にとっては、攻撃の標的の一つであり、その当時まで金子・西村問題を解決しないことには大阪大学では精神神経学会を主催することはできないとも言われていました。学会にとって第九十七回総会は、翌年に横浜で開催予定の第十二回世界精神医学会（第九十八回日本精神神経学会と同時開催）の成功を占う重要な位置づけとなっていました。というのも、例年の日本精神神経学会は千二百名程度の参加者数であり、国際学会の成功には二千五百名規模の参加が前提であり、大阪総会での大幅な参加者数増が期待されていたからです。総会の運営には学会運営の平穏性が求められることは言うまでもありません。しかし、当時、日本精神神経学会総会はいわゆる金沢革命のときほどの先鋭化された動きは少なくなっていたものの、第九十五回東京総会の触法性精神障害者対策についてのシンポジウムでは患者団体が壇上を占拠してマイクでがなるような騒ぎが起き、第九十六回仙台総会でもパーソナリティ障害と精神病質を巡ってのシンポジウムで同様の騒ぎが起き、シンポジウムが中止されるといった状態をなお引き摺っていました。

このような状況でお引き受けした第九十七回総会の計画には大胆な改革を盛り込みました。まずは、若い参加者を増やすために、全国の講座担当教授に声をかけて演者となってもらい教育講演を大幅に増やしました。また、卒後研修コースも従来の四倍に増やしました。精神科医師だけではなく、他の医学・医療分野、コメディカル、生活支援団体などの精神医学・医療に関係する幅広い関係者の参加を呼びかけた点

JCOPY 88002-857

も特筆すべきであったろうと思います。しかし、刑事司法と精神障害者に関するシンポジウムでは、前々回、前回と同様の騒ぎとなる可能性が十分考えられたことから、私は理事全員にシンポジウムの参加を求め、前日には不測の事態に備え、演者・司会をいかに安全に退室させるかの周到なリハーサルを行いました。このような準備のおかげで、まったく騒ぎが起こることなく、無事にシンポジウムは終了しました。このようにして大阪総会は成功裏に終わり、全国の何人もの先生方から「武田先生によって学会の悪しき体制から完全に脱却ができましたね」と言っていただきました。日本精神神経学会の昭和四十四年金沢総会を一つの変曲点と捉えるなら、平成十三年総会は金沢革命レジームからの脱却とも言えます。

その後、日本精神神経学会の学会誌編集委員長として精神神経学雑誌の改革にも取り組みました。学会誌も長年金沢革命の影響を受け、学術的な論文が少ない形骸化したものになっていたからです。私は、従来の学術論文に加え、総会のシンポジウムや教育講演の演者に執筆を依頼し、教育的な記事を増やして、魅力的な雑誌へと変貌させていきました。また、五年間にわたり「精神医学百年」の連載を担当し、歴史的な精神医学業績の紹介と現代的意義について解説することにより、わが国の精神医学の業績の再評価にも努力しました。平成二十四年度から学会理事長に選出され、日本精神神経学会の一層の改革を進めています。

金沢革命の負の遺産として、精神神経学会近畿地方会休会状態がありました。近畿地方会は、まさしく金沢革命の昭和四十四年の第九十四回を最後に活動を停止していました。地方会活動の必要性から、学会に代わるものとして近畿精神神経科学集談会が近畿地区の大学関係者らを中心に開かれていましたが、近畿地方会の再開を望む声が多く上がっていました。成功裏に終わった大阪総会の翌年から、第九十五回近畿精神神経学会を再開し、近畿地方会の再開・正常化についても成功させることができました。

日本精神神経学会以外にも、多くの内外の学会を開催しました。平成十年には、神経科学の立場から精神疾患を検討しようとする日本神経精神医学会を開催しました。平成十三年には、西村前教授が理事長を務めておられた認知症診療を中心とした日本老年精神医学会を開催しました。また、平成十四年には、もう一つの認知症に関する学会である日本痴呆学会（現日本認知症学会）とアルツハイマー病の神経生物学に関する国際シンポジウムを開催し、認知症医療界の牽引役としての役割を果たしました。

このリーダーシップは国外にも発揮され、平成十九年には国際老年精神医学会（ＩＰＡ）を開催し、三千人近くの参加者があり、大変な盛況でありました。そのようなことから、ＩＰＡの理事長を務めました。

また、阪大精神科の活動は認知症以外にも拡大され、精神疾患全体にわたる研究・診療にリーダーシップを示すことができたように思います。平成十七年には、日本生物学的精神医学会を開催し、後にこの学会の理事長を務めました。平成二十年には、日本神経化学会を開催しましたが、この学会は、佐野勇先生が中心となって設立された学会であり、和風会とかかわりが深い学会でありますので、感慨深いものがありました。さらに、平成二十一年には日本統合失調症学会を開催し、アジアからの研究者五十名ほどを招待して、アジア統合失調症ワークショップも同時に開催しました。また、同年には、日本未病システム学会を開催して、未病概念と精神疾患との関連についての討論の場を設けることができました。このように、阪大精神科は多くの学会のお世話をしてきたのですが、その集大成として、平成二十五年には世界生物学的精神医学会（ＷＦＳＢＰ）を開催し、天皇皇后両陛下のご臨席を賜った開会式など、大成功に導くことができました。そしてＷＦＳＢＰの次期理事長にも選出されました。平成二十六年の世界精神医学会（ＷＰＡ）の大会ではＷＰＡの理事に選出され、平成二十六年から六年間学会担当理事として仕事をすることになりました。

大阪大学精神医学教室には、同門会「和風会」があり、教室と同門の先生方との活動を支えています。毎年六月の第二日曜日に和風会研究会、十一月最終土曜日に和風会総会を開催し、総会時に和風会名簿を、そして翌年三月には和風会誌を刊行しています。私は教授に就任した平成八年から和風会会長を勤めさせていただきましたが、毎年の和風会誌に巻頭挨拶を寄稿させていただきました。その年の世の中の動き、精神医学・精神医療の動向に触れながら、教室の活動や人の動きについて報告した内容であります。

今読み返してみますと、新任教授としての気負いと抱負の時期、ある程度余裕ができた安定した教室運営の時期、そして後半三分の一の任期終了を控えた時期、それぞれの思いが表れているようにも思います。十九年間を振り返るよすがとして、和風会誌第四十号から第五十八号までの挨拶文を再掲いたします。

平成八年度和風会誌第四十号ご挨拶

平成七年三月末で西村健教授が定年退官され、丸一年間後任が決まりませんでしたが、平成八年四月一日に精神医学教室教授に就任させていただきました。七月の幹事会で和風会会長としての役目を引き継ぎました。西村健教授は引き続き名誉会長として和風会のためにお力添えをいただくことになりました。和風会は金子仁郎先生と西村健先生とのお二人の名誉会長を持つことになります。教室の責任者および和風会会長として、私の考えを述べさせていただきます。

教室の方は、南野壽重先生、井上健先生の両講師と井上洋一、篠崎和弘、中尾和久、谷口典男、福永知子、西川隆、工藤喬、水田一郎、中村祐、山下仰と十名の助手の先生方と共に活動を続けております。四月の医局会で申しましたが、教室運営の方針として、「研究グループ間の意志疎通を図り、協力できる研究体制を作り上げること」を第一に考えております。

教室は明治二十七年に東大に次ぐわが国で第二番目の精神医学教室として大西鍛教授が開講され一昨年西村先生のもとで教室開講百周年のお祝いをしていただいたことは皆様のご記憶に新しいところでありす。その後京都大学の今村新吉教授の併任時期の後、和田豊種教授、堀見太郎教授、金子仁郎教授、西村健教授と続く歴史を有しております。このような輝かしい歴史を有している伝統のある教室でありますから、精神医学の各領域の研究が活発に行われてきました。金子先生、西村先生の薫陶を受けて、生理学、生化学、心理学のそれぞれの領域で研究活動がなされてきているわけですが、このような歴史の重みは、各研究グループの歴史となり、それぞれの独立した活動を営むようになりました。そして、それらのグループから分かれて新たなグループが形成され、研究グループの数はどんどん増加していきました。大きく生化学系、心理学系、生理学系と分けますと、生化学系には神経化学と精神薬理とが、心理学系には、精神病理、行動療法、神経心理が、生理系については、脳波分析、精神生理、誘発電位、睡眠脳波、超音波と細分化されています。現在の研究は、研究手法でそれぞれが独立した活動をするというよりも、一つの疾患・病態に対して心理・生理・生化学などあらゆる研究手法を駆使して研究を進め、それらの多角的な研究結果を総合して初めて新しい事象が見いだされる時代です。

私は、生化学系の研究領域のことが最も掌握できておりますので、この領域の研究の進め方について申しますが、神経科学、細胞生物学という領域が現在最も脳の理解に貢献しております。これは、以前の、神経解剖学、神経病理学、生化学、電気生理学、遺伝学、薬理学という学問を総合したものです。たとえば認知症脳における神経細胞の変性・脱落を理解するためには、脳の形態を神経病理学的に見て、その蛋白の変化を生化学的に解析して、その遺伝子について調べて、さらには、細胞レベルの電気生理について検討した結果、初めて、一定の知見が明らかになるわけです。一例を申し上げます。今年は四名の大学院生が生化学のグループで研究を始めました。彼らが研究を開始するに当たって受けた基礎訓練は、三つありました。一つは脳切片を作成し染色して顕微鏡で見て所見を取るという細胞の形態に関する実習で、二つ目は、脳組織の中から蛋白質を抽出精製するという物質を取ることであり、三つ目は、神経系に発現している疾患と関係する遺伝子の変化をＤＮＡ解析により調べるという実験手法でした。それぞれを二〜三週間かけて実習してもらい、一人の人が多面的な研究手法を理解し身につけてもらったのは、形態が見られて、蛋白が扱えて、遺伝子の解析ができるということが最低必要とされているからであります。

生理系、心理系についても同様なことが要求されてくると思います。一九九四年の心身相関に関する国際シンポジウムで得られた大きな成果は、アメリカの精神分析を中心とする領域で活躍している研究者が、生物学的精神医学をちゃんと理解しているという驚くべき事実でありました。現在、阪大で稼働し始めたPETやEMGの装置は、心理・生理・生化いずれの領域の人も活用していくべきものであります。このような状況を考えて、現在の教室の発展の道は、古い伝統的な枠組みにとらわれずに、これまで積み重ねられてきた各研究グループの活動を再編成して総合的な力を引き出すことであると考えております。宜しくご理解の程をお願いいたします。

大学では保健学科が四年制としてスタートしており建物も薬学部と本部の間にほどなく完成します。また、来年度から三年間で大学院大学へと変化します。医学部も大きく進展しておりますが、それに伴い、カリキュラム、MD-PhDコース、関連病院からの臨床教授などが討論されています。

講義に関しましても和風会の先生方に大変お世話になっております。学部の講義については篠崎先生にお世話していただいておりますが、基本方針として学内の人が全員で講義を担当し、学外の先生に依存している部分を減らすことにいたしました。教授以下助手まで最低一回は担当することになります。また、非常勤講師の名簿も古くなっておりますので、これを機会に整え直したいと考えております。

卒後研修の現状を報告いたします。現在教室の研修医の受け入れ枠は九名です。幸いなことに、例年本学から三〜五名、他学から六〜八名の入局希望者が続いております。大学での研修医受け入れの枠が予算の都合上減少しておりますので、今まで以上に関連病院での研究をお願いする必要がでてまいります。関連病院での研修と、大学での研修とが有機的に組み合わされて、初めて実のある研修ができるものと考えておりますので、宜しくお願いいたします。いずれまた、研修プログラムについてご相談させていただく機会を持ちたいと思っております。

現在は、未だ人が不足している状態であります。どういう事情かわかりませんが、おそらくは開業される先生が増えられたこともその一因と了解しておりますが、関連の病院に派遣できる新しい人の数は今もって不足している状況であります。ご迷惑をおかけしているところも多々あることは了解しておりますが、今しばらくご容赦ください。

和風会に関係することをいくつかご報告いたします。

まず西村健前教授が名誉会長に就任されました。名誉会長は金子、西村両先生。監事、理事はこれまで通り浅尾博一先生、工藤義雄先生と、志水彰先生、高橋清彦先生、南野壽重先生、小池淳先生、井上健先生、関山守洋先生であります。和風会規約に掲げられておりますように、任期が二年となっておりますので、来年度から順次若返りも検討したいと思っております。

和風会誌第四十号については、会誌の内容で教室の活動内容と会員の活動内容とを伝達したいとの意図のもとに三月末の会誌の発行にすることにしました。一年間の活動の記録を正確にするために年末の原稿締切で三月に発行とします。

写真入りで研究内容・診療業務・人事異動など教室の活動内容が伝わるものにしたいと考えております。各研究グループの活動内容とともに教室の活動をご報告したいと思います。また、これまで研修医の教育の一つとして症例検討会で症例呈示をしていただいておりましたが、さらに論文を執筆する指導の一つとして、研修期間中に経験された症例をケースレポートとしてまとめて貰い、和風会誌に掲載することにしました。そのような次第で本年度から、会員名簿と会誌本体とが別冊になりました。本体は三月末にはお届けすることができる予定です。

このような会誌の充実と会員数の増加のために同窓会の事務量が増加してまいりました。会計報告でご提示しますように和風会の財源としてかなりの剰余金がでてまいりましたので、来年四月から同窓会の費用にて事務員を雇用することにしました。和風会の事務局として、常勤者を雇用いたします。これまで以上に会員の先生方とのご連絡、雑用など役立ってほしいと思っております。

教室と同窓会の主催で講演会を開催します。先ほど、教室運営の方針でも申しましたが、教室全体が力を合わせて研究できる体制を確立するために、教室員と研究グループで研究を続けられている先生方の講演を聴き、それについて阪大精神科としてどのように研究を進めていくかを討論したいと思っております。基本テーマは「総合失調症の解明をめざして」という内容で、平成九年二月から三ヵ月ごとに講演会を開催いたします。総合失調症をどのように攻めるかというスタンスで、二月に藤縄昭先生、五月に鳩谷龍先生、八月に中安信夫先生、十月に小島卓也先生による講演を予定しました。

和風会総会では、今回から新しい試みがいくつかございます。井上洋一事務担当のもとで、若い先生方にも参加していただける内容を工夫いたしました。今回は、会員で海外留学から帰ってきた若い先生方の報告があります。また、懇親会では、新しく開業された先生方、新しく長になられた先生方のお話も頂戴できると聞いております。

会員の先生方と教室のコミュニケーションを進めるために役立てばと思い、教授懇談会を設定いたしました。十二月二十一日土曜日の午後と二十二日日曜日の一日、大学の教授室におりますので、何なりとご相談ください。現在、研究生となっておられる先生方については、研究の進め方、まとめ方、指導体制などについてご相談ください。今でも多くの総合病院では部長となるには学位を要求するところもございます。教室としては、多くの先生方が研究生と登録していただいているにもかかわらず、研究の進め方などについて十分なお世話ができていないのではないかと危惧しております。そのようなところを補いたいと思っております。また、教室のあり方、就職のこと、留学のことなどなんでも雑談でもかまいません。教室におられる先生方とは日々顔を合わせており、また、年長の先生方とはいろいろな会合などでお話を承る機会も多うございますが、ちょうど中間の先生方についてはなかなかお会いする機会が少ないように思いこのような日を設定いたしました。入り口で秘書さんがアポイントを整理してくれておりますので、懇談を希望される先生は、受付にお立ち寄りになり、何時からとお申し付けください。

以上、長々とお話ししましたが、和風会会長としての重責に身が引き締まる思いをしております。本年から西村名誉会長、金子現名誉会長の十七年間の後を引き継ぐわけでありますので、いろいろと失敗もあるかと思いますが、一生懸命務めさせていただきますので、どうぞ宜しくお願いいたします。

平成九年度和風会誌第四十一号ご挨拶

平成九年九月二十一日、金子仁郎先生がご逝去されました。先生は、関西労災病院院長を退職なさってからもお元気に活躍されておりました。健やかな生活には定期的な健康チェックが必要であると、毎年の健康診断を欠かすことなく受けておられました。平成七年一月十七日の阪神・淡路大震災のためにその年に予定されていた健康診断をお受けになることができなくなり、翌年の健康診断の時期まで病気の発見が遅れたことは、かえすがえすも残念なことでありました。先生は、昨年の和風会総会において、ご自分の病について会員に自らご説明になり、療養生活にお入りになりましたが、病床にあられてもいくつもの文章をご発表になり、自らの生き方をもって多くの事柄をお示しくださいました。本年九月二十五日のご葬儀・告別式には、会員始め、全国から多くの方々のご弔意を頂戴いたしました。この場をかりて、改めて御礼申し上げます。

本年度は金子仁郎先生、藤田秀夫先生、女川昭雄先生、子安義彦先生、別府彰先生、島津憲司先生、石井康雄先生がお亡くなりになりました。藤田秀夫先生は、昭和二十五年大阪高等医専をご卒業の後に神戸で開業されていました。女川昭雄先生（昭和二十六年金沢医大卒）は、さわ病院にご勤務の後、長らく貝塚サナトリウム院長としてご活躍でしたが、四月二十六日にお亡くなりになりました。金子先生のご逝去に続くかのように、九月二十八日に島津憲司先生と子安義彦先生、十月九日に別府彰先生、十一月七日に石井康雄先生がご逝去されました。先生方のご冥福をお祈りいたします。

この一年間の主な人事に関する事柄をご報告いたします。昨年十一月十六日付けで健康体育部教授に就任された杉田義郎先生の祝賀会を三月二十八日にサンパレスにて行いました。杉田教授はこの秋から健康管理センター長としてご活躍です。四月一日から、志水彰先生は関西福祉科学大学学部長に、小林敏子先生は、関西福祉大学教授に、頼藤和寛先生は、神戸女学院大学教授に就任されました。六月十三日にリッツ・カールトンホテルにて祝賀会を催しました。また、四月一日付けで中嶋照夫先生は、京都の佛教大学社会福祉学部教授に、岡本正子先生は、大阪府こころの健康総合センターから大阪府中央子ども家庭センターへ、そして教室講師から谷口典男先生が国立大阪病院神経科部長として移られました。金沢医科大学老年病学教室講師として服部英幸先生が赴任されました。七月一日付けで、梶本修身先生が、大阪外語大学講師に、漆葉成彦先生が浅香山病院から大阪府こころの健康総合センターへ移りました。十一月一日には、飯田信也先生が中宮病院から亀廣記念医学会関西記念病院院長へ就任されました。大学の助手に採用された方は、田中稔久君、池尻義隆君、中川賀嗣君の三名です。また三上章良君は健康体育部の助手になられました。

本年度は和風会講演会を総会講演会に先だって四回開催いたしました。二月十四日の藤縄昭先生、四月二十五日の鳩谷龍先生、七月二十五日の中安信夫先生、十月三十一日の融道男先生による講演会でありましたが、それぞれの立場から総合失調症へのアプローチについてのご講演をお願いいたしました。講演会には毎回百名前後の会員の先生方がご参加になり、教室のスタッフも全員出席して活発な討論をさせていただき、たいへん意義深い講演会を持つことができました。特に、教室では本年度からの総合失調症研究を立ちあげるためにとの意図がございましたので、教室員には益するところが多かったと思います。来年度の講演会は、三ヵ月に一回として総会講演会をも含めて年四回を企画していますので、ご参集ください。

また、本年五月十三日と十四日にライフサイエンスセンターにて第三回日本神経精神医学会をお世話する予定です。この学会の目的は、精神疾患・神経疾患・身体疾患に見られる精神症状の理解を深めようとするものであり、現在盛んに行われている脳科学の研究成果を精神医学に役立てようとするものであります。西川隆君を事務局長として教室の人たちと一緒に準備を進めておりますが、多くの会員の先生方がご参加されますようお願いいたします。

大阪大学は、大学院重点化の三年計画が進行しており、本年度はその二年目にあたります。四月から教室の名称は、生体統合医学部門・神経機能医学となります。精神医学領域での神経生物学的研究を一段と飛躍させたいと思っています。大学院の定員が現行百二十名から百八十名に増加しますので各教室あたりの大学院生も一学年五名に増加いたします。教室においても数多くの立派な業績ができるように努力しておりますが、会員の先生方の研究活動を最大限サポートしていきたいと考えています。教室は、いい研究を創造するための支援を、費用・設備・労力などの面で提供いたします。

私たちは、また新たな気持ちで平成十年度の活動を続けていこうと思います。大学の制度改革、医療制度の見直し、卒後研修のあり方などの議論が始まっており、いろいろな面で流動的に対応する必要があろうかと思います。幸いに、教室もまだ新しい状態でありいいところは取り入れて、この厳しい時代に柔軟に対応できるよう進んでいきたいと思います。

本年から、ささやかではございますが、お祝い事に際して、和風会から卓上時計を記念品としてお贈りすることになりました。花谷先生、徳永先生、木下先生、桜井先生、梅田先生はご結婚。保坂先生、谷井先生、以倉先生、高橋先生、安田先生、谷口先生は学位授与。田畑先生、大久保先生、金井先生、植田先生、渡辺先生、都井先生、稲谷先生は開業のお祝いです。(以上十八名)

平成十年度和風会誌第四十二号ご挨拶

平成十年度の和風会および教室の活動についてご報告いたします。

私どもは平成九年九月二十一日に金子仁郎先生を失いましたが、和風会では先生のご逝去に伴う事業として、レリーフ像の作製、追悼記念集の発刊、そして、一周忌に合わせて偲ぶ会を開催いたしました。金子仁郎先生レリーフ像は、船越次郎先生にご制作いただき、ご希望の会員の先生方にお分けいたしました。日本総合病院精神医学会では、金子先生のご遺徳を偲び「金子賞」をもうけられましたが、黒澤尚理事長のご高配によりこのレリーフ像を金子賞楯としてご使用になることになりました。金子仁郎先生追悼記念集は、会員の先生方を始めとして全国の精神医学教室ならびに金子先生とご縁の深かった方々にお届けいたしました。平成十年十月四日のホテルグランビアにおける金子先生を偲ぶ会には、金子美津子夫人、金子太郎先生、陣内先生ご夫妻、金子弘様を始め多数のご来賓、会員の先生方にご出席いただきました。

教室では五月十三～十四日に千里ライフサイエンスセンターで第三回日本神経精神医学会のお世話をいたしました。学会の運営は西川隆、中川賀嗣、池尻義隆先生を中心とした神経心理研究グループの方々のご尽力で進められました。田邉敬貴愛媛大学精神科教授を座長としたランチョン・セミナー「精神機能の画像検査」、甲子園大学人間文化学部西村健教授を座長として会長講演「痴呆の精神症状」、佛教大学社会学部中嶋照夫教授を座長としたシンポジウム「強迫」、と合計七十五演題のご発表をいただきました。和風会関連施設からは一般演題六十六題のうち二十四演題をご発表いただき、阪大精神科の研究活動をアピー

JCOPY 88002-857

ルしていただきました。

十月十一日には千里ライフサイエンスセンターにて第一回和風会研究会を開催いたしました。この研究会の目的は、若い先生方の研究を支援しようとするもので、和風会関連施設から進行中の研究をご発表いただき、教室の先生方に活発な討論をしていただきました。また、特別講演として、笠原嘉先生のお話を伺いました。このような活動を通じて、研究活動が益々推進されることを願っております。

本年度の入局者は十三名でしたが、現在も精神科医師の数が大幅に不足しておりますので、平成十一年度はもっと多くの若い人材が入局してくれることを望んでいます。主な人の動きは、四月一日に国立療養所松籟荘から中広全延先生が夙川女子短期大学教授に、五月一日に教室助教授から井上健先生が大阪府立看護短期大学教授として赴任されました。大阪船員保険病院神経科部長に坂元薫先生が、船員病院から東大阪市民病院部長に伊藤皇一先生が、工藤義雄先生が浅香山病院の理事長院長に就任されました。井上健先生の後を受けて、篠崎和弘先生が医局長として、十一月より助教授に就任されました。柏木雄次郎君が助手となり、スウェーデン・カロリンスカ研究所から車谷隆宏君がシニアとして大学に戻りました。また国立大阪病院神経科から鵜飼聡君が大学に戻りました。あらたにもうけられた臨床教授に中宮病院の立花光雄先生が、大阪府立病院の藤本修先生がご就任になりました。

教室では、十月に研究室の一部住み替えを行いました。脳波睡眠研究室は、杉田義郎健康体育学部教授に続いて三上章良君が健康体育学部助手として転出しましたので、部屋の有効な利用を図るために、手狭な神経心理研究グループの部屋と脳波睡眠研究グループの部屋とを交換いたしました。

平成十年度総会において和風会会則の改定と役員の変更とをご承認いただきました。会則改定の主な目的は、わが国随一の規模を誇る精神科同門会としての和風会の活動を今まで以上に活性化し、若い世代の会員諸氏にも和風会を積極的に利用していただこうというものであります。役員の改選を行い、規則に則り四年ごとに交替で役員をお務めいただくことになりました。平成十一年度から監事として高橋清彦、南野壽重の両先生、理事として工藤義雄、小池淳、関山守洋、志水彰、長尾喜八郎、井上健、杉田義郎、篠崎和弘の先生方がお務めになられます。このうち半数の先生方には平成十三年度からまた新たな若い世代に交代していただく予定です。年輩の先生方だけではなくて若い世代の先生方にも理事をお願いしたいと思います。また、各年代ごとに連絡責任者を決めましたので、会員間の連絡に役立ててください。年会費も同時に値上げさせていただきました。年会費を増額すると同時に、総会参加費を値下げいたしましたので、総会に参加されるときには負担増はありません。今まで以上に総会に参加していただけるものと期待しております。総会は例年十一月の第四土曜日と決めてあります。

主たる和風会行事は、六月の研究会と十一月の総会ならびに、三月と九月の講演会となります。本年は、三月二十六日和風会講演会（飯田真先生）、六月二十七日和風会研究会（特別講演は土居健郎先生）、九月三日和風会講演会（神田橋條治先生）、十一月二十七日和風会総会（特別講演は田邉敬貴先生）となります。研究会と総会は千里ライフサイエンスセンターにて、講演会は大学銀杏会館を予定しています。

教室はゆっくりとではありますが、次第に力をつけてきており、その研究成果も年々期待できる状態となりつつあります。大阪大学の大学院重点化と合わせて、優れた研究成果を挙げるべく努力したいと思います。平成十一年度は、会員諸氏がそれぞれの立場で、さらなる飛躍を目指して精進されんことを期待いたします。

平成十一年度和風会誌第四十三号ご挨拶

和風会の会員の皆様方には、健やかに西暦二〇〇〇年を迎えられ、新たなMillenniumに向けて大きな期待と希望とに満ちた新年度をお迎えのことと思います。平成十一年度は十九名の新たな会員をお迎えし、和風会は五百六十九名の会員となり、全国でも有数の精神医学教室同門会として成長しつつあります。

本年度の和風会活動をご報告いたします。平成十一年一月二十九日には竹友安彦先生がニューヨークからご来阪になり、すばらしい講演をしてくださいました。その折りに竹友先生から聖母子像の絵画を頂戴しました。この絵画は、古武彌四郎先生が渡欧中に購われたもので、昭和五年に古武先生から大谷象平先生のご長男誕生に際して贈られ、さらに昭和二十二年に大谷先生から竹友安彦先生のご長男誕生に際して贈られたものです。この度のご来阪にあたり精神医学教室にとご贈呈いただきましたので、医局に掲げさせていただくことにしました。六月二十五日には杉本央先生の感染防御因子制御学講座教授ご就任、高石昇先生の日本医科大学客員教授ご就任、西村健先生の甲子園大学人間文化学部長ご就任の祝賀会をリッツ・カールトンホテルにて開催しました。微生物病研究所前教授松田先生、近畿心身医学会中島先生、甲子園大学前学長河村先生のご来賓に加えて多数の会員の先生方にご参集いただきました。九月十七日には、井上洋一先生の健康体育部カウンセリング部門教授ご就任をお祝いする祝賀会を開催いたしました。和風会からは杉田義郎先生に続いて井上洋一先生が健康体育部の教室を主宰されることになり、まことにおめでたいことです。

和風会の定例行事は、六月の和風会研究会と、十一月最終土曜日の和風会総会とに加えて、その間の三月と九月の講演会であります。三月二十六日の和風会講宴会は新潟大学名誉教授飯田真先生のご講演を、九月三日は、鹿児島の神田橋條治先生のご講演をいただきました。六月二十七日には第二回和風会研究会を千里ライフサイエンスセンターで開催し、関連病院に在籍する若い研究の学徒に発表していただきました。これらの発表のいくつかが近いうちに学位となることを期待しています。特別講演として土居健郎先生にご講演いただきました。十一月二十七日（恒例の最終土曜日）の総会における特別講演は愛媛大学の田邉敬貴先生のご講演を伺いました。

昨年度には会則の一部を改訂させていただき、前号の会誌に掲載いたしました。会費の値上げと総会参加費の値下げとをさせていただきましたが、先生方のご協力に感謝いたします。和風会役員につきましても、平成十一年四月から新たな理事・幹事・監事の先生方にお願いいたしました。役員の任期は四年間であり、二年ごとに半数ずつ交代していただくことになっております。若い世代の先生方にも魅力のある同窓会運営を心がけていこうとの姿勢でございますのでご協力の程お願いいたします。また、学術研究の振興のために西村精神医学賞を設置しました。大学の内外に広く対象を求めるということで、会員の便りにはその年に発表された研究業績を記入していただくようにお願いいたしました。本年度中に発表された研究論文・著書について審査していただき、本年度総会において第一回の受賞者をご報告する予定です。

平成十一年四月に藤本淳三先生のご定年の後に立花光雄先生が中宮病院院長に就任されました。平成十一年九月に大阪労災病院神経科部長の辻尾武彦先生が吉村病院院長に就任されました。平成十二年一月には服部英幸先生が金沢医科大学老年病科の助教授に昇任されました。また、平成十二年二月一日に松籟荘名誉院長の西沼啓次先生が大阪市の坂本病院院長に就任されました。大阪市立総合医療センターの児童精神科部長に中宮病院から豊永孝治先生が、星ヶ丘厚生年金病院神経科部長に飯田信也先生が移動されてご活躍です。教室では若い人が活発に活動しており、日生病院に勤務していた関山敦生君がカロリンスカへ、今春大学院を終了した橋本亮太君がＮＩＨ、中野有香さんがシカゴ、辻尾一郎君がニューヨーク、神経解剖で研究を続けていた森原剛史君がサンフランシスコへ留学することになっています。

教室では活発に研究活動が行われており、本年三月には谷向仁君、辻尾一郎君、徳永博正君、中野有香君、橋本亮太君、渡辺琢也君の六名が精神医学教室あるいは精神衛生学の大学院を終了、木下秀一郎君は生理学教室の大学院を終了しました。柏木雄次郎君が学位を授与され教室の助手となりました。研究論文の数も増加しており、まことに喜ばしいことと思います。研究体制についての変化は、修士課程の大学院生が参加してくれるようになったことです。福所英理子さん、瀬川優子さん、中鉢貴行君、菅沼仲盛君と四名の学徒が研究活動に参加しています。また、キルギスからの留学生としてタラント・ドロンベコフ君が、上海からの留学生として陳宇峰さんが加わっています。多彩な顔ぶれでますます研究活動が盛んになるものと期待しています。

すでに会員の先生方にはお知らせいたしましたように、平成十三年五月の日本精神神経学会を大阪で開催します。精神神経学会は、なんといっても精神科領域の学会の総本山でありますので、先生方のご協力をいただき成功させたいと思っています。副会長は小池淳先生にお願いし、準備委員として杉田義郎教授、井上洋一教授のお力を借り、大会事務局長を教室の篠崎和弘助教授にお願いしました。会場は、この春竣工予定の大阪国際会議場です。ご承知のように精神神経学会は平成十四年には横浜で世界精神医学会議を開催することになっておりますが、和風会からは工藤義雄先生が財務委員長として世界大会の中枢部分でご活躍です。大阪大会はその前年度の学会であり、世界大会の成功のためにも盛大な学会にしたいものと考えておりますので、どうぞよろしくお願いいたします。

また、日本精神神経学会の一ヵ月後の、平成十三年六月には、日本老年精神医学会をこれも大阪国際会議場において開催することになっています。日本老年精神医学会はご承知のように西村健先生が理事長をお務めでありますが、この度、老年精神医学会の認定医制度が発足することになり、五年間に限って過渡的措置により認定医の申請ができることになりましたので、和風会の先生方にも入会をご案内いたしました。

教室は、研究・教育・臨床に着々と成果を上げているものと思います。このような活動は教室員の努力もさることながら、和風会の先輩・先生方のご支援によるものと認識しております。教室活動の一端をご報告させていただき、若い人がのびのびと勉学にいそしみ、研究に精進していること、毎年有能な精神科医師が育っておりますことを報告して、本年度のご挨拶とさせていただきます。

平成十二年度和風会誌第四十四号ご挨拶

平成十二年度の和風会総会開催にあたり、ご挨拶申し上げます。

本年度は二十五名の新たな会員をお迎えいたしました。昨年度は十九名でありましたが、喜ばしいことに、ここ数年は年々新会員が増加しています。この一年間にご逝去の先生はただお一人でありましたので、現在五百九十三名の会員となります。この会員数は全国最多であり、精神科医学教室の最大の同門会であります。

本年度の和風会活動をご報告いたします。

三月二十三日、New York から Khalid Iqbal ご夫妻をお迎えしてホテルグランビアにて講演会を開催しました。Iqbal 先生ご夫妻はともに、アルツハイマー病研究において世界をリードする研究者であり、これまで、工藤喬君、田中稔久君、楯林義孝君、そして現在は辻尾一郎君が留学しています。

三月二十四日は、慶應義塾大学の小此木啓吾先生をお迎えして春の和風会講演会をいつもの通り銀杏会館にて開催しました。

四月九日〜十二日は第三回の神経精神医学会 Neuropsychiatry の国際会議が京都国際会館にて三好教授を会長として開催され、海外からの多くの学者と交流することができました。教室からも多数参加し、私はプログラム委員長を務めました。その折りには神経心理の池尻さんのお世話でＵＣＬＡの Jeffrey Cummings 先生とロンドン大学 Post 教授と神経心理グループの人と一緒に会談しました。また、Nancy

Andreasen 教授との話し合いがきっかけとなり彼女の新しい本 The Brave New Brain を翻訳することになりました。

五月十日〜十二は仙台の精神神経学会が開催されましたが、来年度の第九十七回日本精神神経学会を大阪にて開催することになっておりますので、その準備をも含めて小池淳先生、篠崎和弘助教授を含めて和風会からも多数参加されました。

六月七日には、和風会の先生でオハイオ大学にて児童精神医学を研究されている幸泉久子先生がおいでになり、精神病理の水田さんのお世話でセミナーと懇談の機会を持ちました。

六月十一日は和風会研究会を開催しました。関連病院の若い人の研究発表とともに、精神神経センターの上間さんの講演と鹿児島大学の滝川守国教授から経頭蓋磁気刺激法ｒＴＭＳのお話を伺いました。本年度から教室では科学技術庁の目標達成型プロジェクトに参加することになり西川さんたちが磁気刺激により解離性健忘あるいは心因性健忘を治療するという研究を始めており、直接に役立つ講演でありました。

七月八日に、教室では近畿神経学会地方会を担当しました。神経心理の中川さんを事務局長として国際会議場において立派な会を運営することができました。

九月八日は、秋の和風会講演会ですが、帝京大学の南光進一郎先生に総合失調症の遺伝学の話を伺いました。

九月十一日は、神経化学の工藤さんの世話で大塚ＧＥＮ研究所の谷上所長から遺伝子解析のセミナーを伺いました。これは私どもの教室では未来開拓研究事業として「アルツハイマー病関連遺伝子の探索」プロジェクトを立ち上げることになり、ＳＮＰを用いた認知症疾患の遺伝子解析についての知見を深めようというものでありました。

十月二十三日は、神経化学の中村さんの世話でArthur Brown先生のセミナーを開催し、ニューロフィラメントの仕事を伺いました。ニューロフィラメントは教室でも長い間研究してきましたが、なんとか文部省の重点領域にしようと努力しています。そして今回の和風会講演会では、健康体育部の杉田教授のお話を伺いました。

本年度の主要な人事について報告します。

本年一月、金沢医科大学老年病学教室の服部英幸君は、助教授に昇任しました。本年二月に、松籟荘荘長を務め上げられてから京都の病院におられた西沼啓次先生が坂本病院院長にご就任されました。ためなが温泉病院におられた赤澤重則先生は九月よりモード学園大阪医学専門学校で教鞭をとられています。公文明先生は佐賀医科大学の生化学の教授を務めておられましたが、四月から大阪に戻られ、伊丹天神川病院にてご活躍です。生化学の領域から精神医学へ提言など教えていただくことがたくさんあるように思います。服部祥子先生は大阪府立看護大学から大阪人間科学大学へ移られ、矢ヶ崎明美先生は、浅香山病院をご勇退されました。近藤秀樹先生は十月一日にNTT西日本病院神経科部長から神出病院の副院長として転出されました。高石譲先生は、近畿中央病院の部長に就任され、十月一日柏木雄次郎先生は教室から関西労災病院へ小西先生の後任として神経科部長として転出されました。七月一日に兵庫県立高齢者脳機能センターの谷向知君は、名古屋の中部病院に新しい精神科を開設しました。中部病院はナショナルセンターとしての長寿医療センターとなることが決まっており、これからの長寿医療の中心となる機関であります。和風会からの人材がこのような中心的機関で活躍していただけることをうれしく思っています。四月一日鈴木英鷹君は、大阪体育大学短期大学部保健福祉学科教授に就任しました。また片田珠美さんは愛知県岡崎の人間環境大学に勤務しました。

教室関係の人事についてご報告いたします。本年三月に、橋本亮太、中野有香、徳永博正、谷向仁、森原剛史、渡辺琢也、辻尾一郎、木下秀一郎の七名が大学院を卒業しました。中野、森原、橋本、辻尾の諸君はそれぞれ留学しました。徳永博正君は豊中市民病院、渡辺琢也君は日生病院、木下秀一郎君は国分病院で活躍しています。本年五月に臨床研修を終了した人は、小川朝生、熊ノ郷卓之、陳元太《じんうぉんて》、神野由華、八田直己、正木慶大、山森英長、横小路美貴子の八名で、小川、熊ノ郷、神野、八田、正木、山森の諸君は大学院に、陳君は浅香山病院に、横小路さんは国立大阪病院に勤務を始めました。

本年三月末に南野壽重先生が退職されました。四月一日に上間武さんが、精神神経センターから助手として教室に戻りました。上間さんは昭和五十五年東北大学卒業ですが、阪大精神科に入局され、琉球大学精神科助手、London の Hammersmith 病院に留学した後精神神経センターでＰＥＴの仕事をされていました。教室のＰＥＴのリガンド研究を立ち上げていただくために参画されました。

四月一日に鵜飼聡さんが助手になりました。鵜飼聡さんは昭和五十八年の本学卒業で、警察病院、松籟荘、国立大阪病院での臨床経験を積んだ後、教室の精神生理の研究に活躍されています。ＭＥＧだけでなくｒＴＭＳ、ｍＥＣＴによる研究が充実していくものと期待しています。また、平成十三年一月からは紙野晃人さんが助手として参画されることになっています。それぞれ上間さんはＰＥＴ研究、鵜飼さんはｒＴＭＳ研究、紙野さんはアルツハイマー病の遺伝子取りの研究の責任者として活躍が期待されています。臨床教授は日生病院の吉田功先生に、臨床助教授は大阪こころの健康センターの夏目誠先生と中宮病院の後藤素規先生に就任していただきました。

留学からの帰国者については、三月にエディンバラ大学（Jhon S Kelly）の所に留学していた以倉康充君が帰国し中宮病院に勤務しました。水野（松本）由子さんが Johns Hopkins 大学より帰国し、城南大学に勤務しました。また、府立病院の齋藤中哉さんがアメリカから帰国して大阪府立病院精神科に勤務しています。十二月にはドイツのミュンヘン大学から大河内君が、New York から楯林君が帰国する予定です。

外国へ留学した人は、四月一日から中野有香さんが Cleveland Clinic へ行き、八月からフロリダに移動して活躍しています。四月十五日に森原剛史君が　カリフォルニアの Cole 先生のところへ留学、橋本亮太君が六月からＮＩＨの Chang 先生のところに留学しました。辻尾一郎君は結婚して、七月から New York の Iqbal 先生のところへ留学しました。関西労災病院の吾妻君は九月からアルバートアインシュタイン医科大学のレジデントとして留学しています。

七名の先生方が開業されました。森英夫先生は浅香山病院から大東市にて開業。田代哲男先生は秋田にて開業。渥美正也先生は山本病院から尼崎に開業。坂元秀実先生は船員保険病院から吹田市に開業。藤田和義先生はさわ病院から豊中市に開業。伊賀正英先生は狭山病院から尼崎に開業。そして、小西博行先生は長い間勤めた関西労災病院を辞され北浜に開業されました。

和風会の定例行事は、六月の和風会研究会と、十一月最終土曜日の和風会総会とに加えて、その間、二月と九月の講演会とが恒例となりました。二月と九月の講演会は大学内の銀杏会館であり、六月と十一月は千里です。もちろん和風会会員は無料でございますし、医師会の生涯教育のチケットを発行していますので、会員の先生方は多数ご参加ください。平成十三年の予定は、二月に北海道大学の小山先生、六月には岐阜大学小出先生、九月には東京医科歯科大学西川徹先生にご講演をいただき、そして、十一月には井上洋一先生のご講演を予定しています。

以下は、総会においてご承認を得たい事項を三点お計りしたいと思います。まず、役員についてお計りいたします。平成十一年度から理事などの役員について四年任期として半数ずつ交代を原則とさせていただだきましたが、今回は、あらたな理事三名をお願いしたいと思います。

現在、井上健先生、井上洋一先生、工藤義雄先生、小池淳先生、志水彰先生、篠崎和弘先生、杉田義郎先生、関山守洋先生、長尾喜八郎先生、の九名の理事、高橋清彦先生、南野壽重先生の二名の監事にて運営させていただいておりますが、今回あらたに三名の先生に理事としてご尽力いただくことになりました。立花光雄先生、東均先生、谷口典男先生のお三方です。ご承認のほどお願いいたします。

会誌にご報告いたしましたように、学術振興のために西村精神医学賞を設置させていただきました。昨年度中に発表された研究論文・著書について審査し、第一回の受賞者を谷向仁君に決定させていただきました。

今回和風会の会員名簿について、大学院も記載したらどうかとの意見があり、幹事会にてご審議いただきました。括弧書きで大学院をも記入することにしたいと思います。来年の名簿原稿については、どうぞ大学院についてもお問い合わせをさせていただきますのでよろしくお願いいたします。以上の三点についていかがでしょうか。

さて教室の活動についてご報告いたします。教室では活発に研究活動が行われており、平成十三年三月には小池裕子さん、田上真次君、森裕君、吉山顕次君の四名が大学院博士課程を終了いたします。また修士過程の福所英理子さん、瀬川優子さん、中鉢貴行君、菅沼仲盛君と四名が卒業の予定です。

研究体制はだんだん大型化しております。私は、文部省の未来開拓研究事業「ゲノムサイエンス」によるアルツハイマー病の遺伝子特定のプロジェクトを担当し、厚生省の長寿科学研究の班長、生活安全研究の班長としてそれぞれプロジェクトの責任を持っています。西川さんは科学技術庁の目標達成型プロジェ

JCOPY 88002-857

クトに参画しており、三つの脳科学研究に分担者として、西川さん、工藤さん、田中さんが参加しています。その他にも教室からの科学研究費の採択が大幅に増加し、本年度は西川さんと武田の基盤B、篠崎さん、柏木さん、池尻さん、工藤さん、中村さんの基盤C、田中さん中川さんの奨励Aと実に九本の科研費を得ることができました。多くの大学の教室では科研費一つがとれるかとれないかという状況を考えると非常に喜ばしいことであろうと考えています。

続いて学会活動についてご報告いたします。

先生方にはご承知のように、平成十三年五月十七〜十九日に第九十七回日本精神神経学会を開催します。小池淳先生に副会長としてご援助をいただいており、事務局長は教室の篠崎和弘助教授にお願いしています。関西の大学、大阪精神病院協会、大阪診療所協会を始めとして多くの団体と協力して盛大な学会にしていただきたいと希望しています。学会に引き続いて、五月二十日には「メンタルヘルスフォーラム大阪二〇〇一」を開催します。精神科医だけでなく臨床心理、精神看護、作業療法など多くの職種の団体と一緒に市民啓発のためのイベントを考えており、二〇〇一年をWHOがメンタルヘルスの啓発活動の一年と定めたことに協賛して開催するものであります。

また、日本精神神経学会の一ヵ月後の、平成十三年六月十三〜十五日には、日本老年精神医学会をこれも大阪国際会議場において開催します。日本老年精神医学会は、専門医制度を発足させ、英文学会誌を発刊し、その活動が大きく進展しておりますが、来年からは、老年学会を構成する学会の一つとして二年に一度は五学会が合同で学会を開催することになりました。老年医学会は老年科の荻原教授が担当されますので、それに併せて、老年精神医学会を教室で担当いたします。工藤さんが事務局長として準備を進めております。

教室は、研究・教育・臨床に着々と成果を上げているものと思います。このような活動は教室員の努力もさることながら、和風会の先輩・先生方のご支援によるものと認識しております。平成十二年の総会にあたり、教室の活動の一端をご報告させていただき、若い人がのびのびと勉学にいそしみ、研究に精進していること、毎年有能な精神科医師が育っておりますことを報告して、本年度のご挨拶とさせていただきます。

平成十三年度和風会誌第四十五号ご挨拶

和風会員の皆様には健やかに二〇〇二年の新年をお迎えのこととお慶び申し上げます。平成十三年度は新たに十九名の新会員をお迎えし、和風会会員数は五百九十八名となりました。優秀な若い人が多数加入していただいていることを力強く思います。

平成十三年四月八日には神戸女学院大学教授頼藤和寛先生がご逝去されました。昨年の和風会誌の便りには「平成十二年六月にRKの手術を受けました。サバイバーの条件である根性と強運ともに持ち合わせないので」と寄稿しておられましたが、まことに残念なことでした。四月十日に密葬をすまされた後、四月十二日と十三日とに新聞発表となりました。文藝春秋五月号に手記が掲載されており、また春秋文庫の新書も刊行されていますので、ご一読いただいて先生の洒脱ながら真摯な生き様を思い出していただきたく存じます。十月三十日には工藤義雄先生がご逝去されました。シティホール川西にてご長男工藤喬君を喪主として告別式が執り行われましたが、和風会からも多数ご参列いただきました。工藤義男先生は、日本精神神経学会において和風会の代表として長らくご活躍され、理事（昭和五十二年十一月～五十七年四月、昭和六十年五月～平成三年五月）、監事（平成三年五月～平成九年五月）、評議員（昭和四十五年三月～平成十三年十月）だけでなく、総会副会長として第六十九回（昭和四十七年度）、第八十四回（昭和六十三年度）のお世話をされました。ちょうど昨年は阪大が精神神経学会を担当したばかりであり、工藤義雄先生のご意向の一部でも果たせたのではないかと思っています。本年八月に予定されています世界精神医学会議の財務委員長もお務めでありましたので、残念でなりません。十二月九日には布施敏信先生（昭和十五年入局）がご逝去されました。芦屋マイトリーホールにて奥様を喪主として告別式が執り行われました。十二月二十日には山野顕先生（平成十年入局）がご逝去されました。告別式は加古川市の花浄院にてご尊父山野惟夫様を喪主として執り行われました。平成十四年一月十六日には三輪淳先生（昭和十五年入局）がご逝去されました。告別式は静岡県焼津市の愛昇殿にてご長男三輪誠様を喪主として執り行われました。

平成十三年の和風会ならびに教室の活動をご報告いたします。

和風会講演会は、二月十七日には北海道大学の小山司先生による「非定型抗精神病薬の基礎と臨床」でありました。六月二十四日には第四回和風会精神医学研究会を開催し、参加者九十名余りの活発な質の高い研究発表を聞かせていただき、岐阜大学の小出浩之教授の特別講演を頂戴しました。和風会研究会での発表が、学位の仕事として結びつくように教室は支援しておりますが、学外の先生の研究発表の場として十分に活用していただきたく思っています。八月三十一日には秋の講演会で東京医科歯科大学の西川徹教授による格調高い講演を拝聴しました。そして、十一月二十四日の総会では、東大加藤進昌教授と京大林拓二教授の特別講演を拝聴いたしました。一年間を通して六月の研究会と春、秋、冬の講演会を開催させていただきましたことを御礼申し上げます。

なお第二回西村精神医学賞は和風会理事会で選考の結果、安野史彦君（平成六年入局）に決定し総会において副賞と記念品トロフィーが授与されました。

和風会主催の会合に加えて、本年度は学会のお世話が相次ぎました。五月十七～十九日の第九十七回日本精神神経学会は小池淳先生を副会長、篠崎和弘助教授を事務局長として大阪国際会議場で開催されましたが、多数の会員のご協力を頂戴しました。関西の各大学精神医学教室からは多数のご演題を出していただき、また、プログラム委員としてもご尽力いただきました。参加された多くの方から、「やっと精神神経学会も学会らしくなった。アカデミックな雰囲気となり、自分の教室の若い人にも参加を勧めることができるようになった」と喜んでいただきました。大阪大会では演題数も参加者も飛躍的に増加し、これまでの参加者千二百名前後を大きく越えて、ほぼ倍増しました。これには、大阪精神病院協会ならびに和風会関連病院からの大変なご協力をいただきました。第九十七回大阪大会での基本テーマは「精神医学・医療：新ステージ」でありましたが、二十一世紀の始まりとともに学会の新ステージを築けたのではないかと喜んでおります。多くの和風会の先生には、演題のご提出ならびに研修コースのお世話など大変お世話になりましたことを改めてこの場をお借りして御礼申し上げます。

五月二十日の精神神経学会の翌日に、メンタルヘルスフォーラム大阪二〇〇一を奈良県立医大岸本年史教授を運営委員長として開催しました。予想以上の反響で約二千名の方々に参加していただきました。市民を対象とした精神障害とメンタルヘルスの啓発活動でありますが、精神病院協会、精神科診療所協会、臨床心理士会、精神科看護協会、作業療法士会、精神保健福祉協会、家族会、大阪府、大阪市など多数の関係諸団体の代表からなる実行委員会を通じて、全職種にわたる人たちにボランティアで参加していただきました。わが国初めての快挙という声もあり、その後、大阪をモデルとして同様の企画が次々と行われるようになったと聞いています。

六月十三～十五日には日本老年精神医学会を、工藤喬助教授を事務局長として、開催しました。老年精神医学会は昨年まで西村健先生が理事長をされていた学会でありますが、西村先生のご決断で、老年医学会、老年社会学会、老年歯科学会、基礎老化学会と一緒に合同の学会を開こうということになり、老年精神医学会が参加した最初の学会でありました。老年医学会は阪大老年病学の荻原俊男教授が会長、老年歯科学会は阪大歯学部の野首教授が会長、そして、老年精神医学会は阪大精神医学教室の担当でありました。これも立派に運営していただき、参加者には大変喜んでいただきました。

六月三十日～七月一日には第十四回日本思春期青年期精神医学会が健康体育部の井上洋一教授を会長として大阪大学コンベンションセンターにて開催されましたが、立派な学会でありました。十一月一～三日には第五回日本ロールシャッハ学会が辻悟先生を大会長、福永知子先生を事務局長として開催されました。河合隼雄先生が特別講演をされましたので、教室のみなさんにも聴講させていただく機会を得ることができました。これも盛会でありました。

来年の学会の予定は、十月三～四日に日本痴呆学会を担当します。大学コンベンションセンターにて田中稔久先生が事務局長としてお世話することになっております。

本年度の主要な人の動きについてご報告いたします。

三重県立あすなろ学園の清水將之先生は三月で定年退職なさり、関西にお戻りになりました。松籟荘の田伏薫先生は四月から浅香山病院の院長に五月から理事長に就任されました。阪大環境医学教室におられた丸山総一郎先生（昭和六十二年卒）は四月一日から神戸親和女子大の教授に、大阪府こころの健康センターの夏目誠先生は大阪樟蔭女子大学の教授に。総田純次先生は、片田珠美さんが昨年赴任した岡崎の人間環境大学へ赴任されました。ニューヨークから帰国した楯林義孝君は和光市の理化学研究所へ。十月一日に日生病院の吉田功部長は関西福祉科学大学へ、そして後任として十月十六日に教室から山下仰君が日

JCOPY 88002-857

生病院神経科部長に就任しました。

教室人事では、大河内正康君が助手として加わりました。大河内君は、東京都精神医学研究所、ドイツの Max Planck 研究所、ミュンヘン大学での研究生活を経て、教室に戻りアルツハイマー病研究を開始しました。またシニア医員として徳永博正君、谷井久志君が加わりました。徳永君は神経心理、谷井君は神経生化学のグループで活躍しています。

この一年間に留学から帰国した人は、一月の大河内正康君、二月にニューヨークから楯林義孝君、九月にカロリンスカから関山敦生君、十月にチューリッヒから森裕君でありますが、それぞれ活躍の場をえて活動しています。

教室のお世話をするようになり五年が経過いたしました。伝統の教室の形作りに自分なりに努力して参りましたが、五年間は一つの区切りかもしれません。

現在の構成員は、助手以上が十三名、シニア四名、研修医十六名、大学院生二十五名、技術補佐員三名、秘書四名、テクニシャン四名の約七十名が毎日教室で活動しています。大学での活動は、研究・診療・教育が活動の三本柱でありますが、それぞれについてご報告いたします。

研究については、研究組織を大きく、生化学系、生理系、心理系の三つに統合させていただきました。これは新しい研究プロジェクトにダイナミックに対応できるように旧来からの七つの研究グループを大きな三つのくくりに統合したということです。篠崎助教授の協力を得て生理系のまとまりも生み出されておりますし、大学院生が各グループの枠を越えて活動することも始まっています。それぞれの領域での研究活動は着実に業績として積み上げられてきたと思っています。

診療は、外来患者が五年前は一日平均百二十名でありましたが、本年度は百五十名を越えました。内科や外科は教室が一緒になって外来を行いますので各診療科ごとの数字がでてまいりませんが、そのほかの診療科と比べて外来患者数は一、二を争う数に増加してきています。しかしながら病床数は診療科再編成の時に、六十床から五十五床に減少しました。

教育については、医学部の卒前教育の充実が叫ばれており、教官への負担は増加しています。現在、教室は医学部学生のための講義五十二コマに加えて、医学部保健学科十一コマ、歯学部十二コマ、人間科学部十二コマの講義を担当していますが、これが限度かもしれません。

私なりの教室運営の指針は、「個人よりも全体の力を、中よりも外へ」であります。多数の和風会の先生が教室の外でも大活躍です。行政、病院、大学などの多くの部署で和風会会員の活躍が伝わってきます。本年度は、教室も含めて大きな人の移動が予定されていますが、和風会は、このような大きなネットワークの調整機関として、その役割を果たしていくものと思います。この一年、和風会の会員の先生方のご活躍を祈念いたします。

平成十四年度和風会誌第四十六号ご挨拶

和風会誌の歴史を振り返ってみますと、創刊号は金子仁郎先生が奈良医大から阪大教授として赴任された一年後の昭和三十二年十一月に発行されました。創刊号は小振りの縦書きの雑誌でありましたが、金子仁郎先生による発刊の言葉には「我々研究を本分とする者は、立派な研究業績を挙げることが最も望ましいのでありますが、それには天分と機会或いは運命というものがいります。しかし、それにもまして日々の努力というものが大切だと思っています。するだけのことをして、出来ればよし、出来なくても、またやむを得ないものと思っています。このように我々は研究を第一目標としていますが、また一方それだけで人生を終わるのではなく、立派な人格をつくること、円満な人間関係にあることも人間として重要なことと考えています。和風会の名のごとく、教室員一同和合し和やかな風が流れ、気持ちよく研究出来、生活出来るよう努力しています」と記されています。先日調べもののために金子先生から頂戴した Caplan & Sadock の Textbook of Psychiatry, 6th Edition を開いたときに、金子先生の署名を見ながら、この和風会誌創刊号の文章を思い出しました。四十五年前も今も基本的には教室活動の内容と方針は変化しておりません。立派な研究業績と立派な精神科医師を育てることは、現在の教室においても大きな目標であります。

和風会会員数はこの四十五年間に大きく増加しました。創刊号の名簿には和田豊種名誉会長、金子仁郎先生を筆頭に、西村健名誉会長、西沼啓次元松籟荘長をしんがりとして、会員百六十四名が掲載されています。この四十五年間に和風会会員は五百九十六名へと増加し、わが国有数の精神科医同門会として発展してきています。本誌も和風会会員の先生方の結束と協力を強める役割を果たしているものと思います。平成十四年度は十七名の新会員をお迎えして、和風会は五百九十六名となりました。

本年度の主要な人の動きについてご報告いたします。神出病院の近藤秀樹先生がハートランドしぎさん病院へ。住友病院の多田國利先生がアイノクリニックへ移られ、後任として成人病センターの角典哲先生が住友病院心療内科部長に就任。慈恵会医科大学の館直彦先生が聖徳大学児童学科へ。小林敏子先生は関西福祉大学から大阪人間科学大学へ移動され、それぞれの場所で活躍されています。教室からは、上間武先生が大阪府立病院精神科部長に、中尾和久先生が甲南女子大学へ、水田一郎先生が神戸女学院大学へ赴任されました。

平成十四年の和風会ならびに教室の活動をご報告いたします。

和風会講演会は、二月二十二日に名古屋市立大学精神医学教室の古川教授のお話を伺いました。六月九日には第五回和風会精神医学研究会を開催し、参加者九十名余りの活発な研究会でした。質の高い研究発表と富山医科薬科大学の倉知正佳教授による特別講演を拝聴しました。学外の先生の研究発表の場として活用されているようでうれしく思っています。九月二十日の秋の講演会では、日本大学精神医学教室の小島卓也先生による「総合失調症の眼球運動」をお伺いしました。そして、総会特別講演は、大阪大学健康体育部の井上洋一先生による格調高い講演を伺いました。本年も六月の研究会と春、秋の講演会、および総会を無事開催させていただきましたことに御礼申し上げます。

和風会主催の会合に加えて、教室では本年度も多くの学会・研究会のお世話をいたしました。

JCOPY 88002-857

十月三～四日は「第十五回日本痴呆学会」を田中稔久事務局長の下で開催しました。全国から痴呆疾患に携わる基礎と臨床の研究者約四百名に参加していただき、これまでにない盛会でありました。大阪大学キャンパスに建設されました大阪大学コンベンションセンターを使用させていただきましたが、学会運営もスムーズに進み、参加者からもいい学会でしたね、とほめていただきました。引き続き十月五～六日には大阪サンパレスにて、「アルツハイマー病の神経生物学に関する国際シンポジウム」を開催いたしました。海外からの第一級の研究者八名を招聘し、トップレベルの研究内容の発表と情報交換のシンポジウムでありましたが、全国の若手研究者十六名の発表とあわせて密度の高いシンポジウムであったろうと思います。これは、文部科学省からの助成金を得て大阪大学・痴呆学会との共催のシンポジウムでありましたが、関係各位には大変お世話になりました。このシンポジウムの内容は書籍として本年 Karger 社から出版される予定です。

八月には日本精神神経学会の百周年の記念事業とＷＰＡ横浜大会が開催されました。ＷＰＡ大会については、準備期間を通して大会の成功を危ぶむ声も聞かれておりましたが、最終的には参加者六千二百名を数え、無事に終了いたしました。教室からも和風会からも多数の演題とご参加をいただきましたことに組織委員会に代わり御礼申し上げます。思い返しますと、精神神経学会は平均の参加者が一千名程度で行われておりましたが、ＷＰＡ開催が決定したときに、国内からの参加者三千人を達成するためには、前年度の精神神経学会で二千人の参加者を集めることが必要ということになり、前回の大会を大阪で担当することになったわけです。昨年ご報告いたしましたように、平成十三年の大阪での第九十八回日本精神神経学会は参加者が二千四百名と大幅に増加いたしました。この二千名を越える大阪大会の成功がＷＰＡの成功に繋がったのではないかと思っています。数年にわたるこのような努力が、今回のＷＰＡの成功に結実したのではなかろうかと思うわけでありますが、阪大精神医学教室同門会・和風会の先生方の寄与が大きかったということをお伝えしたく思います。

ご承知のように、精神神経学会近畿地方会は、わが国の精神神経学会地方会の中でも最も歴史のある地方会でありましたが、その活動は昭和四十四年二月二十二日京都会館における第九十四回地方会で幕を下ろしておりました。その後、地方会の役割を担うべきものの一つとして、約十五年前から近畿精神神経科学教室集談会が年に二回開催されてきております。集談会は当初の五大学から七大学、つづいて九大学となり平成十五年七月には第三十九回集談会が開催されました。その間九大学集談会の世話人が集まり、近畿地方会の再開について議論を重ねて参りました。近畿地区の日本精神神経学会評議員、近畿地区精神医学教室の代表者、二府六県の精神病院協会と精神科診療所協会の代表者が集まり、地方会の再開に向けて準備を進めて参りましたが、平成十五年に近畿精神神経学会を再開してはどうかという意見にまとまりました。そして、本年二月八日土曜日に大阪国際会議場において「第九十五回近畿精神神経学会」を開催することになりました。近畿精神神経学会は、大学・病院・診療所などの精神医学・医療に関わる精神医学専門家の共通の研鑽の場を目指して、若い人のための教育研鑽の場として活用できる学術集会を運営することにより、日本精神神経学会の近畿地方会としての機能を担っていこうとしています。三十三年ぶりの開催ではありますが、近畿地方の精神神経学会会員の多数のご参加を呼びかける次第であります。

平成十四年度には、教室には助手として廣常秀人君、谷井久志君、数井裕光君が、シニア医員として岩瀬真生君、小笠原将之君、以倉康充君が加わりました。廣常君は大阪市総合医療センターで児童・PTSDなど広範な領域での臨床経験をもっており、教室の臨床面での充実に力を発揮しています。谷井君は大

JCOPY 88002-857

学院を終了し、カロリンスカ研究所での留学を終えて医員として勤務しておりましたが、精神生化学のグループで仕事をしています。数井君は大学院を終了後、兵庫脳研に勤務しておりましたが、このたび大学に戻り神経心理のグループで仕事をしております。

海外留学中は、New York Staten Island の辻尾一郎君、谷向仁君、New York Albert Einsteon の吾妻君、ＮＩＨの橋本亮太君、Chicago の小池裕子さん、Florida の中野有香さん、ＵＣＬＡの森原剛史君、Toronto の黒田公美さん、石井良平君です。来年中には橋本君、辻尾君、中野さん、森原君が帰国いたします。橋本亮太君は精神神経センターに戻り統合失調症の研究に従事することになっています。また、国内の主要な研究施設でも若い人たちが活躍しており、放医研の安野史彦君、理研の楯林義孝君、現在中部病院の谷向知君は四月より筑波大学精神科へ移動します。また、金沢医大の服部英幸君は四月から中部病院へ移動します。

近年の特徴として、国際化が進み教室にも外国からの若い人が増えて参りました。キルギスからの Talant 君夫妻に加えてバングラデッシュからの Begum Nurun Nessa さんとご主人の Asik 君、北京からの Jinang Jjingwei さんが大学院生として加わります。

現在の構成員は、助手以上が十三名、シニア五名、研修医九名、大学院生二十三名、技術補佐員三名、秘書四名、テクニシャン四名の約七十名が教室で活動しています。

教室の研究組織は大きく、生化学系、生理系、心理系の三つです。新しい研究プロジェクトにダイナミックに対応できるように旧来からの七つの研究グループを大きな三つのくくりに統合したということですが、生化学系の認知症疾患研究、心理系のＰＴＳＤ研究、生理系の統合失調症研究はそれぞれ着実に進展しております。大学院生が各グループの枠を越えて活動することも始まっており、それぞれの領域での研究活動は着実に業績として積み上げられてきているものと思っています。

診療は、外来患者が五年前は一日平均百二十名でありましたが、本年度は百五十名を越えるようになりました。阪大病院診療科全体の中でも外来患者数は一、二を争う数に増加しています。

教育については、医学部の卒前教育の充実が叫ばれており、講義を三分の一程度に減らしてベッドサイドの少人数クルズスを中心にした卒前カリキュラムが始まります。教官への負担は確実に増加していますが、努力していきたいと思っています。平成十六年度から、卒後研修必修化が始まりますので、これまでの研修プログラムから大きく変化いたします。大学と関連病院とチームを組んでよりよい卒後研修プログラムを計画中であります。

教室運営の指針は、「個人よりも全体の力を、中よりも外へ」であります。行政、病院、大学などのあらゆる部署での和風会の先生の活躍が伝わってきます。和風会は、このような大きなネットワークの調整機関として、その役割を果たしているものと思います。

平成十五年度和風会誌第四十七号ご挨拶

平成十六年は教室開講百十周年にあたります。昨年度のご挨拶に和風会誌発刊の経緯に触れましたので、今回は教室創設のことについて振り返ってみたいと思います。

教室の初代教授は大西鍛《おおにしきたう》先生（文久元年四月十八日～昭和六年三月十七日）です。三重県津市中新町四十一番屋敷を本籍として三重県士族として戸籍に掲載されています。安濃津小学校、西京同志社英学校をへて、明治十二年帝国大学予備門入学、同十六年帝国大学医学部本科入学、同二十一年十二月帝国大学医科大学を卒業されました。同二十二年一月二十四日に医師開業免状を授与されると、その三月に大阪府医学校に教諭として赴任されました。着任後に精神科講義も担当されていましたが、明治二十六年十月に精神病室の新築に着手し、翌二十七年四月の竣工に合わせて、明治二十七年四月七日に病院精神科医長を命ぜられました。「規模はさほど広大ならざるも構造はすこぶる完全なる由。本病院精神科に精神病患者を監置加療した嚆矢に当たる」と東京医事新誌 No. 869、明治二十七年十一月二十四日「新築大阪医学校」に記載されています。この明治二十七年四月七日をもって教室の創設日としています。このあたりの経緯について、「従来、精神病などと云うものは医療から離れたものとされ、自然に放任されていたのを遺憾とし、如何なる精神病と雖ども医療によりて治せざるものに非ずと云う研究の結果からなる確信」があったといわれています（伊勢州毎日新聞三十二年十一月十四日号）。その後大西先生は大阪医学校校長心得となり精神科だけでなく医学校全体のお世話をされていましたが、明治三十八年八月十一日に退職されて、ウィーン大学ベネディクトの元に二年間留学されました。帰朝後は大阪市高麗橋詰め七十二番地にて精神病神経病専門の病院を開設されました。
その後教室は京都大学今村新吉教授による併任の時期を経て、和田豊種教授、堀見太郎教授、金子仁郎教授、西村健教授と続いていきました。

和風会員の皆様におかれましては教室の伝統の重みを再認識していただいて、開講百十周年を迎える本年度は大きく飛躍していただきたいと思います。平成十六年度は新研修制度がスタートし、新卒業生は内科、外科、小児科、産婦人科、精神科と地域保健をコアとした二年間のローテンション研修に入ります。また、大阪大学は独立大学法人となり新しい体制で再出発します。このような新しいシステムの中に古き良き伝統を組み込みながら大きく飛翔したいものだと思っています。

新たに八名の会員をお迎えしました。例年と比べますと極端に少ない数でしたので、教室としても大変に困り、関連施設にもご迷惑をかけました。新研修制度のスタートと関係があるのだろうと思いますが、来年度以降は若い人によりアピールする方法を考えなければならないのだろうと思っています。
本年度は、改組により多くの病院の名称が変わりました。国立大阪病院が国立病院大阪医療センターに変わり、中宮病院が大阪府立精神医療センターに、大阪府立病院が大阪府急性期総合医療センターに名称が変わりました。

本年度も多くの会員の異動がありました。会員数が増加し人事異動の報告もかなりの数になりますので、今回から「会員往来」の欄を別に設けてご報告することにいたしました。詳しくはそちらをご覧になってください。ここでは主要な異動のみをご報告いたします。

篠崎和弘先生（阪大五十三年）が、教室助教授から和歌山県立医科大学精神神経医学教室教授に就任しました。和歌山県立医科大学精神神経医学教室はもともと当教室と関係が深く、大沢安秀先生（阪大二十年）が昭和四十年七月一日から昭和四十七年三月三十一日の間、教授を務められたところです。和医大卒業の東雄司教授、吉益文夫教授のあとに再び阪大からの人が教室を担当することになりました。愛媛大学の田邉敬貴教授（阪大五十二年）、秋田大学の清水徹男教授（阪大五十二年）とともに大阪大学の教室の輪が広がっていることを心強く思っています。また四月には西川隆先生が教室講師から井上健先生の後任として大阪府立看護大学総合リハビリテーション学部教授に就任されました。このような慶事が続きましたので、水田一郎先生の神戸女学院大学教授ご就任、中尾和久先生の甲南女子大学教授ご就任とあわせて、先生方の就任祝賀会を平成十五年六月八日の和風会研究会に引き続いて開催いたしました。多くの会員にご参集いただき盛大な祝賀会となりましたことに御礼申し上げます。その後も、国立療養所松籟荘の加藤佳也先生が大阪教育大学発達障害福祉学講座教授に、大阪府中央子ども家庭センターの岡本正子先生が大阪教育大学教育学部教授に就任されました。

本年度は若い世代の研究教育職の異動が多かったようです。越智直哉君が榎坂病院から教室に戻りました。国立療養所中部病院は本年度に長寿医療センターとして発展的改組が予定されていますが、服部英幸君が金沢医科大学老年医学教室助教授から国立療養所中部病院に異動し、谷向知君は筑波大学臨床医学系精神医学教室に異動しました。あらたに発足する長寿医療センターは長寿科学領域の研究・医療を担うセンターであり教室もその活動をサポートしていこうと思っています。理研の楯林義孝君は東京都精神医学総合研究所に異動しました。谷井久志君が三重大学医学部精神神経科学教室に異動しました。三好耕君は大阪大学の解剖学第二教室で研究していましたが、岡山大学大学院医歯学総合研究科神経情報学に異動しました。橋本亮太君がＮＩＨから戻り国立精神神経研究所疾病研究第三部室長に赴任しました。

教室には胡谷和彦君が大阪第二警察病院から助手として戻り、ＮＴＴ西日本大阪病院精神科部長として赴任されましたが、その後に榎坂病院から越智直哉君が助手として戻りました。新たに岩瀬真生君、田上真次君、石井良平君が助手になりました。岩瀬君と石井君は生理グループ、田上君は生化学のグループで研究に従事しています。熊ノ郷卓之君は健康体育学部助手になりました。篠崎先生が出られた後、助教授は工藤喬君が務めておりますが、医局長として人事そのほかの業務を担当しています。

平成十五年度の和風会ならびに教室の活動をご報告いたします。

和風会講演会は、二月十四日に昨年に熊本大学医学部薬理学教授を定年でご退官された宮本英七先生のお話を伺いました。宮本先生は今でも神経化学領域の仕事を続けておられ、会員にGreengard 以来の神経化学の研究史を話していただきました。六月の第二日曜六月八日には第六回和風会精神医学研究会を開催し、活発な質の高い研究発表を聞かせていただきました。特別講演は自治医科大学加藤敏教授にお願いいたしました。和風会研究会での発表が、学位の仕事として結びつくように教室は支援いたしておりますが、学外の先生の研究発表の場として活用していただきたく思っています。九月五日には秋の講演会で、医科歯科大学の山上皓先生による「触法精神障害者の処遇のあり方について」の講演をお伺いしました。タイムリーな話題で多くの先生方のご参加をいただきました。そして、十一月二十九日の総会特別講演は、大阪看護大学の西川隆先生による特別講演を拝聴いたしました。昨年から、和風会総会の場所を千里ライフサイエンスセンターから千里阪急ホテルに会場を移しましたが、例年以上の会員のご参集をいただきました。いつもお見えいただく先生に加えて、久しぶりにご参加いただいた先生も多く、会員同士の懇親の場としての役目を果たしているものと喜んでいます。春と秋の講演会は講演者の都合などもあり日時をフィックスすることができませんが、和風会研究会は六月の第二日曜日に千里ライフサイエンスセンターのサイエンスホールにて、和風会総会は十一月の最終土曜日に千里阪急ホテルにて開催することが決まっておりますので、会員の皆様にはどうぞご予定いただいて一人でも多くの方にご参集いただきたいと思います。

国際化が進み教室にも外国からの若い人が増えて参りました。キルギスからのタラント君とヌリパさん夫妻に加えて、バングラデッシュからの Begum Nurun Nessa さんとご主人の Asik 君、中国からの香経緯さんが大学院生として活動しています。さらに学術振興会特別研究員としてバングラデッシュからの Sadik さんが加わりました。

教室のお世話をするようになり七年が経過いたしました。この一年を思い返しますと、ただ教室のため、和風会のため、精神医学のために仕事をしてきたような気がいたします。一生懸命走りながら、ふっと気を抜くと、これでいいのかという考えが頭をもたげてくるのですが、会員の先生方から率直なご意見を賜れば幸いです。

教室運営の指針として、「個人よりも全体の力を、中よりも外へ」をモットーとして掲げております。医療、行政、研究、教育などのあらゆる部署で和風会の先生の活躍が伝わってきます。和風会は、このような大きなネットワークの調整機関として、その役割を果たしたいと思っております。今年一年の和風会会員の諸先生のご活躍を祈念いたします。

平成十六年度和風会誌第四十八号ご挨拶

本年度は、新研修医制度、大学の独立法人化などのために慌ただしく過ぎ去ったような気がいたします。とくに、新研修医制度の導入により卒後二年間のローテート研修が必修となり、二年間は入局者がいない時期となりました。精神科の人員不足の折から、関連施設には大変ご迷惑をかける事態となってしまったことを、この場を借りてお詫び申し上げます。研修医制度が軌道に乗りましたら再びコンスタントに新人が輩出されますので、なんとかこの二年間を乗り切っていただきたいと思います。

平成十七年度は教室開講百十一年目にあたります。第四十七号で書きましたように、これは府立大阪医学校の中で明治二十七年に大西鍛初代教授のもとで精神科学講座が独立した年を起点としたものであります。教室は初代大西鍛教授（明治二十二〜三十六年）から、二代今村新吉教授（明治三十六〜四十一年）、三代和田豊種教授（明治四十一〜昭和十六年）、四代堀見太郎教授（昭和十六〜三十年）、五代金子仁郎教授（昭和三十一〜五十三年）、六代西村健教授（昭和五十三〜平成七年）と連綿とした歴史を刻んできたのでありますが、なかでも和田豊種教授は明治・大正・昭和を通じて三十二年間の長きにわたり教室を主宰されました。和風会の名前の由来も和田先生の御名に由来するものであります。

今回は大阪帝国大学の創設までの状況について書いてみます。ご承知のように大阪大学の発祥は古くは適塾とされています。適塾は江戸と長崎で蘭方医学を治めた緒方洪庵が天保九年に医者として開業すると

JCOPY 88002-857

共に私塾を開いたことに始まります。洪庵が文久二年に幕府奥医師として江戸に移住するまで二十五年間の登録門人は六百十二名を数え，日本一の蘭学塾でありました。

そして適塾の精神は明治元年にボードウィンを教師とし、緒方郁蔵、緒方拙斎ら適塾出身者を主体とした大阪仮病院に引き継がれ、明治十三年に府立大阪医学校となりました。

明治十九年の帝国大学令により帝国大学が誕生し、東京の第一高等中学校と大阪の第三高等中学校が帝国大学への登竜門となりましたが、明治二十年には第二（仙台）、第四（金沢）、第五（熊本）の高等中学校が増設され、当時あった、千葉・仙台・岡山・金沢・長崎の公立医学校はそれぞれ第一・第二・第三・第四・第五高等中学校の医学部となりました。大阪・京都・愛知の医学校だけが残された形になってしまいました。

さらに、大阪に存在していた唯一の官立学校であった第三高等中学校が明治十九年に京都に移転することとなり、しかも、第三高等中学校の医学部には遠く離れた岡山医学校があてられることになり、大阪医学校はその存続の危機に見舞われました。府会においてその存廃が審議された結果、府立大阪医学校として存続することになりました。その当時、明治政府は、四つの帝国大学を配置する計画を推し進めており、明治の終わりには、東京（法・医・工・文・理・農）、京都（理・工・法・医・文）、東北（農・理）、九州（工・医）の四帝国大学が整備されました。

大正期には大正七年に北海道帝国大学が発足し、大正七年十二月に大学令が公布され、公立単科大学認可第一号として大阪医科大学が発足しました。高等学校は、明治二十年以来の五つの高等学校に加えて、明治三十三年に第六（岡山）、明治三十四年に第七（鹿児島）、明治四十一年に第八（名古屋）が加わっていましたが、大正八～十二年間に十七校が増設されました。大阪高等学校は大正十年に設立されており、第三高等学校の京都移転以来三十二年ぶりに大阪の地に帝国大学への門が開かれることになりました。また府立浪速高等学校は大正十五年に設立されており、後の大阪大学豊中地区の母体となりました。

昭和四年には、大阪高等工業高校が東京高等工業学校とそろって最初の工業大学となりました。この頃に、大阪医科大学長楠本長三郎と大阪府知事柴田善三郎時代との間に、医科大学を府から国に移管し理学部を設置して大阪帝国大学を創設することが話し合われていました。しかしながら、ときは日本全国に不況の嵐が吹き荒れていた頃であり、政府にとっても新しい帝国大学を設立することは非常に困難な状況でありました。衆議院、貴族院での審議はなかなか進捗せず難産でありましたが、濱口内閣が総辞職し第二次若槻禮次郎内閣が発足したその日にようやく審議終了となり、大阪帝国大学官制が勅令第六十七号として昭和六年四月二十八日に公布されました。そして昭和六年五月一日に開学となりました。

昭和六年五月一日に医学部と理学部からなる大阪帝国大学が誕生し、一年遅れて工学部が追加されました。発足当時の医学部は、基礎系十二講座と臨床系十二講座でありました。臨床系は内科学三講座、外科学二講座、産科学婦人科学、眼科学、精神病学、小児科学、皮膚科学、泌尿器科学、耳鼻咽喉科学、理学的診療学でありました。そして、この当時の精神病学教授はもちろん和田豊種先生でした。

昨年度から新研修医制度が始まり、新人は二年間のローテート研修をすることになりましたので、本年度は新しい研修医の入局のない年度となります。和風会では、昨年度の入会者も少なかったのでありますが、本年度もこのような事情で基本的に新人の入局はございませんでした。しかしながら、途中入会、他科からの転科、大学院生として合計七名の新会員をお迎えしました。例年と比べますと今年も極端に少ない数でしたので、教室としても大変に困り、また関連施設にもご迷惑を掛ける結果となりましたが、来年度からは二年間の研修を終了した方々が入会されるものと期待しております。

本年度の主要な人の動きについてご報告いたします。宮軒富夫先生は、佐野サナトリウムが移転し新しい病院として再スタートを切ることになり、新生病院院長としてご活躍です。松本和雄先生は関西学院大学をご定年になり、関西福祉科学大学に異動されました。後任として、大阪府立看護大学から井上健先生が赴任されました。熊本大学医学部薬理学教室を定年退官された宮本英七先生は早稲田大学理工学部の教授として東京で活躍されています。

国立病院大阪医療センターの谷口典男先生は浅香山病院の副院長になられて、後任は大学から越智直哉先生が赴任されました。神出病院院長の松林武之先生は和泉丘病院へ、楯林義孝先生は理化学研究所から東京都精神医学総合研究所に、谷口謙先生は松籟荘から箕面市立病院精神科部長へ、岡山孝政先生は警察病院から近畿中央病院神経科部長へとそれぞれ赴任されました。和風会の諸先生が、それぞれの場所で活躍しておられることを心強く思います。

平成十六年の和風会ならびに教室の活動をご報告いたします。

和風会講演会は、二月二十七日に山梨医科大学から九州大学精神医学にご赴任された神庭重信先生にご講演いただきました。六月二十日は和風会研究会を開催して、進行中の研究発表をしていただきました。また、特別講演には横浜市立大学精神医学教室教授に就任された平安良雄先生にお願いいたしました。和風会研究会での発表が、学位の仕事として結びつくように教室は支援いたしておりますが、学外の先生の研究発表の場として活用していただきたく思っています。九月二十四日には秋の講演会で、新たに教授に就任された慈恵会医科大学の中山和彦先生による「森田療法の歴史について」の講演をお伺いしました。そして、十一月二十九日の総会では、和歌山県立医科大学の篠崎和弘先生による特別講演を拝聴しました。本年も六月の研究会と春、秋、そして総会時の講演会を無事開催させていただきましたことに御礼申し上げます。

現在教室では、助手以上が十三名、シニア五名、研修医四名、大学院生二十五名、技術補佐員三名、秘書四名、テクニシャン八名の約七十名が教室で活動していますが、教育・研究の領域での活動内容も大きく変化しております。

学部教育では、これまでの講義のコマ数が約三分の一に削減され、講義に変わってベッドサイドの実習に重きを置くことになりました。プレラウンドと称して一週間の実習があり、さらにクリニカルクラークシップとして三週間の精神科実習があります。ただしこのクリニカルクラークシップは希望者のみということで、約四十名が実習いたします。

卒後初期研修制度は、先に申し上げましたように二年間のローテート研修となり、精神科は二年目の一ヵ月が必修となっています。そして精神医学専門医となるための三年間のトレーニングという構造になるわけですが、いろんな意味で教育システムが変化してきております。大学病院におきましても、教官以外に、シニア医員、研修医、学生と四段構えの構造で診療と教育とを組み合わせたシステムを模索しているところであります。

研究についても以前よりもはっきりとした成果を求められるようになりました。多くの競争的研究費を獲得することが求められておりますが、本年度の教室における科学研究費の取得状況は、今までになく素晴らしいものでありました。助手以上十三名の資格者が科学研究費を申請するのですが、殆ど全ての人が

JCOPY 88002-857

文部科研費を獲得することができております。

診療のほうは、特に前年度と比べて大きな変化はありません。ただ阪大病院が本年秋に病院機能評価を受けることとなり、病棟の禁煙化に踏み切ることにいたしました。本年一月から病棟は全面禁煙として運用し始めております。病診連携を促進するために当科の病床利用状況をオンラインでお知らせすることにいたしました。病院を有効に活用していただくために活用していただければと思っています。

直接教室の活動とは異なりますが、本年度からスタートしました、日本精神神経学会の専門医制度についてご説明とお願いを申し上げます。ご承知のように精神神経学会では、精神科専門医制度を始めることとなり、過渡的措置による認定作業が始まっています。昭和五十五年までに医師になった方をA群、それ以降昭和五十六年以降に医師になった方をB群とにわけてA群の先生方には平成十六年十二月二十日までに申し込みをしていただき、B群の先生方には平成十八年十二月に申し込みをしていただくことになっています。そして、一次試験として症例報告三例を提出していただき、二次試験として面接をすることになっています。平成十八年一月、七月、平成十九年一月、七月、平成二十年一月、七月、平成二十一年一月と五回の面接試験が過渡的措置により行われます。症例報告は最近五年間の入院外来を問わない症例三例を千五百〜二千字程度の報告として提出していただくことになっております。受験料三万円、審査料四万円、認定料三万円の合計十万円を納めることになります。学会の専門医は長い間議論された結果、今ご説明したような内容になったのでありますが、和風会の先生方にも忘れずに申請をしていただきますようお願いいたします。

このような学会専門医制度と足並みをそろえて、精神神経学会の近畿地方会も再開されております。平成十五年度に阪大が担当した第三十五回近畿精神神経学会、平成十六年度の京都大学による第三十六回、

JCOPY 88002-857

平成十七年二月の滋賀医科大学による第三十七回と順調に開催されています。阪大では近畿地方会の事務局を設置することになり、専門医制ならびに地方会の事務を担当することになりました。

教室では今年七月六〜八日、大阪国際交流センターにおいて生物学的精神医学会と神経精神薬理学会の合同大会を担当いたします。岡山大学の小川紀雄先生が神経精神薬理学会会長を、私が生物学的精神医学会会長を務めさせていただくことになっています。どのような学会にしたらいいかということを相談した結果、わが国の生物精神・神経精神薬理の活動の中でアジア諸国のハブとして機能するような学会を目指すということになり、この学会に韓国・中国・台湾など東アジアの研究者を百名招待することにしました。そしてこれらのアジアからの参加者に病院や研究施設を見学していただこうと施設見学のプログラムを企画いたしました。和風会の先生方の施設や病院にも協力をお願いして、訪問させていただければと思っておりますのでどうぞよろしくお願いいたします。

教室では昨年十月から大阪大学中ノ島キャンパスイノベーションセンターにおいて大阪大学心の保健室の活動を開始しました。大阪大学キャンパスイノベーションセンターは旧医学部跡地に立てられた大阪大学と文部科学省とが共有する建物でありますが、この建物の一部屋で、企業メンタルヘルス相談、一般の方のメンタルヘルス相談、当事者及び家族の相談事業、外国人のためのメンタルヘルス相談などを行っています。追い追いプログラムが充実されていくことと思いますが、このような活動が始まっていることをご案内して活用していただければと思います。

平成十七年度和風会誌第四十九号ご挨拶

平成十七年度は教室開講百十一年目にあたる年でありましたが、新研修医制度、精神科専門医制度施行などのために慌ただしく過ぎ去ったような気がいたします。

平成十五年度から新研修医制度が始まり、新人は二年間のローテート研修をすることになりましたので、本年度も昨年度に引き続き、新人の入局のない年でした。途中入会、他科からの転科、大学院生など合計七名の新会員をお迎えしましたが、例年と比べますと今年も極端に少ない数でした。教室としても大変に困り、また関連施設にもご迷惑を掛ける結果となりましたが、平成十八年度からは、二年間の研修を終了した方々が入会されるものと期待しております。

本年度の主要な人の動きについてご報告いたします。名誉会長西村健先生が甲子園大学から甲子園短期大学学長になられました。志水彰先生が関西福祉科学大学の学長にご就任になり、四月二十三日にはリーガロイヤルホテルにて和風会による祝賀会を開催させていただきました。この折には多数の方々にご出席いただき、また、幹事として梶本修身先生にはご尽力いただきました。御礼申し上げます。また、柏木哲夫先生が名古屋の金城学院大学学長にご就任されました。和風会の先生方が社会に大きく貢献されていることを喜びとするものでありますが、あとに続く世代の会員にとっても大きな励みとなっておりますことをご報告し、益々のご健勝をお祈りいたします。

大学関係では、藤本修先生（昭和五十二年）が関西福祉大学から甲子園大学教授へ、鈴木英鷹先生（昭和五十九年）が大阪体育大学健康福祉学部から関西福祉大学教授へ、中村祐先生（昭和六十一年）が奈良県立医科大学精神医学教室から香川大学医学部精神神経医学講座教授に就任されました。

関連病院の部長の交代は、主なところでは、岡山孝政先生（平成二年）が公立学校共済組合近畿中央病院から大阪警察病院部長へ、松永秀典先生（昭和五十六年）が上間先生の退職の後大阪府立急性期総合医療センター精神科部長に就任されました。

留学から帰国された方は、佐藤由里子さん（平成三年）がユング研究所から、谷向仁君（平成七年）がInstitute for Basic Research in Developmental Disabilities Department of Neurrochemistryから、小池裕子さん（平成八年）がニューヨークから、喜多村祐里さん（平成十四年）がロンドンから帰国され、新たに留学先に出て行かれた方は安野史彦君（平成六年）です。

大学教官については、鵜飼聡先生が教室講師から和歌山県立医科大学精神科へ出られました。その後に森原剛史君（平成六年）が医員から教室助手に昇任、足立浩祥君（平成十一年）が愛媛大学神経精神医学教室から大阪大学保健センター講師に赴任されました。

和風会講演会は、二月四日に宮崎大学の精神科石田康教授にご講演をいただきました。石田先生は、三山先生の後任として宮崎大学精神科教授に就任されたばかりの若手のお一人ですが、千里阪急ホテルでの講演会でした。ちなみに九州では、この数年間に精神科教授のご定年が続き、久留米大学の前田久雄先生以外は全て若手の教授に変わりました。産業医科大学は阿部先生から中村純先生へ、九州大学は田代先生から神庭先生へ、福岡大学は西園先生から西村良二先生へ、佐賀大学は武市先生から山田先生へ、長崎大学は中根先生から小澤先生、熊本大学は宮川太平先生から北村先生、大分大学は永山先生から寺尾先生へ、鹿児島大学は滝川先生から佐野輝先生へ。佐野輝先生は佐野勇先生のご子息です。そして宮崎大学は三山先生から石田先生へ、琉球大学は小椋先生から近藤先生へと変わりました。恒例の六月第二日曜日には和風会研究会を開催いたしました。各関連病院で進行中の研究発表をしていただき、また、特別講演はあらたに琉球大学精神医学教室教授に就任された近藤先生にお願いしました。和風会研究会での発表が、学位の仕事として結びつくように教室は精一杯の支援いたしておりますので、学外の先生による研究発表の場として活用していただきたく思っています。九月の和風会講演会は、日程の都合から、感情・行動・認知（ABC）研究会との共催の形をとらせていただきました。例年九月に行うところでありますが、私たちがストックホルムでの国際老年精神医学会への出席があり、十月二十二日のABC研究会にご参加していただくようにご案内を差し上げましたが、多数の和風会の先生方のご参加を得て、盛会にしていただきましたことに感謝申し上げます。そして、十一月最終土曜日の総会の特別講演は、大阪教育大学の山本晃先生による特別講演を拝聴しました。

現在の構成員は、助手以上が十三名、シニア五名、大学院生二十五名、技術補佐員三名、秘書四名、テクニシャン八名の約七十名が教室で活動しています。大学では研究・教育・臨床のいずれの面を取りましても大きく変化しつつあるように思いますが、一番変化していることは、職員の任期制あるいは非常勤職員の活用であります。

研究面では、昨年度も教室の文部科学研費が十一課題であると報告いたしましたが、科学研究の進め方が競争的外部資金をいかに獲得するかという方向にシフトしているように思います。従来の大学に割り当てられる研究費は削減され、優れた研究は外部からの競争的研究資金を獲得して推進することが要求されるようになりました。研究の成果を出して、それに見合うだけの研究資金をそれぞれの研究者の裁量で獲得しなければ研究活動が維持できない状況に変わりつつあります。阪大精神科は、文部科研費、厚生科研費に加えて、本年度からは医薬品基盤研究が開始されました。このような研究資金を活用して、非常勤の研究員を雇用して研究を推進させることが求められているわけです。

教育についていては、昨年度から、講義に変わってベッドサイドの実習に重きを置くことになりました。学生はプレラウンドとして一週間の実習があり、さらにクリニカルクラークシップとして三週間の精神科実習があります。ただしこのクリクラは希望者のみということで約四十名が実習いたします。研修医制度は二年間のローテート研修となり、精神科は二年目の一ヵ月が必修となっています。毎月新人が一ヵ月病棟で精神科臨床を体験しているのですが、なんとか病棟を運営していくために、病棟医長、入院係りの担当者は苦労していますが、おかげさまで滞りなく進んできました。精神医学の教育については、学部学生の実習、ローテーター研修医、そしてその上に学会専門医制のための三年間のトレーニングを受ける医員という多重構造になるわけで、いろんな意味で教育システムが変化してきております。大学病院でも、教官、医員、研修医、学生と四段構えの構造になるわけです。

診療のほうは、特に前年度と比べて大きな変化はありません。外来は毎日約百五十名を七診察室で対応しています。昨年一月から病棟は全面禁煙にいたしました。入院の病床の効率化を考えて北摂地方の診療所の先生方とのメーリングリストを活用して、入院病床が利用しやすい形になったのではないかと思っています。

教室では本年七月六〜八日、大阪国際交流センターで生物学的精神医学会と神経精神薬理学会の合同大会を担当いたしました。岡山大学の小川紀雄先生が神経精神薬理の大会長を、私が生物精神の会長を務めましたが、例年以上の演題数と参加者を得て盛会裏に終了させていただきました。本学会の目玉として、韓国・中国・台湾・香港など東アジアの研究者九十名を招待しました。そしてこれらのアジアからの参加者に病院や研究施設を見学していただくために、施設見学のプログラムを実施いたしました。和風会の先生方の施設や病院にも協力をお願いしましたが、おかげさまで成功裏に終了することができました。厚く御礼を申し上げます。

平成十八年度和風会誌第五十号ご挨拶

平成十八年度は教室開講百十二年目にあたりますが、西村健前教授の後を引き継いで教室を主宰するようになって十年目ということで、十周年記念祝賀会を催していただきました。一年がかりで教室員、和風会員の方々のご協力をいただいて準備して参りましたが、恒例の総会の日に十周年記念講演会と祝賀会を開催していただきましたことに心より感謝を申し上げます。

教授就任十周年記念講演会では、アイルランド・カルガリー大学の Brian Leonard 先生とニューヨーク市発達障害基礎研究所の Khalid Iqbal 先生とに素晴らしい講演をしていただきました。日本神経精神薬理学会理事長の野村靖幸先生のご司会のもとで、Leonard 先生は、うつ病と神経免疫と神経変性についての新しい着想の話をしていただきました。続いて、Iqbal 先生には、アルツハイマー病研究の臨床的話題を日本認知症学会理事長井原康夫先生のご司会で講演していただきました。そして、最後に、西村健名誉会長の司会のもとに、私が、心のサイエンス―この十年の歩み―と題して教室の仕事の流れについてお話させていただきました。Leonard 先生、Iqbal 先生とも、和風会員のために特別に考えられた素晴らしい内容のご講演を賜りました。

講演会に引き続いて、祝賀会を開催いたしましたが、二百五十名以上の大変盛大な祝賀会にしていただきました。ご来賓の方々から、多くの温かい励ましと激励の言葉を頂戴し、ご参列いただいた多くの方々からも、「大変和やかないい会でしたね」といっていただきました。また、この機会に例年より多い会員の先生方とお会いできたことを心から嬉しく思っております。

新しく和風会にお迎えした先生方は九名です。本年度は、平成十五年度から始まりました新研修医制度の二年間が終わり、多数の新人をお迎えできるのではないかと期待しておりましたが、本年度の入会者もさほど多くはありませんでした。それでも合計九名の新入会員をお迎えすることができたことを会員の皆様方と共に喜びたいと思います。本年度は十周年記念会ということで、時間的制約があり総会での新人のご挨拶は割愛させていただきましたが、その後のパーティーの席で皆様に温かく迎えていただきました。和風会の会員数は六百五名となりました。

本年度の人の動きについては、主なところでは、成人病センター精神科部長は田中克往先生から柏木雄次郎先生に、関西労災病院心療内科部長は、柏木先生から梅田幹人先生に、日生病院神経科部長は、山下仰先生から江川功先生に、大阪医療センター部長は、越智直哉先生から廣常秀人先生に、住友病院心療内科部長は、角典哲先生から池尻義隆先生に、市立豊中病院部長は宮川真一先生から徳永まどか先生にとそれぞれ交代されました。

また、教室では、徳永博正君、小笠原将之君がシニアから助手になり、精神神経センターからの橋本亮太君が助手となり、日生病院から谷向仁君、第二警察病院から高橋秀俊君がシニア医員になりました。

本年一月一日から愛媛大学助教授の池田学先生が熊本大学精神科の教授として赴任されました。橋本衛君が熊本に異動することになっています。

平成十八年度の和風会ならびに教室の活動をご報告いたします。

和風会講演会は、二月十七日に長崎大学精神医学教室の小澤教授にご講演をいただきました。小澤先生は、中根先生の後任として長崎大学精神科教授に就任されたばかりの若手のお一人ですが、精力的にお仕事を展開されています。六月第二日曜日には和風会研究会を開催いたしました。各関連病院で進行中の研究発表をしていただく研究会ですが、特別講演は長い間米国メイヨクリニック教授としてご活躍なさり、このたびご帰国になられました丸田俊彦先生にお願いいたしました。丸田先生の臨床に根を下ろした情熱的なまたなんとか聴衆に自分の言いたいことをわからせようとなさる講演は多くの参加者に好評で活発な質疑応答が続きました。和風会研究会での発表が、学位の仕事として結びつくように教室は精一杯の支援いたしておりますので、学外の先生による研究発表の場として活用していただきたく思っています。

九月八日の和風会講演会は、川崎医科大学の青木省三先生にお話をお伺いしました。青木先生はちょうど大学からの派遣プログラムにてロンドンに短期間滞在なさっておりましたが、その研究成果を含めてお話いただきました。多数の和風会からの先生方のご参加を得て、盛会にしていただきましたことに感謝申し上げます。

現在の構成員は、助手以上が十四名、シニア五名、大学院生二十五名、技術補佐員三名、秘書四名、テクニシャン八名の約七十名が教室で活動しています。

本年十月には大阪外国語大学との合併が予定されており、大阪大学はさらに大きく発展します。大学では研究・教育・臨床のいずれの面を取りましても大きく変化しつつあるように思いますが、一番変化していることは、職員の任期制あるいは非常勤職員の活用であります。精神医学教室も、よりダイナミックに活動の幅を広げていきたいものだと思っています。

教室では、本年十月十四〜十八日に第十三回国際老年精神医学会をお世話いたします。日本老年精神医

JCOPY 88002-857

学会と日本認知症学会との共催で国際学会を運営しようというものであり、二〜三千人の参加者が見込まれています。田中稔久講師を事務局長として準備をしているところでありますが、和風会の先生方にもいろいろとご協力をお願いすることになろうかと思いますので、どうぞ宜しくお願いいたします。

教室では私の教授十周年ということで、いくつかの出版物を出しました。十一月の記念講演会に配布したものは、教室員による企画出版として、

1．業績集一九九六〜二〇〇五ＣＤ　武田雅俊・田中稔久編

（十年間の教室からの英文論文のＰＤＦファイルと検索機能、和文論文のリスト、写真集）

2．心のサイエンス　武田雅俊・工藤喬編

（この十年間の教室からの学位論文の内容と意義とを解説した新書。メディカルレビュー社）

3．絵でみる心の保健室　武田雅俊・田中稔久監修

（中ノ島キャンパスイノベーションセンター「心の保健室」における市民セミナーの記録。教室員による執筆とイラストによる精神疾患の解説。アルタ出版）

がありました。当日には間に合いませんでしたが、

4．老化の生命科学　武田雅俊・大内尉義監訳

（Paola Timiras 著、阪大精神医学・東大老年医学教室訳。アークメディア社）

5．アルツハイマー病の分子遺伝学　武田雅俊監修

（Ramon Cacabelos 著、阪大精神医学教室訳。メディカルレビュー社）

も引き続き教室からの著作として出版されます。

また私個人の出版物としては、1．アルツハイマー―無の世界への航跡―　武田雅俊監修、池村義明・田中稔久訳を祝賀会の引き出物として配布いたしました。そのほかにもPharmacogenomics, nutrigenomics and future therapeutics in ADも当日にでき上がりましたが、これは専門的過ぎるためご紹介だけにいたしました。なんとか当日に間に合わせるべく努力いたしましたが諸般の事情で、Advanced Psychiatry―脳と心のサイエンス―武田雅俊・加藤敏・神庭重信編著は、平成十九年三月刊行予定です。上級者向けの精神医学教科書のつもりですので、ご好評いただけますと幸甚に存じます。

教室のお世話をするようになり十年が経過いたしました。この十年を思い返しますと、ただ教室のため、和風会のため、精神医学のために仕事をしてきたような気がいたします。十周年をお祝いしていただき、誠に皆様に支えられてきたものだと思います。本年からまた気持ちを新たにして第二ラウンドを走り始めますが、教室の活動に和風会員の先生方のご支援をお願いして、ご挨拶とさせていただきます。

JCOPY 88002-857

平成十九年度和風会誌第五十一号ご挨拶

平成も早や二十年となり、新研修制度の開始に伴い一時期減少していた入局者数も元に戻りつつあり、教室は精神医学の臨床研究の中心的施設として、ますます充実してきており、高い評価を受けるようになりつつあります。これもひとえに和風会の先輩の先生方のご指導とご支援によるものと思いますが、教室としてもまた一段と精進を重ねてまいりたいと思います。

まず和風会会員のご消息についてご報告します。

この一年間に杉村史郎先生、清水宏俊先生、角辻豊先生、田邉敬貴先生の四名の先生がご逝去されました。

杉村史郎先生は、昭和二十五年阪大医専のご卒業で、長い間、水間病院での診療を続けておられましたが、平成十九年一月十六日にお亡くなりになりました。

平成十九年二月十六日には清水宏俊先生がお亡くなりになりました。清水先生は昭和三十六年阪大卒で精神医学教室に入局され、神経化学の研究を始められました。そして日本ロッシュ研究所での創薬研究に従事され、定年後は横浜舞岡病院にご勤務でありました。清水先生が入局なさった年は、阪大精神医学教室には例年になく多数の入局者があった年でありました。同年卒業の先生方では、乾正先生、大溝春雄先生、関山守洋先生、田伏薫先生、保坂正昭先生、樋口景子先生、山本順治先生が、今もご活躍でございます。清水先生の告別式には、田伏薫先生が和風会の代表としてご参列されました。

平成十九年五月十一日は、角辻豊先生がお亡くなりになりました。角辻先生は昭和三十七年阪大卒業ですが、先生のお人柄と多彩な活動で、多くの方々に慕われていました。角辻先生ががんの告知を受けられたことは、昨年度の和風会誌に先生ご自身による「私の下咽頭ガン闘病記」という手記が掲載されておりますのでご存知のことと存じます。平成十七年九月からのがんとの闘病でございましたが、惜しまれて本年五月になくなられました。角辻先生の和風会名簿にはいつも角辻診療所と角辻人間科学総合研究所とが併記されており、先生の多彩な活動の一端を偲ぶことができます。角辻先生は精神科医としての人生に加えて、コーラス、笑の仕組み、宇宙語、宇宙人とのコミュニケーションなどに熱心な活動を展開されていました。教室の精神生理研究グループの勉強会でもときどきお見かけしたことがあり、そのユニークな活動とお人柄によりたくさんの人から慕われてのご逝去でした。

平成十九年七月一日には、愛媛大学精神医学教室の教授として活躍中であった田邉敬貴先生を突然に失いました。田邉先生は昭和五十二年の本学卒業で金子先生の最後、西村先生の最初の入局です。早くから神経心理領域でその才能を発揮され、白石純三先生、奥田純一郎先生とともに阪大神経心理グループを立ち上げられ、わが国を代表する神経心理学の研究者として大車輪の活躍のただなかでありました。阪大健康体育部助教授から、柿本先生の後任として愛媛大学精神医学教室の教授として移られて、教授職をちょうど十年間務められた所で、これから益々のご活躍が期待されていただけに、全国の精神科教室にとって大きな衝撃でした。五月に宿舎で倒れられたときには末期の肝癌であったとお聞きしています。一旦は回復されそうなともお聞きしたのでありますが、再度のラプチャーが起こりご逝去されました。愛媛の精神科は、池田学先生がこの一月に熊本大学の教授に転出され、四月に谷向知君が准教授として筑波から異動

JCOPY 88002-857

したばかりのときでありましたので、愛媛の教室はさぞかし突然のことで大変だっただろうと思います。全国の精神科教授からその才能を惜しむ声を聞かせていただき、和風会が失った損失の大きさに今更ながら悔しい思いをしています。

和風会の慶弔の連絡体制について会員の先生からお叱りを頂戴いたしました。六百名余りの会員にファクスというのもなかなかできずに、和風会では学年ごとのファクス連絡網を作り、会員に慶弔のご連絡を差し上げるべく努力してきましたが、現実にはうまく稼動していませんでしたので、ここ数年は、それまでの勤務先と入局年次の前後十年を目安として連絡をしていました。より確実にご連絡するために、今度からは、メールによる連絡を活用しようということになりました。現時点では約七割の会員のメールアドレスが登録されておりますが、今後はメールによる連絡を中心に連絡をいたしたいと思っておりますので、どうぞメールアドレスのご登録にご協力ください。

本年度の主要な人の動きについて主なところでは、飯島先生が秋田回生病院へ異動されました。松籟荘の広瀬先生が開業され、その後任として教室から紙野先生が異動されました。梶本先生が大阪外国語大学から大阪市立大学へ、池田学先生が愛媛から熊本大学に異動され、その後任として谷向知先生が筑波から愛媛大学に異動されました。筑波には後任として安野先生が行かれました。また橋本衛・千穂先生ご夫妻が熊本に異動されました。

平成十九年の和風会ならびに教室の活動をご報告いたします。和風会講演会は、二月二十三日に千葉県精神医療センター前所長計見先生にご講演をいただきました。計見先生は千葉の精神科救急を作り上げられた先生ですが、精神科救急の臨床の中からの経験を学問的な論考にまで練り上げられた講演をしていただきました。六月第二日曜日には和風会研究会を開催いたしました。各関連病院で進行中の研究発表をしていただき、また、特別講演は鹿児島大学精神医学教室の佐野輝教授にお願いいたしました。佐野輝先生は、佐野勇先生のご子息ですが、神戸大学をご卒業の後、愛媛大学の柿本先生のもとで素晴らしい業績を上げられ、一昨年に鹿児島大学の教授に就任されたばかりの、和風会と縁の深い先生です。先生が同定されたchorea achantocytosisの話と精神疾患における遺伝子同定についての先駆的お話を拝聴いたしました。九月七日の和風会講演会は、兼本浩祐愛知医科大学教授の講演を拝聴しました。てんかんと精神症状に関する臨床的示唆に富んだお話でありました。

昨年から始めました北部、中部、南部の和風会臨床症例検討会も若い人の臨床経験の情報交換の場として役立ててもらっているように思います。

教室では十月十四〜十八日に第十三回国際老年精神医学会（ＩＰＡ）を開催いたしました。ＩＰＡは二年ごとの会議でありますが、前々回のシカゴ、前回のストックホルムでは千五百名程度の集まりでありましたので、目標を二千五百名と設定して準備をいたしました。四年がかりの準備期間でしたが、アジア各国からの予想以上の多数の参加者をお迎えすることができました。日本老年精神医学会と日本認知症学会との合同大会でもあり、IPA 2007 OSAKAには二千九百名の登録をいただき大変な盛会でありました。これも和風会のご支援の賜物と厚く御礼申し上げます。

現在教室では、助教以上十三名、シニア四名、大学院生十六名、技術補佐員三名、秘書四名、テクニシャン八名の約六十名が教室で活動しています。大学では呼び名が変わりまして、助教授は准教授、講師は講師のままですが、助手を助教と呼ぶことになりました。研究・教育・臨床のいずれの面を取りましても大きく変化しつつあるように思いのますが、一番変化していることは、職員の任期制あるいは非常勤職員の活用であります。教室でも研究プロジェクトごとに多数の人を雇用して研究を行うようになりました。優れた研究は外部からの競争的研究資金を獲得して推進することが要求されるようになりました。研究の成果を出して、それに見合うだけの研究資金をそれぞれの研究者の裁量で獲得しなければ研究活動が維持できない状況に変わりつつあります。教室では多くの有能な研究者が集まってきており、医薬品基盤研究としての年間二億円の研究を初めとして、文部科研費、厚生科研費などを獲得して、非常勤の研究員を雇用して研究を推進しています。

診療のほうは、本年度は統合失調症専門外来と児童外来とが始まりました。これらの専門外来は主に橋本亮太君と安田由華さんとが担当していますが、順調に運営されているようで喜んでいます。また、一昨年度からスタートした睡眠センターも熊ノ郷君の尽力により順調に運営されています。外来は毎日約百五十名を七診察室で対応しています。入院病床の効率化を考えて北摂地方の診療所の先生方とのメーリングリストを活用して、入院病床が利用しやすい形になったのではないかと思っています。

医療、行政、研究、教育などのあらゆる領域での和風会の先生の活躍が伝わってきます。和風会は、このような大きなネットワークの調整機関として、その役割を果たしていきたいと思っております。この平成二十年度の和風会の先生方のご活躍を祈念いたします。

平成二十年度和風会誌第五十二号ご挨拶

平成二十年は、北京オリンピック、米国でのサブプライムローンに端を発した経済不況、米国大統領選挙での初の黒人大統領バラク・オバマ氏の選出などいろいろなことがありました。わが国においても福田総理突然の退陣の後、麻生太郎内閣が発足して、早期解散をうかがうものの時期を失してしまい、政局が不安定、経済も先が見えないという状態であります。医学医療の領域においても、新研修医制度の開始以来、医師不足あるいは医師偏在が目立ち始めて「医療崩壊」をどのようにして防ぐべきかが議論されています。

本年度の新入会員は、ようやく以前のように増加する傾向を見せつつあります。本年度は十名の新会員をお迎えすることになりました。いずれも意識の高い熱心な方々で、今後の活躍が期待される方々ですので、和風会の先輩諸氏のご指導を仰ぎながら、成長していかれることを祈念いたします。現在、有馬高原病院にご勤務の畑中薫先生は、塩野義の研究所での仕事を終えられた後、和風会に入会されて精神科の臨床を始められた熱心な先生です。

平成二十年の和風会ならびに教室の活動をご報告いたします。和風会講演会は、三月七日に金沢大学精神医学教室教授に就任された三辺義雄先生にご講演をいただきました。金沢大学の越野好文先生がご定年

JCOPY 88002-857

で退官された後に就任された先生です。六月の第二日曜日には和風会研究会を開催し、各関連病院で進行中の研究発表をしていただきました。特別講演は高知大学精神科教授に就任された加藤邦夫教授にお願いいたしました。加藤邦夫先生は、高知医科大学の池田久男先生のあとを継がれた井上新平先生が高知医科大学の高知大学への統合とともに大学理事に就任されましたので、その後に教授になられた先生です。地道な電気生理学の研究畑の先生ですが、研究の醍醐味の話を聞かせていただきました。九月五日の秋の和風会講演会は、北里大学精神科の宮岡等教授の講演を拝聴しました。歯学部との共同で始められた口腔疾患とのリエゾンをテーマにした実際的な臨床チームの立ち上げの話でした。

そして、和風会総会では山本晃先生の司会のもとで水田一郎先生の特別講演を拝聴いたしました。ヒステリーの概念の変化に関する含蓄のあるお話を拝聴して活発な議論を引き出していただきました。

昨年から、和風会臨床研究会を大阪の北部、中央、南部の三ヵ所で年に四回の臨床研究の集まりを行ってきました。北部は岩瀬君、中央は工藤君、南部は田中君が教室からお世話係として出て行き、それぞれの地区での若い人の臨床研究を活発化しようとするものですが、好評でありますので、来年度にも多少の改善工夫をして引き続き続けていこうと思っています。このような少人数での臨床研鑽の機会は、若い人が大学に入局せずに直接総合病院単科病院で育っていくという制度のもとでは、とりわけ重要であろうと思っています。

教室では九月十一〜十三日に日本神経化学会を担当いたしました。日本生物学的精神医学会とAsia Pacific Biological Psychiatry Congressとの合同大会であり、生物学的精神医学会の会長を富山大学の倉知正佳先生が担当されましたので、神経化学会も富山で開催するということになりました。橋本亮太君が事務局長として立派な運営をしてくれました。日本神経化学会は、私たちの教室にとっては古くからかかわってきた学会の一つです。佐野勇先生が高次研でクロルプロマジン導入などで活躍されていたころに設立された学会であり、精神科の方でも西村先生、西沼先生を始め多くの先生方がかかわってこられた学会です。今年は会長を担うことになり、この学会の昔のスタイルを思い出して、昨今のポスター発表ではなくて、口演を重視したプログラムを企画しました。このようなプログラムにより若い研究者の活発な討論を実現することができて好評でした。教室からも二十名ほどの若い人たちが富山に移動して学会を盛り上げてくれました。

また、第五回感情・行動・認知（ＡＢＣ）研究会を和風会の先生方にもご案内して開催しました。充実したプログラムであり、例年よりもはるかに多い参加者を得て盛会のうちに終了することができましたことに御礼申し上げます。

現在教室では、助教以上十四名、シニア五名、大学院生十七名、特任研究員七名、臨床心理の常勤員三名、秘書四名の約五十余名が教室で活動しています。研究業績はまあ合格点をつけていただけるのではないかと思いますが、長期的展望に立って、臨床研究のシステムを構築することに力を注いでいます。認知症研究も統合失調症の研究も軌道に乗り、多くの精神医学研究を志向する人たちが来てくれるようになりました。

昨年秋に、医学系研究科に分子精神医学という日本住友製薬による寄附講座が開設されました。抗精神病薬開発を目的とした産学協同の講座ですが、本教室に最も近い関連教室の一つとして密接にかかわっていくことになります。教室からは山森英長君が助教として参加しています。

大学では研究・教育・臨床のいずれの面を取りましても大きく変化しています。職員の任期制あるいは

JCOPY 88002-857

非常勤職員の活用であります。教室でも研究プロジェクトごとに多数の人を雇用して研究を行うようになりました。外部からの競争的研究資金を獲得して研究を推進することが要求されるようになりました。研究の成果を出して、それに見合うだけの研究資金をそれぞれの研究者の裁量で獲得しなければ研究活動が維持できない状況に変わりつつあります。教室では多くの有能な研究者が集まってきており、文部科研費、厚生科研費などを獲得して、非常勤の研究員を雇用して研究を推進しています。

診療のほうは、精神科本体に加えて、児童精神科、緩和医療、睡眠センターを運営しています。児童精神科は主に安田由華さん、緩和医療は谷向仁君、睡眠医療には新たに三上章良さんが加わって、いずれの活動もおおむね順調に進められているようです。

教室運営の指針として、「個人よりも全体の力を、中よりも外へ」をモットーとして掲げてきました。医療、行政、研究、教育などのあらゆる部署で和風会の先生の活躍が伝わってきます。和風会は、このような大きなネットワークの調整機関として、その役割を果たしていきたいと思っております。

平成二十一年度和風会誌第五十三号ご挨拶

平成二十一年度は、米国ではオバマ大統領が、わが国では民主党政権が誕生し、世の中が大きく変わりつつあることを実感した一年でありました。しかしながら和風会におきましては、前教授・和風会名誉会長として長年教室および和風会のために尽力されました西村健先生を失ったことが、何にもまして大きな悲しい出来事でした。

ご承知のように、西村健先生は、去る五月二十九日にご逝去されました。享年七十八歳でした。先生は昭和三十二年三月に大阪大学医学部をご卒業され、直ちに精神神経科学教室に入局され、「炭酸脱水素酵素の抗てんかん作用」の研究にて学位を取得され、昭和三十八年五月からノルウェーのオスロ市立ディケマルク病院中央研究所にてゲッシング先生のもとで周期性精神病の研究に従事されました。当時騒がれていたピンクスポットがアーチファクトであり、精神病の原因ではないとの報告をNatureに発表されました。

帰国後は神経病理学的手法に新たな生化学的手法を組み合わせるという斬新な手法を駆使して老年精神医学の研究を始められ、脳の老化により水溶性蛋白が不溶化していることを見出され、アルツハイマー病の生化学的研究の先鞭をつけられました。昭和五十三年八月に金子仁郎先生の後を継いで阪大精神科の第六代教授に就任され、生化学・生理学・心理学など幅広い領域での研究活動を展開されました。とりわけ老年精神医学分野では大きな業績をあげられ、アルツハイマー病脳における細胞骨格蛋白異常、西村式（N式）高齢者精神機能検査、向知性薬（nootropics）の開発、抗認知症薬の臨床治験などにおいて多くの業績が生み出され、阪大精神科を老年精神医学のメッカと呼ばれる教室に育て上げられました。先生は、老年精神医学会理事長としてわが国の老年精神医学の興隆に貢献されただけでなく、認知症学会、神経精神薬理学会、生物学的精神医学会、老年医学会などの学会理事を務められました。

先生は平成七年に大阪大学を定年退官され、甲子園大学に移られ、栄養学部教授、人間文化学部長、発達臨床心理センター長、人間文化研究科長、甲子園短期大学学長を務められ、約十年間臨床心理士の教育に尽力されました。

先生は、四年前からがんとの闘病生活を送っておられましたが、毎年の和風会総会にご出席いただき、ご自分の生き様を以って、多くのことを弟子たちに伝えていただきました。これらの業績により、西村先生は、従四位、瑞宝中授賞を授けられました。西村家と教室との合同葬を六月六日に千里会館で執り行わせていただきましたが、多くの方々からの弔問をいただき、和風会の先生方にも多数ご臨席いただきましたことに改めて御礼申し上げます。

平成二十一年度の和風会ならびに教室の活動をご報告いたします。

和風会講演会は、二月二十日に東京都立梅ヶ丘病院の市川先生に児童精神医学のお話を伺いました。教室では安田由華さんが中心となり児童精神科を立ち上げていますので、多くの方にとって有用な情報だったろうと思います。六月の第二日曜日には和風会研究会を開催し、各関連病院で進行中の研究発表をしていただきました。また、特別講演は東海大学の保坂正昭先生にお願いいたしました。当日、小生はちょうどＩＡＰ理事会がトロントで行われており、理事長に就任したこともあって、残念ながら和風会研究会は欠席せざるを得ませんでした。保坂先生の特別講演の座長は、和歌山県立医大の篠崎和弘教授にお願いいたしました。

九月十一日の秋の和風会講演会は、東京大学精神科の教授に就任された笠井清登先生の講演を拝聴しました。笠井先生はまだ年若く、これからの活躍が期待されている先生ですが、精神医学研究推進のために必要なことと統合失調症における脳機能画像研究についてのお話をしていただきました。

そして、十一月の総会では熊本大学の池田学先生の特別講演を拝聴いたしました。池田学先生は、阪大医学部をご卒業の後、愛媛大学精神医学教室の田邉敬貴教授のもとで助教授をお務めになった後、熊本の精神医学教室教授に就任されました。神経心理を中心として老年精神医学の領域で活躍なさっています。

昨年から、和風会臨床研究会を大阪の北部、中央、南部の三ヵ所で年に四回の割合で、臨床研究の集まりを行ってきました。教室から、北部は岩瀬君、中央は工藤君、南部は田中君がお世話係として出て行き、それぞれの地区での若い人の臨床研究を活発化しようとするものですが、おおむね好評でありますので、来年度にも多少の改善工夫をして引き続き続けていこうと思っています。このような少人数での臨床研鑽の機会は、若い人が大学に入局せずに研修医として直接に総合病院や単科病院で育っていく人が増加している現状では、とりわけ重要であろうと思っています。

教室では一月三十日から二月一日にかけて、日本統合失調症学会と Asian Workshop on Schizophrenia Research を担当いたしました。教室では、認知症、アルツハイマー病の研究から、統合失調症を大きなターゲットとして研究を進めようとしておりますので、このような意味からもお世話することに意味があったのだろうと思っています。第一回アジア統合失調症研究会を阪大で開催したのですが、アジア各国から百名の参加者があり盛会裏に終了することができました。事務局長は岩瀬さんでしたが、教室の皆さんにも大変お世話になりました。

十月三十一日~十一月一日には、千里ライフサイエンスセンターにて日本未病システム学会を担当いたしました。未病システム学会では阪大総長の鷲田清一先生の特別講演をいただき、臨床心理士の方々の協力により、未病のメンタルヘルスという分野についての活発な議論をしていただきました。十一月一日の夕方には、学会の打ち上げを兼ねて、小生の還暦のお祝い会を教室の人を中心にしていただきました。個人的なことではありましたが、皆さんと一緒の楽しい時間を過ごさせていただきました。この場を借りて厚く御礼申し上げます。未病システム学会の事務局は石井さん、還暦のお祝い会は工藤さんにお世話になりました。

そして、十二月五日には老年医学会近畿地方会を担当いたしました。事務局長は森原さんにお願いして新大阪チサンホテルで開催いたしました。同時に市民公開講座を開催しました。

大学では研究・教育・臨床のいずれの面を取りましても大きく変化しつつあるように思いますが、一番変化していることは、職員の任期制あるいは非常勤職員の活用であります。教室でも研究プロジェクトごとに多数の人を雇用して研究を行うようになりました。優れた研究は外部からの競争的研究資金を獲得して推進することが要求されるようになりました。研究の成果を出して、それに見合うだけの研究資金をそれぞれの研究者の裁量で獲得しなければ研究活動が維持できない状況に変わりつつあります。教室では多くの有能な研究者が集まってきており、文部科学研費、厚生科研費などを獲得して、非常勤の研究員を雇用して研究を推進しています。

診療のほうは、精神科医療本体に加えて、児童精神科、睡眠センター、緩和医療チームにかかわっています。児童精神科は主に安田由華さん、緩和医療は谷向仁君、睡眠医療は杉田義郎先生始め、三上章良さん、足立さん、熊ノ郷さんが活躍しており、いずれの活動もおおむね順調に進められているようで喜んでいます。

外来は毎日約百五十名を八診察室で対応しています。入院病床の効率化を考えて北摂地方の診療所の先生方とのメーリングリストを活用して、入院病床が利用しやすい形になったのではないかと思っています。阪大病院では本年一月から新しいコンピューターシステムに入れ替えられ、吹田に移転して以来の大幅な変更となりました。今回から基本的にペーパーレスとなり、全ての医療情報をコンピューターで処理することになりました。

最後になりましたが、和風会の先生方の阪大精神科へのご協力に感謝して、また、来年の一層のご活躍を祈念してご挨拶といたします。

平成二十二年度和風会誌第五十四号ご挨拶

平成二十二年度もいろいろなことがありました。四月の宮崎県の口蹄疫、六月の南アフリカでのサッカーワールドカップ、また六月の小惑星「イトカワ」を探索して無事帰還した「はやぶさ」は大きな話題となりました。平成十五年五月に打ち上げられて、平成十七年に小惑星イトカワでサンプルを採取して、実に七年後の本年六月に帰還したといいます。七月の第二十二回参議院選挙での民主党の大敗、九月の民主党党首選挙での小沢一郎氏の落選以来今でも政局の混乱を引きずっているように思われます。また、十一月一日には北方四島にメドベーチェフロシア大統領が訪問して北方領土問題に火をつけましたし、十一月五日には尖閣沖で中国漁船が海上保安庁の巡視船と衝突事件を起こし、尖閣諸島の領土問題も起こりました。そして十一月二十三日には韓国の延坪島《ヨンピョン》への北朝鮮からの砲撃事件がありました。私は十一月十八～二十日に学会の用事でソウルを訪問していました。数年前の金大中の太陽政策の時代には、あと五～十年で南北は統一されるかもしれないとの話を聞いたこともありましたが、今回はそのような雰囲気は皆無でした。実際、ソウルは軍事境界線から五十キロぐらいの距離に位置しており、見学に立ち寄った境界線地点では、北朝鮮側から掘り進んできたとされているトンネルがあり、ソウルの道路は北に対する防衛のためにいつでも滑走路に転用できるようになっているとか、北からの防衛は最初の三日が勝負であるとかの説明を聞いたりしました。国の防衛に対する意識は日本のそれとずいぶん違うように感じました。

いろいろと落ちつかない世相ではありますが、和風会では、昨年五月二十九日に前教授・和風会名誉会長として長年教室および和風会のために尽力された西村健先生を失いましたが、本年度はほぼ平穏に行事と活動をこなしてきたように思います。

本年度の新入会員は七名です。

光田輝彦君は、平成九年名古屋大学医学部卒です。名古屋大学院医学系研究科を卒業し、その後、東大医科研、岐阜大再生医科学、シカゴ大学での分子生物学の研究に従事していました。帰国後は札幌の三愛病院で精神科の臨床に三年間従事していましたが、再度研究に専念したいということで、教室の医員として四月から赴任してもらいました。

東森百合子さんは平成二十年山口大学医学部の卒業。もともとは九州の人ですが、卒業後、京大精神科で初期研修を終えて、児童精神科の研鑽のために本年四月から医員として阪大精神科に勤務しています。

山路國弘君は、異色の経歴といえるかもしれません。四月からのお付き合いですが、そのお人柄と真面目な仕事ぶりは高く評価されています。昭和六十一年阪大歯学部卒で歯科医としての経験の後、平成八年に奈良医大医学部を卒業されました。その後、奈良医大内科関連のいくつかの病院で勤務してきましたが、精神科への転科を希望されて、四月から医員として当科で精神科の勉強を始めています。

近江翼君は、大学出たての若い人です。平成二十年に金沢医大を卒業して、初期研修を終えた後に、四月に大学院に入学しました。生化学の研究グループに属して仕事を始めています。

丸山大輔君も大学出たての新人です。灘高、阪大と進学し平成二十年に阪大を卒業しました。初期研修の後、四月から大学院に進学し、生化学グループで勉強を始めました。和風会員、丸山総一郎先生のご子息です。丸山総一郎先生は、精神科、環境医学から、現在は親和女子大教授を務めておられますが、本年一月二十一～二十二日に神戸国際会議場で第十八回日本産業ストレス学会を開催されました。和風会からも多数の方が参加されて立派な会でした。

木田香織さんは、平成四年に奈良教育大学教育学部を卒業した後に、秋田大学医学部に入りなおし平成十八年に卒業しました。大阪府立成人病センターでの初期研修を始め、国立療養所松籟荘を経て、四月から当科で医員として勤務しています。

岡地良龍君は、本年度の入局者の中ではたぶん最年長でしょう。東大法学部を昭和五十六年に卒業したあと、平成十二年に阪大医学部を卒業し、吉川先生の皮膚科に入局され、塩の宮病院に就職しました。そして平成十九年三月に独立しておかじ心療内科を富田林市で開業しましたが、精神科の勉強を続ける機会が欲しいということで入会していただきました。

このような多彩な経歴を持った七名の新人が、和風会の先輩諸氏のご指導を仰ぎながら、成長していかれることを祈念いたします。新たな仲間としてどうぞよろしくお願いいたします。

平成二十二年度の和風会ならびに教室の活動をご報告いたします。

春の和風会講演会は、二月二十二日に富山大学精神医学教室の鈴木道雄教授に統合失調症研究の現状についてのお話を伺いました。富山大学精神科は二年前に倉知正佳前教授が富山大学副学長に就任されましたので、その後任として鈴木先生が精神医学教室教授に就任されました。富山の教室とはいろいろとご縁があり、倉知先生がアジアパシフィック生物学的精神医学会を富山市で開催されたときに、小生は日本神経化学会の大会長を引き受けており、富山市で会期をそろえて開催したことがありました。倉知先生・鈴木先生の教室では統合失調症の診断装置の開発などの仕事をしておられ、また早期介入への取り組みも始めておられ、そのような統合失調症の研究について有用な話を伺いました。

六月六日日曜日には和風会研究会を開催し、各関連病院で進行中の研究発表をしていただきました。また、特別講演は京大精神科の村井俊哉教授のお話を伺いました。村井先生はまだ四十代初めで林先生の後の京大精神科をこれから長い間牽引されることと思いますが、社会認知・社会脳の神経心理と脳機能画像とを組み合わせた研究の一端について話を伺いました。

九月十日の秋の和風会講演会は、岩手医科大学精神科の酒井明夫教授に精神医学の歴史のお話を伺いました。酒井先生は、ギリシア語を読む数少ない精神科医のお一人ですが、ギリシア以来の精神医学の疾患概念の流れについて含蓄のあるお話を伺うことができました。

そして、今回の総会では秋田大学の清水徹男教授の特別講演を拝聴いたしました。思い返しますと、秋田大学精神科と和風会とのつながりは深いものがあります。菱川泰夫先生が、阪大精神科睡眠研究室から秋田大学に赴任されたのは、西村先生が阪大教授に就任された翌年だったでしょうか。菱川先生と一緒に、阪大から飯島先生、清水先生、田代先生などが秋田に移られました。そして、菱川先生ご退官の後、清水先生が後任の教授に就任され、秋田大学精神医学教室は睡眠医学の拠点として発展してきたわけですが、清水先生は日本睡眠学会理事長としてご活躍ですし、来年は睡眠医学の世界大会を京都で開催されると聞いていますので、和風会の先生方も多数ご参加いただきたいと思います。

教室では、長い間ご勤務いただいた福永知子先生が退官されました。福永先生は、教室員の誰よりも年長で教室の歴史や人事、和風会会員の消息などに精通されている教室の生き字引のような人でしたが、定年でありますので、これは仕方ありません。和風会の事務も残った人が引き継いでいますが、福永先生の時のように上手にこなせるのかどうか心もとない所もございます。福永先生が、無事に定年を全うされてご退官されたことをご報告いたします。

本年度に新しく教官として助教に加わった人が三名います。吉山顕次君、吾妻壮君、安田由華さんです。吉山顕次君は、平成八年阪大卒。神経心理グループの大学院を修了し、愛知の国立長寿医療センターに行ってもらっていましたが、このたび神経心理の徳永君の後任として教室に助教として戻ってきました。数井君と共に神経心理グループでの研究活動を再開しておりますので、どうぞよろしくお願いいたします。吾妻壮君は平成十一年阪大卒ですが、阪大を卒業した後にニューヨークに滞在して精神分析の勉強をしておりました。竹友安彦先生のお世話でアルバートアインシュタイン医科大学での研究にも関与し、ようやく昨年帰国しました。暫く美原病院に勤務しましたが、福永先生のご退官の後、四月から教室に助教として戻りました。精神病理グループの活動を小笠原君と共に担ってもらっています。安田由華さんは、平成十一年に香川大学を卒業して、阪大精神科に入局し、生化学グループで学位をとり、子どものこころの分子統御機構研究センター所属の特任助教でしたが、機構の改編があり今年から教室の特任助教として児童精神および統合失調症の研究を担当しています。

それから、大河内正康君が助教から講師に昇任しました。大河内君は平成二年阪大卒で、アルツハイマー病の分子機構についての優れた研究を重ねてきている人です。

教室の主だった役職は、小生は、阪大の定年延長もあり今しばらく教授職を務めさせていただきますが、工藤君が准教授、橋本亮太君が子供の心の研究センター准教授、田中稔久、数井裕光、大河内正康君が教室の講師という体制です。また、平成二十三年一月から、病棟医長、外来医長が変わります。病棟医長を数井裕光君が務めることになり、外来医長を大河内正康君が務めますので、これについてもどうぞよろしくお願いいたします。

本年度は、教室では大きな学会の担当はありませんでした。八月七日に阪大医学部学友会館で第百七回近畿精神神経学会をお世話しました。専門医制度の始まりに合わせて、近畿精神神経学会を再開して七年が経過したことになります。平成十五年に近畿精神神経学会を阪大が当番となり再開したときには、どのように進んでいくのか心配した時期もありましたが、幸いに大きなトラブルもなく近畿一円十二大学の精神医学教室が順番に当番校となり年に二回の地方会が定着したように思います。地方会の事務局長として岩瀬真生君がお世話していますが、教室の皆さんにも大変お世話になりました。

六月には、今年も精神科卒後研修講座を開催しました。これは二十一回を数えますが、十二大学の精神医学の教授が三十分ずつ講義をするというものです。最近は、若い人の中には、大学に入局せずに研修医として直接に総合病院や単科病院で育っていく人もおりますので、このような人たちにも広く参加を呼び掛けています。もちろん経験の長い先生方でも構わないと思いますので、和風会の会員の先生方においても知識を新たにしたいとお考えの方はどうぞご参加ください。

現在教室では、助教以上十三名、医員三名、大学院生十九名、特任研究員三名、臨床心理の常勤員三名、秘書四名に加えて二十名ほどのパートの研究補助・事務補助の方が働いていますので、六十五名ほどの世帯です。また、教室と密接な関係を持っている、子どものこころの分子統御機構研究センター、オンコロジーセンター、分子精神神経学寄付講座、保健センターなどでも和風会会員が活躍しています。

教室からの研究業績については合格点をつけていただけるのではないかと思いますが、長期的展望に立って、臨床研究のシステムを構築することに力を注いでいます。認知症の研究も統合失調症の研究も軌道に乗り、いい状況だろうとは思うのですが、さらに優れた業績を目指して精進を続けたいと思っています。

診療のほうは、昨年と同様に、精神科医療本体に加えて、児童精神科、睡眠センター、緩和医療チームにかかわっています。児童精神科は主に安田由華さん、緩和医療は谷向仁君、睡眠医療は杉田義郎先生はじめ、三上章良さん、足立浩祥さんが活躍しており、いずれの活動もおおむね順調に進められているようで喜んでいます。

最後になりましたが、和風会の先生方の阪大精神科へのご協力に感謝して、また、来年の一層のご活躍を祈念してご挨拶といたします。

平成二十三年度和風会誌第五十五号ご挨拶

平成二十三年の最大の出来事は、東日本大震災でした。三月十一日十四時四十六分にマグニチュード九・〇の巨大地震が東北地方太平洋沿岸部で発生しました。金曜日であり私自身は病棟で回診を始めたときでしたが、病棟の揺れを感じて地震が起こったことはすぐにわかりましたが、かくも大きな災害が起こっているとはテレビニュースを見るまでは思いも寄りませんでした。続く津波の威力はすさまじく、五キロの内陸まで津波が押し寄せて、あれよあれよという間に、木々を車を家々を飲み込んでいく映像は衝撃的でした。地震、津波に続いた第三の悲劇は福島第一原発の事故でした。三月の時点でわが国には五十四基の原発が設置されていました。核燃料を恒久的に冷却するために、大量の水を必要とするのでたいていは海岸に建設されています。水を循環させることにより原子炉を冷却するのですが、この冷却水を循環させる電源が常備されています。この発電装置が津波のために破壊され冷却システムが機能しなくなってしまいました。福島第一原発の六基の原発のうち一、二、三号機は稼働中であり、四、五、六号機は定期点検のために休止中でした。冷却装置が動かなくなり核燃料の空焚きが起こり、三月十二日十五時三十六分に一号機が、三月十四日十一時一分に三号機が水素爆発、三月十五日六時零分に二号機の冷却システムが故障しました。その結果、大量の放射性物質を大気中に放出する大事故となってしまいました。政府は半径二十キロ以内からの退去、二十～三十キロ以内は外出禁止としました。その後も原子炉の暴走はなかなかコントロールできず、放射能汚染の恐怖のために東京からも多くの外国人が西へあるいは国外へ退去しまた。実際にフランス大使館は自国民に東京からの避難を勧告していました。多くの国民が原子炉事故に対する政府、東京電力、原子力保安院の対応の遅れに苛立ち、もはやこの対応の遅れは人災であり、地震、津波、原発に続き、菅直人政権の対応能力の欠如は第四の災害であり人災であるとまで非難されました。三月、四月の東京は、引き続く余震、放射能被曝の恐怖、加えて電力不足に対応する電気使用自粛の呼びかけなどがあり、まさに異常事態でありました。そのような中、東京で予定されていた多くの会合が中止あるいは延期されました。四月の医学会総会は実質上の中止、五月の精神神経学会は一日の震災支援のワークショップと総会だけとなり学術集会は十月に延期されました。

私は生物学的精神医学会理事長を務めておりますが、本年度の生物学的精神医学会は東京のお台場における精神神経学会と同時期同場所の開催を予定していました。近年の精神神経学会には六千人を超える会員が参加されますので、生物学的精神医学会にも興味を持って立ち寄ってくれる人を増やしたいとの意図からでありました。この震災を受けて精神神経学会は延期されましたが、果たして生物精神はどうすべきかと判断に迷いましたが、予定通り五月に開催することを決断しました。

その頃の東京の街は大変不便な状況でした。地下鉄や電車や駅の照明は半分に減らされ、エスカレーターも基本的に下りは止めて上りだけ運転するという状況でした。東京の人は毎日のことで次第に慣れていきましたが、ときどき地方から訪れる人にとってはまことに不便極まりない状況でした。照明が暗くて、案内板が見えにくい、くだりの階段は高齢者にとってかなりの負担であり、不親切な町としてなんとか機能していました。七月、八月には電力不足が予想され東京では計画停電が予定されていましたが、八月の電力使用のピークを超えて、なんとか今は落ち着きを取り戻しつつあるようです。

平成二十四年一月三十一日の時点で東日本大震災の死者は一万五千八百四十五人、行方不明者三千三百七十二人、避難者数は三十三万七千八百十九人に達しています。今回の東日本大震災は明治以降の自然災害の中で死者数で見ると第三番目の大災害になります。第一番が、大正十二年九月一日の関東大震災で、十万五千三百六十五人が亡くなられました。二番目が明治二十九年六月十五日の明治三陸沖地震で、二万千九百五十九人が亡くなられています。そして三番目が平成七年一月十七日の阪神・淡路大震災で六千四百三十七人の命が失われました。今回の東日本大震災は阪神・淡路を上回る死者を出した大災害であり、東北地方は明治三陸沖地震と今回の東日本大震災と二番目と三番目の被害を受けたことになります。

阪神・淡路大震災では、神戸市だけで四千五百七十三名の方が亡くなられ、神戸市の総人口に対する比率は〇・三一％でした。この〇・三一％と比較しますと、岩手・宮城・福島の太平洋海岸沿いの三十七市町村のうちの二十四市町村で死亡者比率が人口の〇・三一％を超えております。大槌町では一〇・五％、女川町では九・三％、陸前高田市では八・七％であり、太平洋沿岸の市町村は甚大な被害を受けています。今回の震災では、死亡者において高齢者の比率が高かったことも大きな特徴でした。

東日本大震災からの復興は、ようやくなんとか進み始めました。福島原発の事故処理もなんとかコントロール可能な状態となり、廃炉に向けての行程が公表されましたが、最終的な処理までには百年かかるといわれています。東日本大震災は、未曾有の国難であることは間違いありません。多数の尊い人命が失われたこと、居住地のインフラが根こそぎ失われたことは、経済的にも社会的にも大きな損失であり、震災からの復興・復活には今しばらくの時間が必要でしょう。和風会会員もそれぞれの団体を通じてメンタルヘルスのボランティアとして支援に駆けつけられた方もおられるかと思いますが、今後も引き続き支援を続けたいと思います。

二〇一一年は世界でも大きな変化がありました。二〇一〇年末からアラブ諸国で起こった大規模な反政府デモによる民主化要求はジャスミン革命と呼ばれています。二〇一〇年十二月十八日に起こったチュニジアの暴動は二十三年間にわたるベン・アリー政権を覆し、ヨルダンではサミール・リファーイー内閣が二〇一一年二月一日に総辞職しました。エジプトでは一月二十五日より大規模な反政府抗議運動が発生し、三十年以上にわたるホスニー・ムバーラク大統領による長期政権が崩壊しました。リビアでも、カダフィ大佐の退陣を要求するデモが二月十七日に発生し、二月二十日には首都トリポリに拡大し八月二十四日には首都トリポリが陥落し、四十二年間に及ぶカダフィ政権が崩壊しました。ジャスミン革命のうねりは瞬く間にアラブ諸国に広がり、民衆の現体制に対する運動として大きな盛り上がりを見せました。このような民衆の動きは、ビルマでのサフラン革命、そして、米国ではウォール街占拠デモと続きました。加えて、ギリシア、イタリア政府の債務問題は政権崩壊につながり、ユーロの通貨危機を引き起こしました。そして、十二月十七には北朝鮮の金正日総書記の死去が突然発表されて本当に驚きました。

本年度の新入会員は例年より少なく、三名の新人をお迎えしました。今村悟君は、大阪府立大学の宇宙工学科に学び、その後阪大医学部に入学し平成十九年に卒業しました。神戸徳州会病院で研修を終えて四月に阪大精神科に入局しました。精神医学を天職として学んでいこうとの決意をもって精神科の研鑽に励んでいます。清水芳郎君は平成十七年阪大卒です。市立池田病院での初期研修の後平成十九年四月からさわ病院で精神科医師として活動していましたが、本年四月に大学院生として入局して、神経心理グループでの活動を始めています。水田直樹君は、少年鑑別所の調査官として勤務した後に平成十六年に大分大学医学部に編入し、平成二十一年に卒業しました。そしてＮＴＴ西日本病院での研修を終了して平成二十二

JCOPY 88002-857

年に阪大精神科に入局し、四月から大学院生として精神病理グループで活動しています。本年度はこのような多彩な経歴を持った三名の新人を和風会にお迎えすることになりました。和風会の先輩諸氏のご指導を仰ぎながら、成長していかれることを祈念いたします。

平成二十三年度の和風会ならびに教室の活動をご報告いたします。

春の和風会講演会は、二月十八日に帝京大学の池淵恵美先生に来ていただき、統合失調症患者の社会心理的アプローチについてのご講演を拝聴いたしました。池淵先生はSchizophenia Frotier誌の編集委員としても日頃からお世話になっておりますが、臺弘先生が群馬大学・松沢病院で始められた生活臨床の流れを引き継いで統合失調症患者のリハビリについての仕事を精力的になさっておられます。実地医療において役立つ大変有用な話をしていただきました。

六月十二日の日曜日には、和風会研究会を開催し、各関連病院で進行中の研究発表をしていただきました。また、特別講演は東北大学の曽良一郎教授のお話を伺いました。曽良先生は統合失調症の認知機能障害についての研究を進めておられ、MATRICSなど新しい認知機能評価の方法についてご講演いただきました。東北大学も当然のことながら未だ震災による被害から立ち直る最中の忙しい時期に来ていただきましたことに改めて感謝申し上げます。

秋の和風会講演会は、小生がＩＰＡ理事長としてオランダ・ハーグでの大会をお世話する日程と重なってしまいましたので、例年より早めて八月二十六日に東京医科歯科大学の松浦雅人教授にお越しいただいて開催しました。統合失調症の認知機能障害を解明するために各種課題に対するfMRIのお話を伺いました。そして、総会での特別講演は愛媛大学の田中潤也教授のお話を拝聴いたしました。

JCOPY 88002-857

私個人にとって公私ともに本年は大きな変化の年でした。九月には理事長を務めておりました国際老年精神医学会ＩＰＡの大会がオランダ・ハーグで開催されましたので、開会式から最後の閉会式まで理事長として参加いたしました。国際学術団体の理事長としての役目はそれなりに大変で、毎月一回の英語での電話会議の司会を務めるというのはなかなか骨の折れる仕事でした。世界に散らばる六人の役員の時間を調整して会議をしてその活動を決めていくわけですが、たいてい日本時間の午後九時、十時の電話会議となり大学の仕事が終わった後また一時間英語での会議は結構な負担ではありました。おかげさまで無事に理事長職を務め上げることができました。

これからは生物学的精神医学会のお世話に力を注ぐことになります。平成二十五年六月に世界生物学的精神医学会（ＷＦＳＢＰ）を京都で開催することになっています。四〜五千人の規模の精神医学領域では最大級の学会です。ＷＦＳＢＰ（world federation of societies of biological psychiatry）という呼び名ですが、これから広報活動をも含めて、準備を進めてまいります。教室の工藤君が事務局長として手伝ってくれていますが、どうぞよろしくお願いいたします。

現在教室では、助教以上十三名、医員三名に加えて、大学院生、特任研究員、臨床心理士、秘書などの常勤に加えて、最近はパートの研究補助・事務補助の方が増えてきました。これらの方を含めますと、六十五名ほどの世帯になります。四月には大学院生として教室に在籍していたキューバからの Leo Canuet 君がスペインの研究所に異動しました。七月から三ヵ月間台湾のユーリ病院からの精神科医 Kung Fan-Chin 先生が三ヵ月間教室に滞在して勉強されました。孔子の直系の六十何代目かの子孫に当たられる方でしたが、充実した経験をなされたようです。その折には和風会の先生方の施設も見学させていただきました。教室と密接な関係を持っている、子どものこころの分子統御機構研究センター、オンコロジーセンター、分子精神神経学寄付講座、保健センターなどでも和風会会員が活躍しています。

教室からの研究業績は報告の通りで、認知症研究も統合失調症研究も軌道に乗りいい状況だろうとは思いますが、トップクラスの業績を目指して精進を続けたいと思っています。平成二十三年度から文部科学省の脳科学戦略プログラムに採択され、五年間の脳老化のプロジェクトが走り始めました。ここでは生化学のグループの人が中心となりアルツハイマー病のバイオマーカー治療薬の開発を目指した研究を行います。

平成二十四年度和風会誌第五十六号ご挨拶

平成二十四年度は、未曾有の大災害となりました平成二十三年三月十一日東日本大震災と福島第一原発事故からの復興に向けての一年でありました。世界的な経済不況、民主党政権のもたもた、電力不足、尖閣諸島・竹島問題、中国の反日運動など気の重いニュースが相次ぎました。

そして、世界では多くの国の指導者が変わりました。五月六日にはフランスの現職大統領ニコラ・サルコジ氏が敗れて、フランソワ・オランド氏がフランスの新大統領に就任しました。十一月六日火曜日には、再選を目指すオバマ大統領と共和党ロムニー候補との長い選挙戦に決着をつける米国大統領選挙が行われました。米国大統領選挙は五百三十八人の選挙人数を州ごとに争う方式で行われるのですが、日本時間十一月七日のネット開票速報では、当初はオバマ対ロムニーが百二十三対百五十三（午前十一時）、百五十七対百六十二（十二時）とロムニー候補が優勢でありましたが、午後一時には二百四十四対百七十八となり、最終的には三百三十二対二百六となりオバマ氏の圧勝でした。そして翌日十一月八日には中国で、第十八回中国共産党大会が開催され、習近平《シージンピン》氏を総書記・国家主席とする七人の新体制が発足し、胡錦濤《フージンタオ》政権を引き継ぐことになりました。韓国では十二月十九日に大統領選挙が行われて、セヌリ党の朴槿恵《パククネ》氏が当選し韓国初の女性大統領が誕生しました。そして、わが国においても、民主党・野田首相が十一月十六日に衆議院を解散し、十二月十六日に第四十六回衆議院総選挙が行われました。その結果はご承知のように、大方の予測通り、政権与党の民主党が大敗し、議席を二百三十から五十七に大きく減らし、自由民主党が過半数を大幅に上回る議席を獲得して（百十八議席から二百九十四議席の二・五倍増）、政権（自公連立政権）に復帰しました。

このような中での明るい話題は、第三十回ロンドンオリンピックでの日本選手の活躍と山中伸弥先生のノーベル医学生理学賞の受賞でした。

ご承知の通り、近代オリンピックが開催されたのは一八九六年ギリシアのアテネでしたが、第一回の参加国はわずか十四ヵ国でした。第二回パリ、第三回セントルイス、第四回ロンドンと続き、東京オリンピックは一九六四年の第十八回でしたので今から半世紀前のことです。さて本年夏の第三十回オリンピックは、第四回（一九〇八年）、第十四回（一九四八年）に次いでロンドンでの三度目のオリンピックでした。七月二十七日から八月十二日までの十七日間に二十六競技三百二種目において技が競われ、わが国からも二百九十三人の選手団と二百二十一人の役員が参加しました。金七個、銀十四個、銅十七個の合計三十八個のメダル獲得数は過去最高でありました。メダル数で言うと、米国百四、中国八十七、ロシア八十二、英国六十五、ドイツ四十四の順序で日本は六番目でした。過去と比較すると、日本のメダル数は、アテネで三十七個、ロスアンジェルスで三十二個、ミュンヘンと東京で二十九個でした。東京は二〇二〇年の開催地に立候補していますが、これまでの複数回開催国は、ロンドンが三回、米国（セントルイス、ロスアンジェルス、アトランタ）が三回、アテネ、パリ、ストックホルム、ドイツ（ベルリン、ミュンヘン）が二回です。果たして二回目の東京誘致はうまく進むのでしょうか。

ノーベル賞は、ご承知のようにアルフレッド・ノーベルの遺言により創設され一九〇一年に始まった、物理学、化学、医学生理学、文学、平和、経済学の六分野で顕著な功績を残した人物に贈られる権威のある賞です。これまで日本人の受賞者は十九人で、非欧米諸国の中では最多です。自然科学分野では十六人の受賞者がおり、物理学賞が湯川秀樹（一九四九年）、朝永振一郎（一九六五年）、江崎玲於奈（一九七三年）、小柴昌俊（二〇〇二年）、小林誠（二〇〇八年）、益川敏英（二〇〇八年）、南部陽一郎（二〇〇八年）の七人、化学賞は福井謙一（一九八一年）、白川英樹（二〇〇〇年）、野依良治（二〇〇一年）、田中耕一（二〇〇二年）、下村脩（二〇〇八年）、鈴木章（二〇一〇年）、根岸英一（二〇一〇年）の七人、そして医学生理学賞は利根川進（一九八七年）、山中伸弥（二〇一二年）の二人です。京大出身者が五人、東大出身者が四人ですが、残念ながら阪大出身者は未だおりません。近い将来に阪大からもノーベル賞受賞者が出ることを期待したいと思います。

さて、和風会におきましては、本年度もほぼ例年通りに行事と活動をこなしてきました。

本年度は六名の新入会員をお迎えしました。池田俊一郎、井上聡、畑真弘（大阪大学精神医学教室大学院）、藤本美智子（大阪大学精神医学教室）、松田保四（丹比荘病院院長）、和田信（大阪府立成人病センター）です。

池田俊一郎君は平成十八年自治医科大学卒業後、大阪府四条畷保健所に勤務されていますが、社会人大学院生として入局なさいました。井上聡君は昨年亡くなられた井上修先生のご子息です。浅香山病院での研修期間中に、お父上の井上修先生が病気に倒れられたために急遽跡継ぎをということになり、医療法人醇風会井上クリニックを引き継いでおられます。畑真弘君は、阪大医学部学士入学の人ですが、平成二十二年に卒業後大学院生として参画していただきました。松田保四先生は、昭和四十四年日本大学医学部卒業の後、大阪赤十字病院精神科を経て昭和五十九年からご実家の丹比荘病院にお戻りになり、平成十二年から丹比荘病院の理事長・院長としてご活躍の大先輩の先生です。藤本美智子さんは、平成十四年山口大学卒業。ＮＩＨにポスドクとして三年間の留学後に総合失調症の研究を続けたいということで入局していただきました。和田信君は、平成四年京都大学卒業。ミュンヘン大学に留学後、埼玉県立がんセンター精神腫瘍科にご勤務でしたが、この度、大阪府立成人病センター心療・緩和科部長となられることを機会に入局していただきました。

平成二十四年度の和風会ならびに教室の活動をご報告いたします。和風会では、再来年四月の教室創設百二十周年を迎えるに当たり、百二十年記念誌の編纂を企画して、その準備を進めています。志水彰先生を委員長とする編集委員会により、記念誌の章立てを決めていただき、出版社も決まり、執筆者への原稿依頼を出しました。清水將之先生、柿本泰男先生など筆の速い先生からは早々に原稿を寄稿していただき感謝しております。第一次の原稿締切を本年二月と致しましたが、先生方にご協力いただき原稿も順調に集まっております。

昨夏に姫路の西村健先生のお宅に教室の人とお邪魔して残された書籍の整理を致しました。その中には、多数の写真や実験ノートに加えて、和田豊種先生が書き残された日露戦争従軍日記、堀見先生時代の昭和十九年、二十一年の医局日誌などがありました。これらの資料をも最大限活用して、内容のある百二十周年記念誌を編纂したいと思っておりますので、会員におかれましても、ご寄稿のほどよろしくお願い申し上げます。

春の和風会講演会は、二月十七日に金沢医科大学の川崎教授に来ていただき、リエゾン精神医学、サイコオンコロジーについてのご講演を拝聴いたしました。実地医療において役立つ有用な話をしていただきました。

六月十日日曜日の和風会研究会では、各関連病院で進行中の研究発表をしていただきました。また、特別講演は東北大学の中里信和教授のお話を伺いました。中里先生はてんかん研究の専門家でありますが、昨今の精神科医のなかでもてんかんを診る人が少なくなっている状況をかんがみて、てんかん診療の実際と研究の最先端の部分についてご講演をいただきました。

秋の和風会講演会は、九月二十一日に、神戸大学の田中究先生に児童精神医学のお話を伺いました。今回の講演会はホテルの都合でいつもとは場所が異なり阪急エキスポパークでの開催となりましたが、ＡＤＨＤ、自閉症、広汎性発達障害の臨床に関する有益な話を伺うことができました。また、この和風会講演会は講演そのものよりもその後の質疑応答の時間が長いことが特徴ではありますが、今回も沢山の会員からの質疑応答がありました。

そして、十一月の総会での特別講演は同門の夏目誠先生による産業精神衛生のお話を拝聴いたしました。夏目先生は、藤井先生のご指導の下にわが国のメンタルヘルス領域で立派な業績を積み上げてこられておりますが、先生のお仕事をまとまって聴かせていただき産業精神衛生、メンタルヘルス領域での和風会会員の今後の活躍につながる内容のある講演でありました。

本年三月に、大阪大学保健センターの井上洋一教授と杉田義郎教授が定年退官されました。両先生とも、教室に長く在席された後に保健センター教授となられて定年までご活躍されました。井上洋一先生は、昭和四十八年に阪大をご卒業後、身体科をご経験の後昭和五十一年に入局され、昭和五十八年教室助手となられてから精神病理領域で研鑽を積まれました。平成十一年に健康体育部教授となられ、平成十六年改組により保健センター教授となられ、全学の学生相談室長として大阪大学学生のメンタルヘルスの向上に尽力されました。井上先生は精神病理・精神療法におけるわが国のリーダーとして長年日本精神病理学会の事務局長をお務めになり、日本青年期精神療法学会理事長も務められ、わが国における青年期精神医学・精神病理学の発展に貢献されました。

杉田義郎先生は、昭和四十八年に阪大をご卒業になり、昭和五十三年に精神医学教室助手、平成八年健康体育部教授、平成十六年改組により保健センター教授となられました。そして平成十六〜十八年は保健センター長を務められ、健康体育部及び保健センターの運営にご尽力されました。杉田先生は、菱川泰夫先生の下で精神医学教室の脳波睡眠の研究を続けてこられ、睡眠医学の領域で活躍されました。保健センターに移られてからは、その活動の幅を一層広げられ、大学の保健管理やメンタルヘルス領域で大きな業績をあげてこられました。先生のご業績は、精神医学の枠にとどまらず、産業精神医学、学校精神保健、睡眠医学など幅広い領域でご活躍になっています。

本年二月十三日には、大阪大学会館において井上・杉田両教授の最終講義が開催され、和風会からも多数の会員のご参加をいただきました。三月二十九日にはリーガロイヤルホテルにおいて退職記念祝賀会が開催されますが、両先生ともお元気であり、阪大の定年退官は一つの区切りであり、今後一層のご活躍を期待したいと思います。

私個人にとって本年の大きな出来事は、五月に日本精神神経学会理事長をお引き受けしたことでした。精神神経学会は会員数一万六千人、毎年の学会には六〜七千人が集まる日本最大の精神科医の学会です。今期執行部は、私と、神庭重信先生、細田眞司先生、松田ひろし先生の四人の業務執行理事を含めた二十名の理事の協力を得て活動してきました。関連諸団体との連携、海外への発信を掲げておりますが、当面の目標は、専門医制度の定着と拡充と思っています。精神医学の重要性と面白さを若い人に訴えて、多くの優秀な若い人が精神医学に関心を持ってくれるように、大学・病院・診療所と協力していこうと思っています。精神神経学会は、公益法人への移行の手続きを進めてきましたが、ようやく内閣府からの認可が下りて、本年四月からは公益法人となる予定です。そのようなことから、現執行部が発足して一年ですが、本年には、再度評議員、理事の選挙を行うことになっております。新しい定款では、学会は代議員制を取り入れることになっています。これまでは、総会が決定機関でありましたが、これからは今度選出される評議員が代議員となり、この代議員会が最高決定機関となります。

平成二十五年度和風会誌第五十七号ご挨拶

平成二十五年は、昨年十二月に発足した安倍晋三内閣がアベノミクスを提唱し平成二十三年三月十一日の東日本大震災からの震災復興と経済回復を目指して動き始めた一年でした。経済政策を支える三本の矢政策が発表され、七月の参議院選挙では予想通り自民党が大勝し自民党のイニシアティブによる政治が大きく動き出しました。総合科学技術会議の答申に初めて精神疾患克服の重要性が盛り込まれたこともあり、日本版NIH構想、医療特区など精神医学領域への予算措置が期待されています。

本年の和風会にとって大きな出来事は、大阪大学保健センターの井上洋一先生と杉田義郎先生が定年を迎えられたことです。両先生の退官祝賀会を平成二十五年三月二十九日にリーガロイヤルホテルにて開催いたしましたが、菱川泰夫先生を始めとして多くの会員にご参加いただきました。両先生の後任には、教室准教授から工藤喬君が、神戸女学院大学から水田一郎君が四月から就任しました。

教室では六月二十三〜二十七日に京都国際会議場において第十一回世界生物学的精神医学会（WFSBP）を主催いたしました。大会参加者が二千七百名の国際学会で、開会式には天皇皇后両陛下のご臨席を賜るという栄誉に恵まれ、盛会裏に終えることができました。小生は組織委員長として、皇居に参内し両陛下にご進講を奉るという栄誉をも与えていただきました。和風会各員にも大変お世話になりましたことに御礼申し上げます。

この国際学会終了後からは、教室百二十周年事業の準備を始めました。この和風会誌をお届けする頃、

JCOPY 88002-857

平成二十六年三月三十日日曜日にリーガロイヤルホテルにて、教室百二十周年記念祝賀会を予定しています。教室と関係の深い長谷川和夫先生にお話を伺い、教室代表として清水將之先生の講演を伺います。そして、笠井清登東大教授と村井俊哉京大教授の講演をお伺いするプログラムです。ご参集いただきたくお願い申し上げます。

また、記念日に合わせて教室百二十周年記念誌の刊行を予定しています。多くの会員にご寄稿をお呼びかけ致しましたところ、ほとんどの方から原稿を頂戴いたしました。出版関係の方に原稿をお見せしたところ、教室の記録として貴重なだけでなく、大変内容のある書物ですねと褒めていただきました。昭和十九年度と二十年度の神経科医局日誌、和田先生の日露戦争従軍日記なども資料として取り入れ、古い写真もできるだけ盛り込み、読みやすい教室の歴史を伝える書籍になったのではないかと思っています。予定を大幅に超えて約千ページの書籍になりましたが、祝賀会当日にはお配りすることにしております。

私個人もこの歴史的事業にかかわりいろいろな経験をしました。この機会にと六名の歴代教授のお墓参りをいたしました。三重大学の講演会に呼ばれた折に、谷井久志君のお世話で大西鍛教授のお墓に詣でました。大西家の墓は、百周年の折にお目に掛かった大西鍛先生の娘さんの岡崎綾子さんが昭和四十八年八月に建立されたもので、「大西家九代目重喬死亡に付実妹勵精院三女岡崎英城の妻綾子十代目相続し大西家先祖代々の四十霊の御霊永代供養のため五輪の塔を建立し供養す」と記されていました。大西鍛先生は、三重県津市の生まれで、東京帝大を卒業の半年後の明治二十二年九月に大阪医学校に赴任し精神病学と生理学を担当されました。そしてその五年後、明治二十七年四月に精神科が独立した病棟を持ち教室創設の日となりました。

続いて、東京染井霊園の今村新吉先生のお墓をお参りしました。今村新吉先生は京都帝大精神科に赴任してすぐの明治三十八年七月に大西鍛先生が辞職してウィーンのベネディクトの下に留学した後、明治四十三年までの五年間大阪府立高等医学校の精神科医長を兼任し、毎週三日大阪で診療をしていたそうです。今村新吉先生は昭和九年に京都帝国大学を定年退官されましたが、その後も神戸岡本にお住まいでした。神戸空襲で焼け出されてから高浜の別邸に住んでおられましたが、京都に行く満員電車の中で腸チフスに罹り、京大病院で亡くなられました。

ご承知の通り和田豊種先生は明治三十二年大阪府立医学校を卒業し、昭和十六年までの三十一年間教室教授を務められました。退官後も医学部学友会理事長、大阪精神衛生協議会会長などを務められ、昭和四十二年三月九日に亡くなられました。和田先生のお墓は大阪市北霊園にあります。堤俊二先生からお墓の場所などを教えていただきました。

堀見先生のお墓は箕面霊園にあります。堀見先生十年忌に和風会からの醵金により建立された堀見太郎先生のお墓にお参りしました。箕面霊園のお墓については湯浅亮一先生に教えていただきました。立派な赤御影石に「ホリミウヂノハカ」と揮毫された堀見家のお墓と和風会員有志による堀見太郎先生のお墓があります。

金子先生のお墓は京都南禅寺の真乗院にあります。このお寺は山名宗全の菩提寺として開かれたそうですが、金子先生のお墓にお参りしたときには、大丈夫のお声と共に金子先生の泰然とした笑顔を思い出しました。

西村健先生のお墓は姫路のご実家の近くの名古山霊園にあります。百二十周年記念誌の資料を拝借に姫路市のご実家を訪問しましたが、西村先生のご長男直純さんと共に大量の書籍や写真集などを整理いたしました。

平成二十六年度和風会誌第五十八号ご挨拶

教室は明治二十七年四月七日の開講でありますので、平成二十六年三月三十日にリーガロイヤルホテルにおいて開講百二十周年記念講演会および記念懇親会を開催しました。記念講演会では、「教室百二十周年を迎えて」と題した小生の講演に続いて、関西国際大学大学院清水將之教授による「児童精神医学の歴史と和風会」、京都大学精神医学教室村井俊哉教授による「精神医学の基本問題について―教条主義・折衷主義・多元主義」、東京大学精神医学教室笠井清登教授による「精神医学教室の人材育成に求められる三つの理念」、そして認知症介護研究・研修センター長谷川和夫名誉センター長による「認知症診療の基本課題―今までとこれから―」の講演を拝聴いたしました。記念集合写真の撮影後の記念懇親会では、金田安史研究科長、吉川秀樹病院長の祝辞を頂戴し和風会員を中心とした約二百五十名の祝賀会を開催しました。

教室と和風会では、「百二十周年記念誌」刊行の準備を進めてまいりましたが、会員諸氏からの約百二十本の原稿を掲載した「精神医学の潮流―大阪大学精神医学教室120年の歩み」を刊行し参加者に配布いたしました。西村健先生が開催された教室百周年記念事業の折には記念誌を刊行しませんでしたので、教室および和風会の先生方にお声掛けして教室の歴史をまとめて後世につなぐことを目標にして、志水彰先生を委員長、工藤喬先生を副委員長とする記念誌編集委員会が組織され、二年間にわたり基本資料の収集から執筆まで大きな働きをしていただきました。百二十周年記念誌には、資料として昭和十九年から二十二年までの医局日誌、和田豊種先生の明治三十七年から一年間の日露戦争従軍日記を掲載し、さらに入局者名簿、学位受領者名簿、教室関係の年表を収録しました。約千ページの書籍となりましたが、教室の歴史を編纂させていただき身をもって伝統と歴史の重みを感じることができました。予想以上に豊富な内容の原稿が集まりましたので、外国に向けての教室紹介と教室で学ぶ外国人のために役立つ内容を抜粋して「Department of Psychiatry, Osaka University Medical School-A 120-year History of Growth and Development」(三百十一ページ)の英文書を刊行しました。私自身は、来年三月末をもって教室の責任者を退官いたしますが、任期の最終期にこのような仕事に携わることができたことを喜んでおります。教室の歴史は次の世代に引き継がれるものであり、今回編纂した歴史書は必ずや若い世代にとっても役立つ内容であろうと思っています。

さて、平成二十六年もいろいろなことがありましたが、わが国の科学研究を根底から揺るがしかねない事件が次々に起こってしまいました。ディオバン(バルサルタン)はアンジオテンシンⅡ受容体拮抗作用を有する降圧薬ですが、製薬会社の社員が身分を秘匿して統計解析者として関与していたとして利益相反(COI:Conflict of Interest)の問題が指摘されたにとどまらず、臨床研究のデータに不正な操作があったとしてKyoto Heart Study, Jikei Heart Study, SMART(the Shiga Microalbuminuria Reduction Trial)、VART(The Valsartan Amlodipine Randomized Trial)などの一連の論文が撤回されました。とくに東京大学医学部ではディオバン問題に加えて、同じ会社の白血病治療薬の臨床研究(SIGN研究)における製薬企業との癒着、アルツハイマー病研究(J-ADNI研究)でのデータ改ざんが指摘され、わが国の臨床研究の信頼性に大きな傷をつけてしまいました。極めつけは、「STAP(Stimulus-Triggered Acquisition of Pluripotency = 刺激惹起性多能性獲得)細胞」事件でした。本年一月二十九日に理化学研究所はSTAP

細胞の成功を発表しましたが、小保方晴子さんを筆頭著者としたNature論文にデータ不正が指摘されて、世間を騒がせた挙句に、七月二日Nature誌はSTAP細胞に関する論文二本を撤回し、八月五日に笹井芳樹副センター長が自殺してしまいました。このような多くの研究不正が世間を騒がせてしまった中、唯一の救いは赤崎勇・天野浩・中村修二の日本人三人が青色LEDの開発と実用化に対する功績でノーベル物理学賞が授与されたことでした。

文部科学省が定義している研究上の不正行為には、捏造（存在しないデータ、研究結果などを作成すること）、改ざん（研究資料・機器・過程を変更する操作を行い、データ、研究活動によって得られた結果などを真正でないものに加工すること）、盗用（他の研究者のアイディア、分析・解析方法、データ、研究結果、論文または用語を、当該研究者の了解もしくは適切な表示なく流用すること）がありますが、科学者でなくても人としても、捏造・改ざん・盗用がしてはいけないことであることは誰でもわかります。このような人としてしてはいけないことをしてしまう誘惑に駆られる人間の弱さが問題なのですが、所詮、人間は弱い者であり、そのような弱い人間が道を踏み外さないためには社会的なセーフティーネットが必要となるのでしょう。

このような科学研究での不祥事は競争的原理をあまりにも早急に取り入れたために起こるべくして起こったとの見方も多いようです。研究者が研究を職業として生活する場合には、いいジャーナルに論文を発表することが求められます。英語ではpublish or perish（論文発表か死滅か）とも言われますが、論文作成のための加熱した競争が科学における不正行為を誘発しやすいことは事実でしょう。しかしながら、問題の本質は、やはり、研究者の個人の資質と教育体制にあるように思います。

大阪大学も研究不正とは無縁ではありませんでした。私が教授になってからも、当時の医学部学生が筆頭著者となって発表した論文 Nat Med. 2004 Nov; 10 (11): 1208-15, Cancer Sci. 2005 Jun; 96 (6): 377, Science. 2005 Jan 21; 307 (5708): 426-30 が実験データの不適切な取り扱いのために撤回され、指導教授は十四日から一ヵ月の停職処分となりました。これは、筆頭著者の学生さん自身の資質に大きな問題があったようですが、平成十八年に生命機能研究科で起こった論文不正では、教授の故意の不正が認定され、その教授は懲戒解雇となりました。

最近、大学で議論されている不正行為に剽窃問題があります。剽窃とは、出典を明らかにせずに他人の論文を転用することですが、特に英文論文を作成する場合に他人の論文から無断借用することが多いようです。所謂コピペ（copy & paste）のことですが、学生さんが提出するレポートの多くはコピペで作成されています。インターネットの記事からのコピペが氾濫している現状は目に余るものがあります。日本語のレポートでさえこのような状況ですから、英文の論文を書くときに他人の論文からその一部分を拝借してくる人もあるのではないかと思います。他人の文章を無断で転用することは故意であり、極めて悪質な不正行為です。倫理性は時代と場所によって変化します。今ほどネットが普及していなかった以前は、剽窃することと自体が難しかったろうと思いますが、今やネット全盛となりコピペ文化の時代となり、科学論文においては剽窃は今まで以上に厳しく不正と見なされるようになっているのです。このような状況を踏まえて大阪大学でも本年から博士論文については英語論文の論文剽窃チェックツール「iThenticate」の使用が義務付けられました。

最近は、論文のオーサーシップ（authorship）も問題とされるようになりました。近年の科学論文の多くは多数の共著者が名前を連ねています。ゲノム解析やＧＷＡＳ研究などでは一論文に数百名が名前を連ねている論文もあります。段々と増加する論文著者名について混乱と修正が言われるようになりました。一般的に論文著者順序には規則があり、その論文作成に最も貢献のあった人が筆頭著者（first author）となり、二番目、三番目と順にその貢献度は下がっていきます。そして最終著者（last author）は責任著者あるいはcorresponding authorと呼ばれ、その論文の投稿・修正・訂正・追加を責任を持って行う著者をいいます。今までは、最終著者を見ることにより、どの教室から出された論文なのかを知ることができました。しかしながら、教室にも研究グループがいくつか存在するようになると、必ずしも教授がラストオーサーとなることが適切ではないと考えられるようになりました。研究施設を提供する、あるいは、研究の場を提供することだけでは論文著者として名前を連ねることは不適切と判断されるようになったからです。もちろん、研究費を獲得することだけで著者となることも不適切と考えられるようになりました。このようなオーサーシップの変化が起こっていますが、教室では十分に対応できていません。そのような意味では、現在の当教室のオーサーシップは古い体制を引きずっているといわれても仕方ない面があります。次の教授の下ではこのようなオーサーシップの問題にも新しい形で対応されることを期待しています。

本年は、日本精神神経学会を中心とした精神科領域の動きについてご報告いたします。私は、理事長を務めて三年目となりますが、本年もいろいろなことがありました。昨年十一月の中医協での議題に精神科の多剤併用を是正するために通院精神療法を減算するとの案が提出されたときから、学会としてはめまぐるしい対応を求められました。学会は、薬物療法と精神療法とは、本来別々のものであり、これらを一緒に議論するのはおかしいとの反対声明を出しましたが、中医協や厚労省はなかなか聞き入れてくれませんでした。最終的にギリギリのタイミングで厚労省医政局との交渉が成立して、多剤併用は薬剤料・調剤料を減算すること、学会として自主的に多剤併用の是正に取り組むこと、難治例を取り扱う精神科医には多剤療法が必要な場合があることなどを主張した結果、ご承知のように三：三：四：四の多剤併用上限の設定と、研修を終了した精神科専門医には減算が適用されないことが取り決められました。学会では、九月までの移行期間までに精神科薬物療法のe-ラーニングを開始し、講習会を開催して、資格のある先生方には減算を回避できるような体制を整えることになりました。このような中にも、ゼプリオンによる死亡例、自動車運転の罰則強化、特定秘密保護法など対応すべき課題がたくさんありました。中でも最大の課題は専門医制度の問題でありました。本年四月に新しい専門医機構が発足して、二〇二〇年度からの専門医は各学会が認定するのではなく、新機構が認定するとの枠組みが設定されていますので、学会専門医の研修プログラムの策定、研修施設群の認定など急ピッチで対応に取り組んでいます。

本年度の第百十回日本精神神経学会は横浜パシフィコで北里大学の宮岡等先生を会長として開催されましたが、八千人を超える参加者を記録しました。平成十四年に横浜で世界精神医学会（WPA World Congress）を開催してから十二年となりますが、その当時の学会参加者は一〜二千名程度でありＷＰＡの参加者がやっと三千五百名であったことを考えると隔世の感が致します。私は、本年九月十四〜十七日のマドリッドでの世界精神医学会（WPA Congress）に出席いたしました。Ramon Cacabelos さんが副学長を務めている Camilo Jose Cela 大学で講義をしたり、キューバからの留学生で教室で学位を取得し現在はマドリッドで仕事をしている Leonidas Canuet 君と会い、石井良平・青木保典・池田俊一郎と一緒に食事を楽しんだりしていましたが、ＷＰＡ総会で Secretary for Scientific Meetings に選出されてからは、とたんに忙しくなりました。ＷＰＡの執行部は理事長以下八名の理事で構成されていますが、本年はその半分

JCOPY 88002-857

の四名の選挙がありました。次期理事長、総務、財務、学会の担当理事が改選の時期にあたっており、私は学会担当の理事に選出され、これから六年間の任期を務めることになりました。日本精神神経学会は一万六千人の会員がいて、米国精神医学会に次ぐ団体でありますので、世界精神医学会の中での相応の役割を果たすべきと考えて立候補したのですが、各国の支持を得られたことは、わが国の精神医学会にとってもいいことだろうと思い、与えられた職責をこなしていきたいと思っています。

さて、私は平成二十七年年三月末に定年退官いたします。金子仁郎先生、西村健先生に育てていただき、平成八年四月から教授職を務めさせていただきましたが、和風会の先生方にはこの間多くのご指導ご支援を頂戴いたしました。「個人よりも全体の力を、中より外へ」を指針として教室運営に携わらせていただきました。最終講義もさせていただき、十九年間の職務を無事に全うできそうなことを喜んでおります。以上をもちまして、本年度の和風会会長としての最後のご挨拶とさせていただきます。

JCOPY 88002-857

第二章

育てていただいた先生方

育てていただいた先生方

私は、昭和五十四年の入局以来三十六年間阪大精神医学教室に在籍させていただいたことになります。その間に多くの先生方に育てていただきました。お世話になった先生方を数え上げればきりがありません。

私の入局は、金子仁郎先生が定年を迎えられ、西村健先生が教授に就任された年でありましたが、その当時教室の助教授は辻悟先生が長年務めておられました。西村健先生の時代には志水彰先生が助教授を務められ、志水先生が大阪外語大学教授として転出された後、昭和六十三年から播口之朗先生が助教授になられましたが、残念なことに播口先生は平成六年十一月に在職中に他界されました。私は平成八年四月に教授に就任しましたが、助教授として井上健（平成九年）、篠崎和弘（平成十年～）、工藤喬（平成十五年～）、田中稔久（平成二十四年～）の諸先生に助けていただきました。工藤義雄先生は私の助教授をしていただいた工藤喬君のお父上ですが、比較的早い時期に教室から外に出られて、大阪第二警察病院院長、春木病院院長、浅香山病院院長を務められました。金子仁郎先生、工藤義雄先生、西村健先生、辻悟先生をお見送りした際に書き留めていた想いを掲載して、育てていただいた先生方への感謝の念を新たにしたいと思います。

金子仁郎先生は昭和三十一年八月一日から昭和五十三年四月二日まで精神医学教授を務められ、関西労災病院院長をお務めになった後、平成九年九月二十一日にご逝去されました。工藤義雄先生は昭和二十五年の卒業で第二警察病院、浅香山病院の院長をお務めになり平成十三年十月にご逝去されました。西村健先生は昭和五十三年八月一日から平成七年三月三十一日まで教授をお務めになり、定年後は甲子園大学短期大学学長をお務めになり平成二十一年五月二十九日にご逝去になられました。辻悟先生は金子先生時代の教室助教授を務められ西村先生が教授に就任された後に治療精神医学研究所所長として活躍され、平成二十三年十月にご逝去されました。

金子仁郎先生（平成九年九月）

金子仁郎先生は大正四年二月十二日にお生まれで、昭和十三年に大阪帝国大学医学部をご卒業。精神科に入局され当時の和田豊種教授から「基本的な本を読みなさい」とのお言葉と、裏に四冊の本を書き留められた和田先生の名刺を携えられて卒業年の十月に帝国陸軍軍医として召集に応じられました。第三十四師団（椿部隊）の歩兵第二一七連隊付きとなり中国大陸各地を転戦なさり、昭和二十一年二月に帰国なさるまで足掛け七年半を軍医として過ごされました。この軍医時代のご活躍についてはいろいろな機会にお話を聞かせていただきました。

終戦後、阪大精神科にお戻りになり、昭和二十四年に奈良県立医科大学に神経科精神科の教室を創設され、昭和二十八年～三十一年まで奈良県立医科大学精神医学教室の教授を務められました。そして堀見太郎先生の急逝を受けて、昭和三十一年八月から、大阪大学精神医学教室の教授として昭和五十三年三月まで二十二年間の長きにわたり精神医学教室を主宰されました。その間、石橋の付属病院分院長を兼任されると共に、昭和四十二年～四十四年までの大学紛争当時には附属病院院長として当時の山村雄一医学部長ともに大阪大学医学部の発展のために貢献されました。

昭和五十三年三月に大阪大学をご退官となり、四月から関西労災病院院長として活躍され、平成三年に名誉院長になられました。

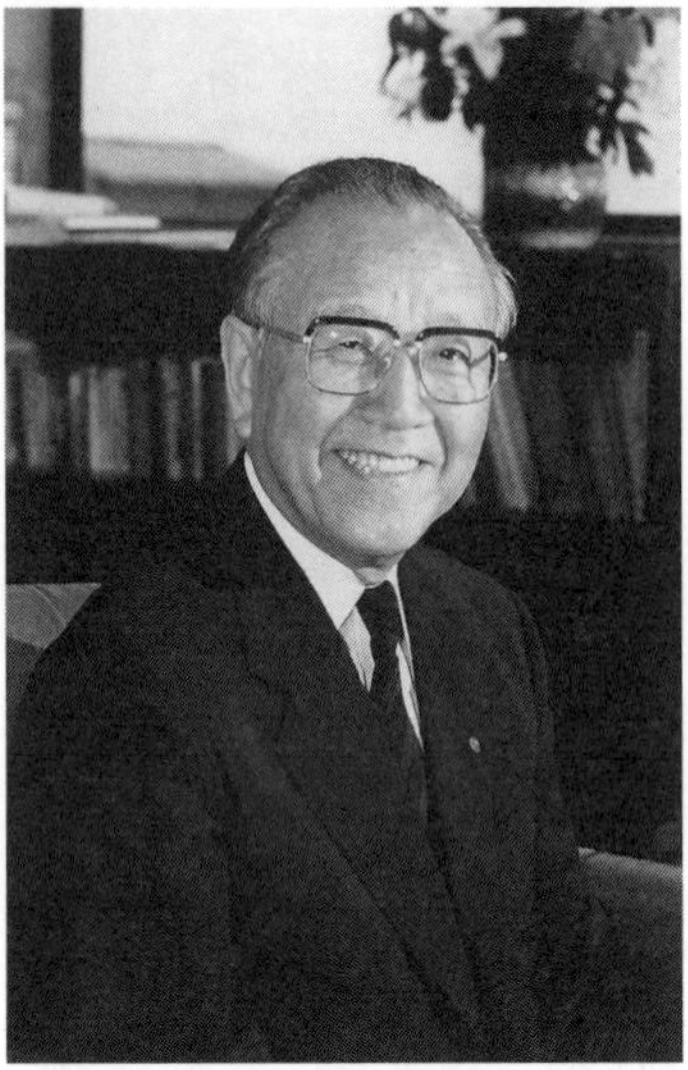

金子仁郎 先生

この間の金子先生の業績は、よくぞ一人の人物がこれだけの仕事をと感嘆するほど膨大であります。奈良医大で始められた老年精神医学は、現在の高齢社会を見越したものであり、今日の老年医学、老年精神医学の礎となっております。阪大でなされた超音波医学、心身医学、精神生理学、神経学、関西労災病院でなされた災害医学、総合病院精神医学、そして死の臨床医学と、数え上げれば限りがありません。これらのいずれの領域においても、学問の始まりから、学会の設立、学問としての定着、臨床的応用に至るまで、多くの業績を上げられました。

このような業績に対して、金子先生は、日本超音波医学会、日本脳波・筋電図学会（現日本臨床神経生理学会）、日本神経学会、日本死の臨床研究会の名誉会員として称えられ、その功績は広く万人の認めるところとなりました。

金子仁郎先生の生涯は、自ら設立された死の臨床研究会で有終の美を飾りました。先生は、平成三年の和風会誌に「生き甲斐雑感」と題する文章をお寄せになり、「精神はいかなる環境にも適応して、自由である。精神の自由が生き甲斐の基本である」と記されています。また平成六年の和風会誌には「老いと死の準備」の文章をお寄せになり、ぼつぼつ人生の後始末をしようと思っていると、四国の八十八ヵ所巡礼、太平洋戦争時の中国の激戦地を訪問しての慰霊、ご自分の論文集の編集などをお済ませになっておられたようです。

平成八年秋に金子先生が関西労災病院にご入院なさったとき先生が語られました。「毎年、健康診断を受けていたが、昨年だけは阪神大震災のために健診が抜けてしまった。今年の始めの検査でＣＥＡの高値が見いだされたため、全身を検索してもらったところ、胃癌が見つかった。肝臓に複数の転移があり、なかなか難しい状況だ」とのご説明を先生のご自身の口からお伺いしたときの衝撃は、今も忘れることができません。これだけ重大なことをよくぞ冷静に受けとめられるものだとその度量の大きさに驚きました。先生は、その後も平成八年十一月末の和風会総会にご臨席を賜り、皆に経過を報告されると共に、私どもに「あまり騒ぎ立てるな。動揺するな」と諭されたのでありました。自らの身をもって尊い生死感を私どもにお伝えいただきました。

金子先生が大阪大学での「運命と研究」と題した最終講義を終えて、関西労災病院に赴任されたのは、昭和五十三年のことでした。その後、金子先生が育てられた阪大精神医学教室は、老年精神医学の拠点として重要な役割を担ってきたのでありますが、金子先生の存在は、まことに大きく、今も阪大精神科の中心であり、今日まで阪大精神科の精神的支柱でありました。

金子先生は、大人の風格を備えられた先生であり、柔和なお顔でいつも私どもを温かく迎えてくださいました。あの、金子先生の柔和な笑顔と上品な手の動き、泰然と構えておられた先生のお姿を思い出しながら、振り返りますと、偉大な業績だけでなく、先生の生き様をもって私どもにお教えいただいたことは、何にもまして大きいものがあるように思います。この世に送り出された傑出した巨大な星が、今生の八十二年の生涯を終え、その栄誉を称えられ、永久の眠りにつかれたのでありますが、大阪大学精神医学教室にとって大きな星であった金子仁郎先生は、精神医学界の大きな星でもありました。

金子先生は、昭和五十三年に大阪大学をご退官になりました。私は金子先生の卒業試験を受けた最後の世代であり、また同時に西村先生の最初の入局者の一人です。入局したときには金子先生は関西労災病院に移っておられましたので、直接に金子先生の教えを受ける機会はありませんでした。しかしながら、西村先生の教室で育てていただく間に、何度も何度も金子先生の大きさを経験することができました。私が教室で仕事をしている間、いつも金子先生の存在感は揺るぎない影響を与えておりました。西村先生にとっても金子先生は常に敬愛する恩師であり、偉大な心の拠り所であったように思います。西村先生は金子先生を心底から敬愛し尊敬しておられました。そして、金子先生の偉大さは、西村先生が教室を率いてこられた十七年間を通して、時代の雑音を浄化し、ゆっくりと熟成され、ますます大きな歴史的評価へと確立されたように思います。大阪大学精神医学教室にとって金子先生は大きな星であり、これからも教室の歴史の中で金子先生の業績と想い出は語り継がれていくでしょう。金子先生の偉大さを若い世代の方々にお伝えすることは私どもの役目と思っております。

私個人にとって金子先生の想い出は、「笑顔」と「大丈夫」です。西村先生が平成八年七月に大阪ロイヤルホテルで第五回アルツハイマー病および関連疾患に関する国際会議を開催されたとき、私は事務局長として事務局の運営にあたっておりました。連日忙しい準備期間の後ようやく本番を迎えた会議初日に、金子先生が事務局をご訪問になりました。そしていつもの金子先生の「笑顔」を見せていただき、慰労の言葉をかけていただきました。大きな学会の運営に緊張して、忙しくしていたときに先生の「笑顔」は私に大きな安心感を与えてくれました。ちょうど大阪堺市でO-157による集団食中毒が発生したり、思わぬ暑さのために海外からの学会参加者に急病人が出るなどの事態で、慌てふためいていた私に、「大丈夫」との言葉をいただきました。金子先生の「笑顔」と「大丈夫」は、多忙と緊張の中での清涼剤でありました。金子先生がニコニコと微笑みかけてくださるだけで苦労と心配と緊張が解けてしまうのですから、なんとも大きな力でした。

金子先生を関西労災病院にお見舞いしたときは、先生のお元気なお姿に安心いたしました。ちょうど関西労災病院の新病棟が完成した時期であり、西村先生とご一緒にお見舞いに伺った日に新病棟の竣工式がございました。金子先生はことのほかお喜びになりました。病院内での竣工式にだけご出席のご予定と伺いましたので、お帰りをお待ちしていたのですが、なかなか病室にお戻りになりませんで、その日はお会いすることができませんでした。引き続き、祝賀会にご出席になったとのことでありました。この頃の先生のご病状は決して悪いものではありませんでした。

阪大精神医学教室同門会は、金子先生が和風会と命名され、毎年十一月最終土曜日に和風会総会を開催しています。平成八年の和風会総会に金子先生がお見えになり、自らご病気のことを会員の方々に直接ご報告になりました。会員一同息の詰まる思いでありましたが、いつも先生の淡々とした語り口は私どもを何となく安心させてしまう力を持っておりました。先生はご自分の病気のことをすべて了解されて、ご自宅で静養されておりました。いよいよ食事が進まなくなり体力が弱ってこられた平成九年九月に、奥様のご苦労をも勘案されてご自宅から離れた場所にある関西労災病院ではなくご自宅の近くの病院にご入院されました。西村先生は、ほとんど毎日のようにお見舞いにお出かけになり、東京出張の日にも帰りには病院にお立ち寄りになるという一週間でした。そして九月二十一日夜に金子先生は永眠されました。

私たちは大きな星を失いました。大阪大学精神医学教室にとって大きな星であった金子仁郎先生は、わが国の精神医学の大きな星でもありました。この悲しみを乗り越えて、先生の遺徳を偲びながら、先生から受け継いだ大きな遺産を益々発展させるべく努力していこうと思います。先生から教えていただいた「大丈夫」と「笑顔」とを想い出しながら。

工藤義雄先生（平成十三年十月）

工藤義雄先生は昭和二十五年大阪大学医学専門部をご卒業になり、金子仁郎教授が主宰されていた精神神経科学教室に入局されました。「レセルピンの作用機序に関する研究」で学位を取得されて、昭和三十二年一月から米国ニューヨークのコロンビア大学に留学され、精神神経薬理学の領域で数々の立派な業績を上げられました。ご帰国後は、昭和三十三年警察病院神経科医長として神経科を創設され、その後、第二警察病院神経科を創設され、第二警察病院院長としての重責を務めあげられ、ご定年にて退職されましたが、その後も春木病院院長、浅香山病院院長としてご活躍されました。

浅香山病院院長としての会議の席において工藤先生が倒れられたとの知らせが入った日のことは今でもはっきりと記憶しております。平成十一年五月の土曜日夕方であったと思いますが、教室に入った第一報に立ちつくしてしまいました。その後の状況が入ってくるたびに、教室の者は皆が祈るような気持ちで先生のご快復を願っていました。脳梗塞でしたが、大きな脳血管の梗塞であり病変はかなり広範な領域でありました。迅速に救命救急の処置をしていただき、大阪市立総合医療センター、協立温泉病院にて療養を続けてこられました。

教室は、これまで工藤義雄先生に大変お世話になってきました。昭和五十三年以来、今日に至るまで教室同門会和風会の役員として、阪大精神医学教室の重鎮として、教室ならびに和風会を支えていただきました。先生の高い見識と幅広い人脈に裏打ちされたご意見は、いつも教室や和風会の運営の指針として輝いておりました。

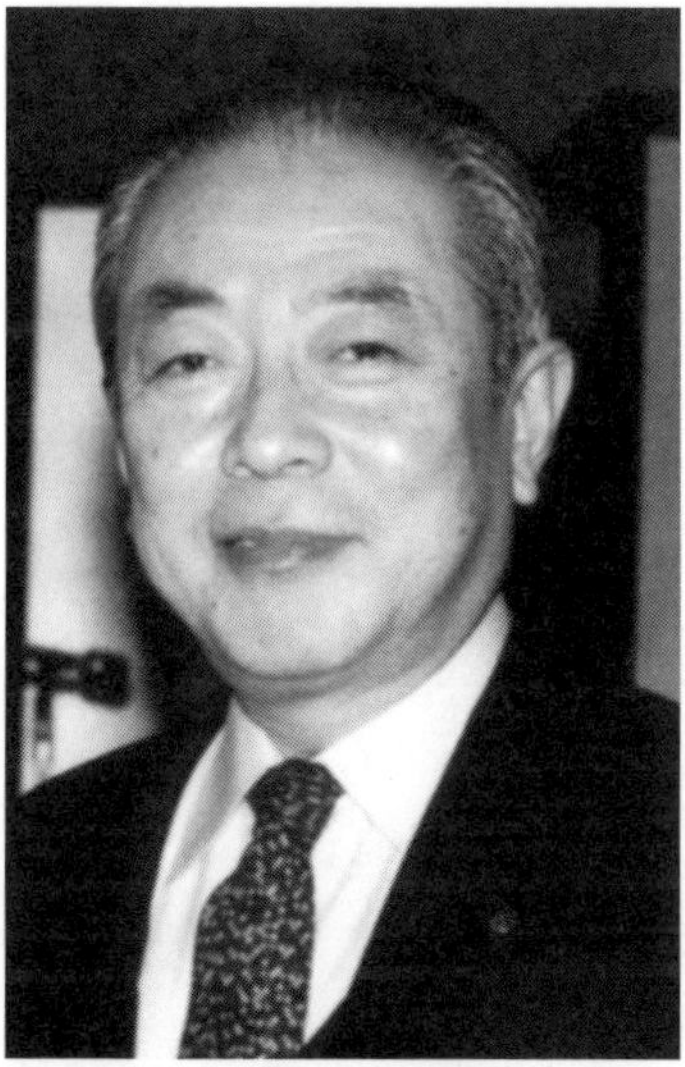
工藤義雄 先生

工藤先生はわが国における臨床精神薬理研究のリーダーでありました。精神科領域の数多くの薬剤の臨床開発を手がけてこられ、現在わが国で使用されている多くの向精神薬は先生が中心となり開発されたものであります。このようなことから、国際精神神経薬理学会にも定期的にご出席になっておりました。フランス、イタリアなどで開催された学会の会期中に、先生を囲んだ食事のひとときが昨日のように思い出されます。そのような席の工藤先生は、泰然とにこやかに座っておられ、若い人の面倒を見るのがいかにも楽しいという雰囲気を漂わせておいででした。世界的に高名な教室の大先輩といった風格で、多くの若い人の信頼を集めておいででした。

私は米国ヒューストンのベイラー医科大学に家族と共に留学しており、ちょうど、長女が誕生した頃で慣れない育児生活が始まった頃でありました。工藤先生がサン・ファンで開催される国際学会にご出席になる途中にヒューストンにお立ち寄りいただく機会がありました。私は安アパートで生活する貧乏な研究者の身分であり、和風会の大先輩がお出でになるということでどのようなおもてなしをしたらよいのかいろいろと考えあぐねた末に、テキサス名物のロディオを見に行くことにしました。工藤先生がご宿泊になっているガレリアにある立派なホテルにお迎えにあがり、車で小一時間の所にあるロディオの開催場までドライブすることにしました。ところが、田舎道を走って会場に着いてみるとその日はロディオは休みとのことで先生をがっかりさせてしまいました。そのうえ、さらに悪いことには、帰り道では車が故障してしまい先生には大変なご迷惑をかけてしまいました。私どもが田舎道で車の修理などをしている間、生まれたばかりの長女を先生にあやしていただきました。工藤先生は、嫌そうなお顔一つされず、おおらかに「いいよ、いいよ。たまにはアメリカの田舎のドライブもいいね」と慰めていただきました。

工藤先生は和風会の重鎮であり大先輩でありましたが、早い時期に医局を出られていましたので、教室内でのおつきあいはさほどありませんでした。しかしながら、工藤先生を通じて、教室の外にも立派な和風会の先輩方がおられること、阪大精神医学教室は、教室の中での若い人のお世話は西村教授を中心としてなされており、また教室の外でも和風会の先輩方がいろいろと後輩のお世話をされていることを知り、大変ありがたく思いました。工藤先生の存在に、自分の父親のような大きさと慈しみを感じました。

臨床薬理の仕事を通じて、先生のお名前は全国的に、世界的に知れわたるようになり、先生は長い間、日本精神神経学会をはじめとして多くの学会の役員としてご活躍されました。とりわけ日本精神神経学会には、工藤先生の強い思い入れがあったように思います。阪大精神医学教室の代表として長年日本精神神経学会の役職をお務めでありました。平成十三年五月には、阪大精神医学教室は、工藤先生の強いご意向とご推挙により、第九十七回日本精神神経学会を大阪で開催させていただいたばかりでした。この学会は、全国の精神科医が集う学会でありますが、この年の学会はこれまでになく多数の参加者を得た盛会でした。阪大精神医学教室が日本精神神経学会を担当することは、工藤先生の強いご意志によるものであることは、皆の知るところであり、多くの先生方が工藤先生のお姿を会場で探しておられたのではないかと思います。

あるとき精神神経学会事務局から翌年発行予定の学会百周年記念誌のために、阪大が担当した第四十四回大会、第六十回大会と第九十七回大会の思い出を寄稿するようにとの依頼が届きました。思い返しますと、第四十四回は昭和二十二年の堀見太郎先生、第六十回は昭和三十八年の金子仁郎先生による学会でありましたので、阪大としてこの学会を担当したのは実に三十八年振りということになります。もっとも工藤先生は昭和四十七年の故・太田幸雄先生を会長とした第六十九回大会においても副会長として立派な学会運営をされておりますので、小池淳先生と私とで、工藤先生のとき以来二十九年ぶりに学会を担当させていただいたことになります。工藤先生のご霊前に、日本精神神経学会が盛会であったこと、先生の長年のご尽力により阪大精神医学教室がようやくその責任を果たせたことをご報告して喜んでいただきたいと思います。

工藤先生にはご子息が一人おられます。工藤先生からいただいた大きなご恩の一つは、先生のご子息工藤喬君を教室に入局させていただいたことです。これまでも一緒に仕事をして参りましたが、工藤喬君のニューヨーク留学が決まったときには義雄先生にも大変喜んでいただきました。工藤喬君は教室の助教授として、教室業務全般を担当していただいた後、平成二十五年から大阪大学保健センター教授として活躍していただいています。

西村健先生（平成二十一年五月）

西村健先生は昭和三十二年大阪大学医学部をご卒業になり、金子仁郎教授が主宰されていた精神神経科学教室に入局されました。「炭酸脱水素酵素阻害剤の抗てんかん作用の研究」にて学位を取得され、昭和三十八年五月からノルウェーのオスロ市立ディケマルク病院中央研究所に留学され、ゲッシング先生のもとで周期性カタトニアの研究に従事されました。当時は、統合失調症の生化学的研究が始まりかけていた時代で、尿中のピンクスポットと呼ばれる物質が統合失調症の原因ではないかと騒がれていた頃でした。西村先生は厳密に統制された生活を送っている周期性精神病患者の年余にわたる尿を調べて、ピンクスポットは人為的なアーチファクトであることを証明し、ネイチャー誌に論文を発表されました。

帰国後は金子先生のもとで老年精神医学の研究を始められました。西村先生の研究は、神経病理学的手法に生化学的手法を組み合わせるという新たな手法でした。そして脳の老化により水溶性蛋白が不溶化していることを見出され、アルツハイマー病の生化学的研究の先鞭をつけられました。このような業績を積み上げられ、昭和五十三年八月に教授に就任されました。

教授になられてからの西村先生のご活躍には目を見張るものがありました。たちまちのうちに、西村先生の元には多くの若い人が集い、阪大精神科は老年精神医学のメッカと呼ばれるほどにたくさんの業績が生み出されるようになりました。

開講十周年祝賀会、還暦のお祝い会、アルツハイマー病の国際学会、国際老年精神医学会など多くの思い出を残して、西村先生は平成七年に大阪大学を定年退官され、甲子園大学に移られました。

甲子園大学では、栄養学部教授、人間文化学部長、発達臨床心理センター長、人間文化研究科長、甲子園短期大学学長を務められ、十年間臨床心理士の教育に尽力されました。

西村先生の最後の入院は平成二十一年二月でした。抗がん薬の効きが悪くなり、新しい化学療法を試みるための入院でした。先生の入院の折には、病室にお邪魔して、いろいろお話を伺うことが私たちにとってはかけがえのない時間でした。西村先生は、平成六年に教室百周年の記念行事をなさいました。教室がまもなく百二十周年を迎えることもあって、教室百二十周年記念誌を刊行することを考えていると話しましたところ、先生はお喜びになり、いろいろと昔のこと、どのような方に相談したらよいかなど丁寧に教えていただきました。

西村健先生は平成二十一年五月二十九日にご逝去されました。享年七十八歳、従四位、瑞宝章受賞。

平成十七年四月二十日に難波駅で体調不良を訴えられ阪大病院に緊急入院なさったときには、既に進行性大腸癌によるイレウス症状でした。このときから西村先生の闘病生活が始まったのですが、平成十七年の和風会総会にご出席され会員にご自分の病態について自ら報告されました。平成十八年十一月二十五日の和風会総会（開講十周年記念祝賀会を兼ねた会）にもご臨席いただきました。平成十九年十月のIPA

Osaka Silver Congressにご出席いただき功労賞を受賞されました。平成二十年和風会においてもご挨拶を述べられ、さらに和風会誌第五十二号には高橋清彦先生の追悼文をご寄稿いただきました。

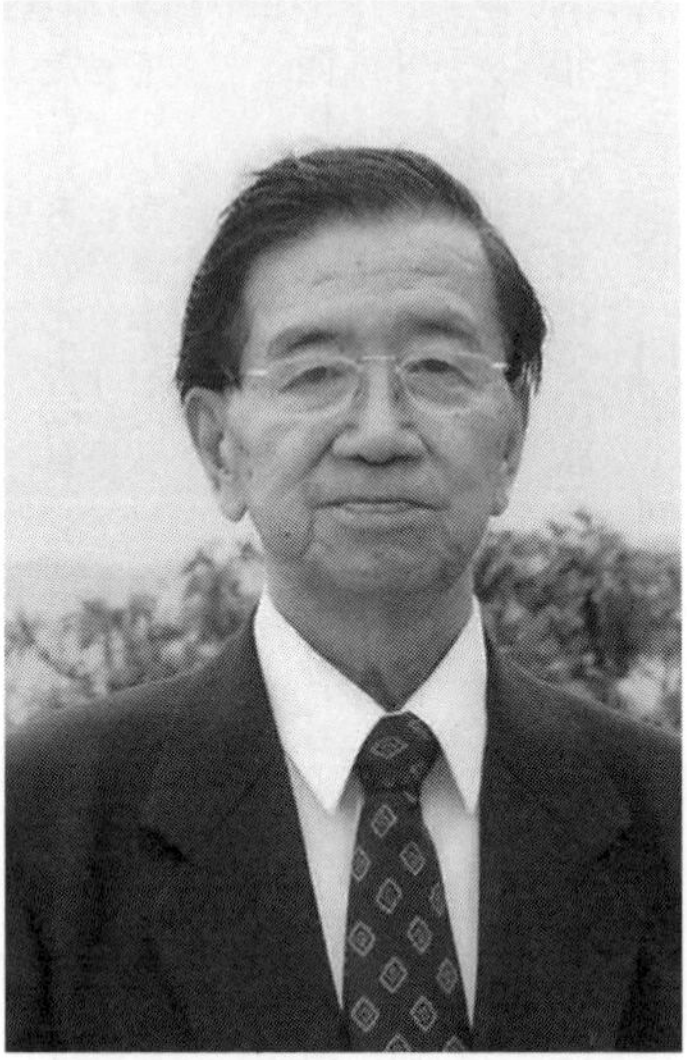
西村　健 先生

西村先生は阪大病院に都合六、七回入院なさいましたが、私ども門下生にとっては、先生が入院されると病室を訪問して貴重な教えを受ける時間でもありました。最後の入院となった平成二十一年二月三～二十二日。消化器外科病棟一〇一〇室をお訪ねしていろいろとお話を伺いました。今となっては恩師から弟子への貴重な最後の教えでした。

西村健先生の告別式は平成二十一年六月六日に西村家と教室の合同葬として千里会館で執り行われました。ちょうど二年前に旅立たれた明子夫人の告別式と同じ会場でした。長谷川和夫先生、松下正明先生、西沼啓次先生と小生が弔辞を読み、大勢の和風会ならびに関係者に見送られての旅立ちでした。いかにも西村先生のお人柄をしのばせるような旅立ちの式典でした。

平成二十一年度の和風会は西村健先生追悼のプログラムでした。西村先生のご長男直純氏と西村先生のもとで大学院生であったスペインのラモン・カカベロス氏とに御礼と追悼との辞を述べていただきました。西村先生の姿のない和風会は淋しいものでしたが、遺影を見つめながら心からの追悼の意を会員の黙祷により捧げました。当日には、西村先生追悼の「認知症研究への貢献と到達点」と題した追悼企画の別刷

(Cognition and Dementia 8(4): 339-370, 2009)を配布しました。西村先生の意を汲んだ教室の活動を霊前にご報告したいとの意図からでした。

西村健先生の追悼文を求められるままにいろいろな機関誌、雑誌などに寄稿させていただきました。阪大医学部学友会ニュース、阪大Now、老年精神医学雑誌、神経化学、Shizophrenia Frontier、Cognition and Dementia、IPA Bulletin、Psychogeriatricsなどに記事が掲載されました。そして和風会誌第五十三号は「西村健先生追悼号」とさせていただきました。西村先生のご自身による題字「和風会誌」を見ながらさまざまな思いが駆け巡ります。阪大精神医学教室「和風会」会員にとって、西村健先生を失ったことは大きな哀しみではありますが、これまでに頂載した西村健先生からのご指導とご恩を忘れることなく、先生に続く我々の世代は精神医学の発展のために精進したいとの思いを新たにしております。

辻悟先生（平成二十三年十月）

辻悟先生は昭和元年のお生まれですので、昭和の時代と平成の二十三年間を生きぬき八十五歳でその生涯を閉じられました。辻先生は、昭和二十三年大阪大学医学部を卒業され、堀見太郎教授が主宰されていた精神神経科学教室に入局されました。昭和二十五年に精神医学教室の助手、昭和三十年に講師、そして当時、石橋にありました分院神経科医長を務められ、昭和四十二年には助教授に昇進されました。以降二十余年の長きにわたり教室の助教授として、精神医学教室を支えられ、阪大精神医学教室の顔として教室および同門会和風会を指導してこられました。

辻悟先生が助教授になられた当時は、東大精神科を発端とした学園紛争の嵐が吹き荒れた時代でありました。辻先生は阪大医学部教官会の代表として活躍されていましたが、冷静な観察と極めて論理的な議論

JCOPY 88002-857

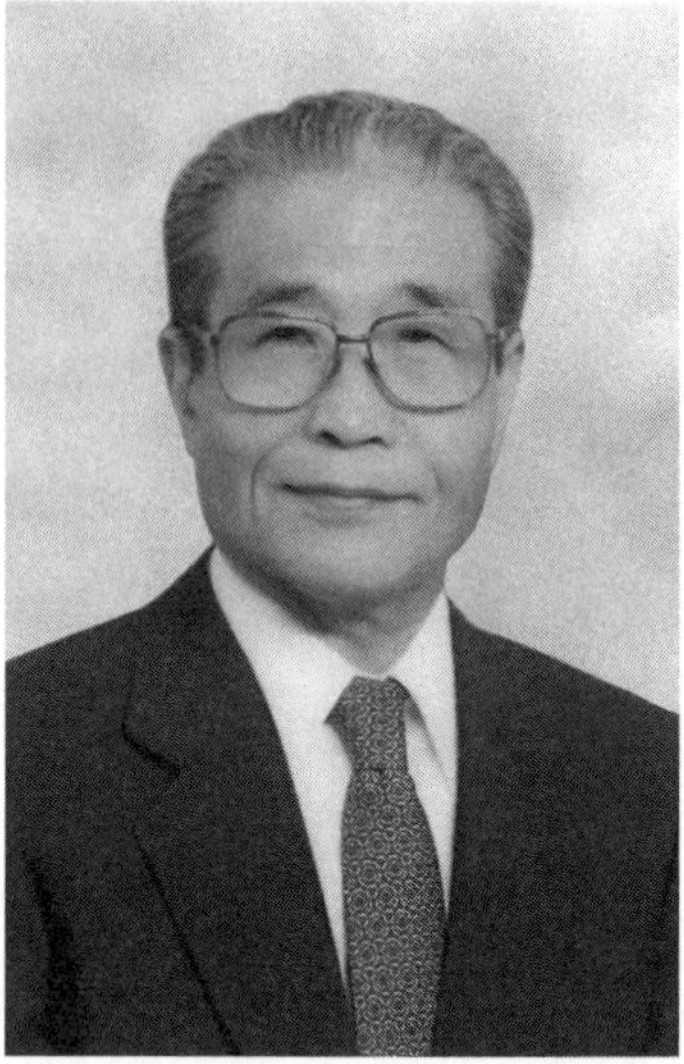

辻　悟先生

で、いろいろの懸案事項をまとめられたと聞き及んでいます。立場上、医局講座制を形成していた教授会と対立するときもおありだったと聞きますが、教授の面々と正々堂々と議論を戦わせておられたその姿は、多くの教授をして「阪大精神医学教室に辻悟あり」と言わしめたのだそうです。

辻先生のご専門はロールシャッハ検査法でありました。その当時ヒトの精神活動をできるだけ客観的に知りたいという要請に基づいて精神内界を探索するために開発されたロールシャッハをいち早く取り入れられ、昭和三十二年に関西ロールシャッハ研究会を創設され、その研究会を指導してこられました。ロールシャッハの阪大式スコアリング法を開発され、多くの精神科医、臨床心理士を育て上げられましたが、その流れは今でも脈々と引き継がれています。

辻先生は私が精神科に入局したての頃、外来の診察室で患者さんと真剣勝負をしておられました。しばしば外来の辻先生の診察室から突然大きな音と罵声が聞こえてくることがありました。辻先生の精神療法に反応した患者さんがいきりたって机をたたいて辻先生に掴みかからんばかりに興奮していたことがよくありました。辻先生の外来診療はそれほどの心をこめた真剣勝負でありました。これが辻先生が追い求められた治療精神医学の初期の姿であります。

昭和五十四年に西村健先生が阪大教授に就任なさった年に、辻先生は阪大を退官されて、榎坂病院附属治療精神医学研究所所長として、治療精神医学の実践と臨床研究に携わられました。そして、「治療精神医学」と題した専門書を次々に発表され、ご自分の治療精神医学の完成を目指して実践を重ねてこられました。平成九年に治療精神医学研究所所長を退官され、以降は奥様とご一緒に海外旅行などでゆったりとした生活をなさりながら、平成二十年にご自分の学問の集大成ともいうべき書物、「治療精神医学の実践―こころのホームとアウェイ―」を創元社から上梓されました。辻先生の一生は、ロールシャッハと治療精神医学にささげられたといっても過言ではありません。

辻先生を襲った最初の病魔は、平成十四年であリました。英国ご旅行中に大量吐血され、胃癌の診断で阪大病院にて胃摘出術を受けられました。平成十六年に膀胱癌、平成二十一年に肺癌が見つかりました。先生は療養生活を余儀なくされたのでありますが、いずれのがんも見事に乗り越えられました。

平成二十二年十一月二日に脳出血を起こされ阪大病院の救命センターに入院されました。私どもも病室にお見舞いに伺う機会がありましたが、先生にはいつものにこやかな笑顔で迎えていただきました。気管挿管後でお話になることはありませんでしたが、今でも先生のにこやかな笑顔ははっきりと思い出すことができます。そしてリハビリのために十二月二十五日に千里リハビリテーション病院に、そして坂本昭三先生のご尽力をえて、平成二十三年六月からは浅香山病院にて、療養を続けておられました。

この間に献身的に辻先生を支えてこられた奥様が血管肉腫を発症され、あれよあれよという間に他界されたことは、辻先生にとってもご家族にとってもなんと大きな痛手であったことでしょう。奥様は、辻先生がリハビリに励んでおられる時期に、平成二十三年五月二十三日にお亡くなりになられました。世の中の不条理を感じさせるようなこのような天の采配に対し、私ども門下生一同歯ぎしりして悔しい思いをい

JCOPY 88002-857

たしました。しかしながら、今思いますことは、辻先生の奥様は、辻先生より五ヵ月先だって、あの世に移られて先生をお迎えする準備をなさっていたのではないかと思います。ある意味では、辻先生と奥様とは最後まで夫婦ご一緒に手を携えながらこの世を生きられ、またあの世でご一緒に中睦まじい生活を営んでおられるのではないでしょうか。

医師として、研究者として、教育者として、辻先生の果たされた功績は偉大であり、とても語りつくすことはできないほどでありました。

第三章

贈る言葉

井上昌次郎訳「長寿学―長生きするための技術」（どうぶつ社刊）

大阪大学医学部は緒方洪庵の「適塾」に遡ることから、大阪大学医学部同窓会「銀杏会」は、卒業生に「扶氏医戒之略」を贈呈し医師としての心得を説いている。適塾に学んだ蘭学医にとって「扶氏医戒之略」は道徳の要であったろうし、現代医師の職業倫理としても適切と考えられるからである。

Enchiridion medicum「医学便覧」（一八三六年）の最終章「医師の義務」を緒方洪庵が抄訳して十二ヵ条にまとめた「扶氏医戒之略」（一八五七年）は、江戸末期の蘭学医に大きな影響を与え、フーフェランドはわが国の蘭学者に「扶氏」の尊称で慕われた。近代医学の創始者とも言われる人物がプロシアのクリストフ・ヴィルヘルム・フーフェランド（一七六二～一八三六年）である。フーフェランドは、イエナ大学、ベルリン大学の内科教授であり、ゲーテやシラーの主治医であり、当時のプロシア国王・王妃の侍医としてプロシア医学会を代表する医者であった。

紹介する本は、このような偉人が世に出る端緒となった書物であり、近代西洋社会のベストセラーとなった名著である。一七九八年発刊の Die Kunst das menschliche Leben zu verlängern（長生きするための技術）が、なぜこの時期に訳出されたかについては訳者のあとがきに以下のように記載されている。

「新進気鋭のイエナ大学教授であった三十歳代半ばに表わした一般向けの書物であり、長寿法を主題にしているが単なる養生訓ではない。中世以来の古い考えに影響された一般人に対して、合理的精神への転換を呼びかける思想書であり人生論でもある。都市化、近代産業化に起因する公害・不道徳・病気の原点を見据えながら、自然界の真理や生物の本質から出発して、健康法・食養生法・衛生法を確立しようとする探求の成果でもあり、科学史・医学史の記念碑でもある。なにより、多くの人々の健康・幸福・長寿を希求するフーフェランドの誠実な人類愛の所産である」と。

訳者は、さらに「あやしげな健康法や食餌療法が依然としてもてはやされ、ストレスを増大させる生活習慣に縛られている二十一世紀の現代社会の己の姿と対比しながら読めば、本書は私たちが健康や長寿とはそもそもなにか、改めて考え直すよすがになることであろう。その意味で本書は修養書・哲学書・文明論書などとしての価値もあろうし、とりわけ医学や薬学を志す若者には絶好の医科学入門書、老境について考える人には、知恵の書・癒しの書にもなるであろう」と続けている。本書を読了して同じような感想を持った。

本書は、第一部「理論の部」と第二部「実践の部」とにわかれ約五百頁からなる。理論の部は、十八世紀末当時のデータに基づいた論考であり、当然のことながら現代の知識から見ると不十分なところもある。しかしながら、そのエッセンスは、「生命活動の表出が強ければ強いほど、その分だけ消耗は早くなり、寿命が短くなる」という主張であり、このような見方は、現代にも通じる寿命学説のひとつである。さまざまな寿命学説・老化学説があり、必ずしも統一的な理解には達していないが、寿命を規定する遺伝子群と複数の環境因子により寿命が規定されるという考えは正しいのであろう。生物が生活を続ける中で酸化過程により多くのフリーラジカルが産生され、酸化ストレスの蓄積により脂質・蛋白・核酸の酸化物が蓄積されることが老化過程であるとする考えがある。このような考えに従い、出来るだけ不必要なカロリー摂取を控えた食事制限を持続することにより、フリーラジカルの蓄積を抑えて寿命を延長することができるとの主張を実践しているグループもある。

実践の部において、寿命を短くする要因として十二話、寿命を長くする要因として十九話があげられている。寿命を長くするための話からいくつかを紹介する。第二十五話「心の安息」に、フーフェランドは言う。寿命を延ばすために必要な心の持ち方として、1、激情を抑えなさい、2、人生とは目的ではなくて完成度を次第に向上させていく手段であると理解しなさい、3、そうは言っても、常にその日一日を大事にして生きなさい、4、物事を正しく理解するようにつとめることが大事であり、私たちに何が起こるかではなく、私たちがどのように受け取るかを大切にしなさい、5、他人に対する信用と信頼を強めるように努めなさい、6、生きていくためには希望を持ち続けることが大事ですよ、と語りかけている。現代の視点からみてもまさに適切な助言であり、ひとつの人生論に通じる内容であろう。第二十八話「病気の予防と思慮深い処置法」では、1、十分な根拠なしに薬剤を使用しないこと、2、病気の治療よりも予防の方が大事であること、3、しかしながら病気になったら注意を怠らないこと、4、病気のときには十分に静養すること、5、医師に十分に質問すること、6、医師には正確に自分の状態を告げること、7、信頼できる医師を一人だけ選ぶこと、8、金銭・名誉を関心事とする医師を避けること、9、最良の医師は同時に友人でもあること、10、秘薬などには近づかないこと、11、医師を選ぶときには道徳性を第一とすること、12、腕の立つ誠実な医師が見つかったらば全幅の信頼を置くこと、13、病気の状態と体調に気をつけること、14、そして清潔があらゆる病気において必須の条件であること、が述べられている。

訳者がいうように、本書は通読する必要はない。講話をまとめたものであり気に入った所をどこから読んでもいい。読者は一度読んだあとも、折に触れ、機会を見つけて本書を紐解くであろう。読者の「心の安息」を得るための良書であり、現代と対比させながら、読者が各人各様にそれぞれの読書の楽しみに浸れる本である。最後に、われわれ日本人の読者に「心の安息」を与えるべく、このような良書を世に送り出された訳者に心からの感謝をささげたい。

大原健士郎著「精神科医の綴る幸福論『あるがままの自分』から『あるべき自分』へ」（亜紀書房刊）

著者の大原健士郎先生は、高知県伊野町生まれの七十五歳。昭和五十二年から平成八年までの二十年間は浜松医大の初代精神医学教授として、自殺、森田療法、アルコール依存、薬物依存などの領域で大きな業績を上げられ、ご退官の後も人の生と死にかかわる数多くの著作を送り出されているエッセイストである。これまでの百冊を超える著作に、本書が加えられた。

編集委員会で本書が取り上げられた折に、僭越ながら書評を申し出た。大原健士郎先生のこれまでの著作から、精神科医が垣間見る多くの患者の人生観察を横糸とし、ご自分の生活体験を縦糸として、綾なされる自然体としての幸福論が期待されたからであった。何度も読み返して、本書を味わい尽くした。

本書の味は、著者の体験を通してそのときその場面での心情が自然体で書き綴られているところにある。生活の中で感じた心情がそのままに語られている。冒頭には、精神科医として大きな仕事をし、ご子息を育て上げられ、七十五歳になられた時点での日常生活の一コマとして、孫とのふれあいの中に自然に幸福を感じるという「孫の手」のエピソードが綴られている。似たようなエピソードはどんな人の生活の中にもあふれているのであろうが、はたしてどれだけの人がこのような生活のさりげない事柄に、幸福を感じとることができるのだろうか。よほどの感性を持っていないとこのような幸せを感じ取ることはできないのではなかろうか。しかしながら、さりげなく書き下されているからこそ、そんな幸福感を自分も味わうことができるかもしれないとの期待を抱かせるのである。

著者はいう。「多くの人に、今幸せなのかと尋ねてみると、多くの人がニヤニヤと笑って『まあまあです』

という。施設に入所している高齢者は、不遇な人生経験も多かったろうが、満足度検査で見ると確かに現在の施設での生活に『幸せ』を感じている、しかも、その地域での在宅高齢者と比べても『幸せ』と感じている人が多い。」このような精神科医としての経験を述べた後に、著者自身の体験が続く。著者は鎌倉に自宅があるが本人は浜松に住み、ご子息は東北に、そして鎌倉の自宅には奥様が生活するという家族ばらばらの生活が久しく続いていた。奥様を亡くされて二十年にもなろうかという年末のある日、空き家同然の自宅に泊まる機会があった。町で買ってきた弁当を食べながら、一人でさびしい夜を過ごすこととなった。しながら、孫娘との電話での会話を思い出しながら「大きな幸せ」を感じたという。

著者は、昭和六十一年に奥様を悪性腫瘍で亡くされている。その頃の生活と体験は「おれたちは家族」として上梓されている。医者として家族を救うことができない苦悶、告知をめぐってのご子息との対立、苦しまれる奥様の姿などの全てをさらけ出しておられる。著者は「正確な記録が貴重な資料になると思った。自分がときには重いうつ状態にあるのを自覚していた。書くことで自分自身をいやすことができた面も大きい」とも述べている。平成四年には、この本がＮＨＫでテレビドラマ化され、大きな反響を呼んだことをご記憶の読者も多かろう。

奥様を亡くされてからの生活の中でのエピソードである。「ある晩突然、十九年前の知人から電話がかかってきた。名前を言われてもとっさにはわからなかった。三十歳くらいの女性がせわしなく話しかける。母親が混乱状態になってどうしたらいいのかわからないと言う。話を聞いているうちに、十九年前に亡くなった妻の話が出てきた。『当時はご親切にしていただいて……』といわれた途端に、急に思い出した。私の妻がもっとも親しくしていた友人の娘さんだった。」著者はこの亡くなった奥様の友人を入院させて治療にあたることとなったが、一ヵ月くらいしてようやく患者さんは落ち着きを取り戻した。そしてその患者さんから意外なことを教えてもらう。「奥様は、川崎に住んでいた頃が一番幸せであったと言っておられました」と。

著者は医師になりたての頃、川崎の精神病院に当直医として住み込んでいた。結婚するときに院長先生が病院の敷地内にあったボロ家を改修してそこに住まわせてくれた。その後、鎌倉に家を建てて鎌倉での安定した生活が始まったのであるが、妻がこの川崎でのホームレス同然の生活の中で一番の幸せを感じていたとは。なぜだったかと真剣に考えた。

精神科医の診療は、患者の生活を聞いて患者の苦しみに共感を抱くことから始まる。そして患者の訴えを了解しようと努める。患者の生活体験の中にわが身をおいてみて、なるほど患者と同様の経験をしたならば自分も同じ苦しみを感じるであろうと理解することを言う。いわゆる「静的了解」である。患者を了解するとは、患者の生活を自分の生活経験に対照して理解しようとする作業であり、そこには臨床家としての感性が要求される。精神科医はこのような鋭い感性を磨いてもらいたい。本書の事例には、このような鋭い感性の実例がちりばめられている。もちろん著者ほどの感性を全ての精神科医に期待できるとは思わない。しかしながら、自分の日常診療の中で、患者が語る生活のエピソードの意味を理解しようとしているのか、患者の静的了解の懐を広げておくためには、どのような態度が要求されているのかを味わってほしいと思うのである。

精神科医は、他の職業以上に、他人の生活の詳細を知りうる立場にある。患者の生活体験を、自分の体験として共感するという作業は、一定の修練を経ないとなかなかできないものである。本書を読みながら、了解するという作業の本質を味わっていただきたいものである。ある意味では、患者の生活から自分の生き方を学び、その学びが多くの人と共有できればそれはすばらしいことである。著者が本書をあらわした理由はここにあろう。

本書の副題として添えられた「あるがままの自分からあるべき自分へ」は、読者に投げかけられた質問なのかもしれない。書評者は、最初に本書を手にしたときには、この副題に対して逆説的なニュアンスを感じた。森田療法の大家が掲げる副題としてはあまりに誤解を招きやすいのではないかとさえ思った。本書においても、森田療法により神経症を克服していった症例や森田正馬先生のエピソードを交えながら、森田療法について述べられているが、ご承知のとおり森田療法の真髄は、「あるがままの自分」を認めることにある。森田療法の大家が、あえて「あるがままの自分」から「あるべき自分へ」との逆向きのフレーズを幸福論の副題として掲げた理由は何なのであろうか。あるがままの自分という森田療法が目指すものを否定しているのであろうか。このような疑問に対する解答は読者にゆだねたい。書評者は、このような疑問を抱きながら、その解答を得るために何度も読み返し、自分なりの解答を得て安心したことを申し添えておく。

（臨床精神医学三四：一〇九〇-一〇九一、二〇〇五より）

室伏君士著「認知症高齢者へのメンタルケア」(ワールドプランニング刊)

本書は、認知症高齢者にかかわる老年精神医学者の多くが敬愛してやまない室伏君士先生による「理にかなったケア」の集大成ともいうべき貴重な書籍である。ご承知のようにわが国は、平均寿命の長さ、六十五歳以上高齢者の人口比、後期高齢者の比率、高齢化の速度のいずれを見ても超高齢社会であり、高齢化において世界のトップランナーである。世界的にも例のない超高齢社会を経験しているわが国から、このような書籍が刊行されたことは大きな喜びであり誇りであり、本書をまとめられた室伏先生に改めて敬意を表したい。

早くから室伏先生が提唱されてこられたように、認知症高齢者の問題は医療モデルだけでは解決できないものであり生活モデルの視点からの対策が必要であることは、今や社会的コンセンサスであり、認知症高齢者に対する施策として実体化されつつある。本書では、生活モデルの中で、認知症高齢者をどのように理解しどのように対応したらよいのかについて述べられている。

「認知症者への理にかなったケア」が確立されてきた経過は、先生の経歴をたどることにより理解することができる。室伏先生は、昭和二十六年に東大医学部を卒業され精神科医の道を歩み始められたが、当時の精神科医療には有効な治療手段がほとんどなく、「精神障害者を自分や他人に害になる行為のない〝無害な人間へ〟直すこと」が目指されていた。昭和三十年頃に向精神薬が登場し、精神症状を抑制することにより〝問題のない人間〟への治療が進められるようになった。この頃、室伏先生は東京都立府中療育センターにおいて重症心身障害児の療育に取り組まれており、障害児が社会で普通に生活できるようにノー

JCOPY 88002-857

マライゼーションの考えに則った療育を進められていた。社会を構成する人として、社会が受け入れて障害者をノーマライズするという理念は、高齢者のケアにも大きな影響を及ぼしているように感じられる。

室伏先生は、昭和五十二年に国立療養所菊池病院に認知症高齢者専門病棟を開設され、「cure より care を」の標語のもとに、認知症患者の生き方を重視した安心・安定・安住の質の高い生き方を追求され、その中で認知症高齢者のメンタルケアの根幹が形成されていった。昭和五十四年からは「老年期脳障害の発生機序・臨床・治療に関する研究班」を立ち上げられ、六年間その班長として研究を率いられた。この研究班は、その後順天堂大学の飯塚禮二教授、大阪大学の西村健教授へと引き継がれて大きな成果を残したが、特筆すべきは、一貫して認知症高齢者に対する「理にかなったケア」が追求されたことであろう。この当時はアルツハイマー病の研究が活発になり始めたころであり、多くの研究者がアルツハイマー病の生物学的研究の成果を競い、その根治療法を目指す活動が本格化した時期であったが、この当時から医療モデルから生活モデルへのシフトを見通しておられた先生の炯眼は、三十年を経過した現在においても正しいものの見方であった。

第三章「認知症高齢者とのコミュニケーション」では、対話の留意事項、人間関係、精神世界について述べられており、圧巻である。薄れ行く記憶の中で認知症高齢者がどのような精神内界を保持し、どのように感じ、どのような人との繋がりを作ろうとしているのかについて述べられているが、「仮想性見当づけ」には十分な意味があり「仮想性現実化症候群」と呼ぶ病態には個々の患者の生き方が反映された特徴が読み取れるものであるという主張には強い説得力がある。

このような観察をもとにして、第四章において「認知症高齢者への理にかなったメンタルケア」について、アルツハイマー病と血管性認知症とにわけてのそれぞれ十項目が提唱されているのであるが、いずれ

JCOPY 88002-857

も実際のケアの現場にすぐにも取り入れられるべき項目である。そして、第三章に述べられている一つひとつの理を思い返しながら読むと、なるほどと納得できるものである。

筆者は、本書を手に取り何度も何度も読み返した。平易で丁寧な言葉で書かれており、決して難しい内容ではないが、全体の思想を理解し共感するためには、何度も読み返す必要があった。五、六回ぐらい読んで、ようやく室伏先生のお顔が浮かんできて、いつもの穏やかな笑顔で、「そうですよ、やっとわかってくれましたか」と言ってもらえたような感じがした。座右の書として身近に置いてこれからも何度も読み返して味わいたい書籍の一つであることは間違いない。

（臨床精神医学三八（二）：二二九－二三〇、二〇〇九より）

松下正明総編集「精神科診療データブック」（中山書店刊）

本書「はしがき」に「精神科医療において不可欠な知識と技術のエッセンスをデータブックとして一書にまとめた」と記載されているように、精神科医療に必要な診察法、検査法、評価法、ガイドライン・アルゴリズムを中心に編纂した書物である。章立ては、1、診断基準・分類（一四〇頁）、2、精神症状診察・評価法（五十七頁）、3、心理検査・評価法（一八四頁）、4、診療ガイドラインとアルゴリズム（五十八頁）、5、向精神薬一覧（一三〇頁）、6、文献関連事項（三十六頁）、7、わが国の精神保健福祉（一三五頁）となっており、頁数からみても、本書のメインは「心理検査・評価法」と「わが国の精神保健福祉」の章にある。

数ある心理検査法をこれだけ集約して解説した書物は他にない。特に認知症関連の項目は充実しており、本書に記載されている内容は認知症の医療サービス従事者にとっては必要にして十分の内容である。

「わが国の精神保健福祉」の章は、もう一つのメインディッシュである。本書に詳しく述べられているが、わが国の精神科診療に関わる法律は、精神衛生法の時代から精神保健法の制定・改正により大きく変化した。最近でも障害者自立支援法（平成十七年）、医療観察法（平成十七年）の改正・施行があり、社会の要請に応えて次々と新たな枠組みが整えられている。このような精神科医療が関わる法的側面についても、十分な記述がなされている。とりわけ、「医療観察法とその運用状況について」の項目は、対象者がどのような処遇を受けているかについて実際のデータと共に記述されており、必読の部分である。

筆者はかねがね、わが国の精神障害・精神科医療サービスの年間統計が欲しいと思っていた。わが国の精神障害の患者動向、疾病構造の変化、治療法の変化、精神科医療サービスの対応などについてのまとまったデータがなかったからである。本書の「わが国の精神保健福祉」の章には、「V. 疫学統計・諸数値表」の部分があり、そこには精神科病院の状況、社会復帰施設の状況、自殺の現状、児童・思春期の統計、産業保健分野の統計がまとめられている。都道府県別の精神科医療データが掲載されているが、都道府県別の措置率は、大阪市がダントツに高い。都道府県別の平均在院日数のグラフを見ると、平均在院日数が短いのは、高知県、東京都、福井県であり、逆に長いのは鹿児島県、徳島県、茨城県である。精神医療審査会の請求件数は福岡市、大阪市、岡山県、東京都が飛びぬけて多い。このようなデータを眺めながら、その理由を考えたり、その対策を考案してみるのも楽しい本書の利用法である。

本書の特徴の一つは、歴史的な事柄と新しい事項とが記載されており、歴史と将来とが程よくミックスされている点にある。ICD（International Classification of Diseases）の歴史は一八五〇年代にまでさかのぼるとは、本書を読むまで知らなかった。精神障害はICD-6（一九四八年）になって初めて独立した章となり、ICD-10（二〇〇三年）の「精神及び行動の障害（F00-F99）」へと充実されていく過程をよく理解することができた。さらに、本書ではDSM-5への展望までもが記載されている。それにしても精神医学・精神科医療の間口の広さには、驚嘆するばかりである。これだけ広範囲のデータを編纂された編集者の力量にただ感嘆する。

（精神神経学雑誌一一三（一〇）：一一二九、二〇一一より）

羽下大信ら訳「ハインツ・コフート　その生涯と自己心理学」（金剛出版刊）

本書は二〇〇一年に出版され、米国精神分析学会グラディバ賞、カナダ精神分析学会ケーテ賞を受賞した"HEINZ KOHUT: The Making of a Psychoanalyst"の全訳である。ハインツ・コフートの著作は『自己の分析（平成六年）』『自己の修復（平成七年）』『自己の治癒（平成七年）』（いずれもみすず書房）などが翻訳されており、わが国においても自己心理学の臨床と技法は受け入れられている。ハインツ・コフート（一九一三〜一九八一）は、オーストリアに生まれウィーン大学を卒業し、ナチスの迫害から逃れてアメリカへ渡り、シカゴ精神分析研究所で精神分析医として成功した。"Mr. Psychoanalyst"とも呼ばれ、米国精神分析学会（APsaA）の理事長として一九六〇年代の米国精神分析を率いてきた人である。

精神分析はこの一世紀の伝記のあり方を大きく変化させた。フロイトが登場するまでの伝記は、社会的に重要な役割を果たした人についての事実紹介であり、模範的で歴史的価値があり教訓的なものを記述するものであったが、フロイト以降の伝記は、人の早期体験を詳しく検討し、その人が成し遂げたものだけでなく、変わった言動や神経症的な部分にも関心を向け、何かを追求し暴くことを目指すようになった。本書はこのような「現代的な伝記」の中にあっても一段と精神分析的である。単なるハインツ・コフートの伝記という範疇を超えた書籍であり、精神分析における内省と共感の位置取り、自己愛の諸形態とその変化などの研究業績、そして自己心理学の成立過程に関わるコフートの心的世界についての精神分析が織り込まれた精神分析的歴史書である。原著者のストロージャー自身が、シカゴ大学で歴史学博士号を取得した後、シカゴ精神分析研究所でトレーニングを受けた精神分析家であるからこそ、本書のような記述スタイルと精神分析的内容が可能となったのである。コフートの出生から逝去にいたるまでの六十六年間が順番に五章にわけて並べられているが、いずれの部分にもコフートの人生上のエピソードや言動に関する分析的解釈がちりばめられている。コフートは六十四歳のときに自分自身を物語るためのケースヒストリーを仕立て上げて、その分析を論文として発表しているが（The two analyses of Mr. Z. Internatl J Psychoanalys 60：3-27,1979）、Z氏の分析からの引用は伝記としても分析的記述としても、本書に深い味わいを持たせている。

第一部「ウィーン（一九一三～一九三九）」では、父親・母親と過ごした幼少時代、医学部学生時代とナチスによる迫害とオーストリア脱出まで。第二部「フロイトの足跡を踏んで（一九三九～一九六五）」は、シカゴで厳密なフロイトの本流を継承する精神分析家として頭角を現わし、一九六五年にアメリカ精神分析学会理事長としての職責を全うするすまで。第三部「呪縛から離れて（一九六五～一九七〇）」では、自己愛に関する論考と考察を深めて『自己の分析』を出版し、コフート独自の世界を構築するまで。第四部「理論とムーブメント（一九七一～一九七七）」ではアンナ・フロイトやクルト・アイスラーからの決別と『自己の修復』の出版。第五部「英雄の誕生（一九七七～一九八一）」では、リンパ腫を発症し、心臓手術を受け体調を壊しながらも、『自己の治癒』を発表し自己心理学学会を立ち上げ、その第四回大会に出席して最後の口演を果たして永遠の眠りにつくまで。

フロイトの死後、米国の精神分析会はアンナ・フロイトとメラニー・クラインの対立を経ていくつかの流派が形作られていくが、本書を読むと、コフートが、ハインツ・ハルトマン、オットー・カーンバーグ、エリク・エリクソンらとどのような関わりを持ち、どのように自己心理学を完成させていったのかがよく理解できる。十九年をかけた膨大な資料収集と緻密な調査と友人・家族・患者への取材により得られた事実に基づいて書きあげられた本書は、精神分析的自己心理学を学ぶ者にとっては必読書と言えるであろう。

　このような深みをもつ本書の翻訳は容易ではなかったろう。コフート自己心理学の理解に加えて、相当の時間と労力が必要であったろうと思われるが、原著の味わいを十分に残すべく八十頁に及ぶ丁寧な訳注を加えて、ほぼ完全な翻訳を成し遂げている翻訳者らの労をねぎらうと共に敬意を表したい。

（精神神経学雑誌一一三（八）：八一五、二〇一一より）

JCOPY 88002-857

本城秀次著「乳幼児精神医学入門」（みすず書房刊）

名古屋大学精神科では昭和十一年に堀要教授により児童治療教育相談室が開設され、わが国の児童精神医学の歴史が始まった。その流れは、若林慎一郎、大井正巳、本城秀次と続き、平成二十年四月に標榜科目としての「児童精神科」の承認に結実したのであるが、本書の著者、本城秀次氏は名古屋大学精神科の児童・青年精神医学のグループでの研鑽を積んだ後に、「他人のやらないことをやりたい」との性癖からわが国における乳幼児精神医学のパイオニアとしてこの領域を開拓した人である。

乳幼児精神医学は胎生期から三歳ぐらいまでの乳幼児を対象とするが、零歳児からではなく胎生期から始まるとの認識が重要である。「乳幼児精神医学」の名称に含まれる乳幼児と精神医学には逆説的な意味合いが込められており「乳幼児に関わることは必然的に母親や父親や家族に関わることを意味しており、精神医学という呼称にもかかわらず、小児科や臨床心理学、ソーシャルワーク、特殊教育、さらには発達心理学、精神生物学、家族研究などとの密接な連携が必要」とされる。乳幼児精神医学は、多領域的・多世代的・発達指向的・予防指向的な特徴を有するという。

第一～四章までは総論部分であり、第一章「乳幼児精神医学の歴史と現状」で、乳幼児精神医学の歴史と特徴を紹介した後に、第二章「乳幼児期のいくつかの発達理論」、第三章「乳幼児の発達と母子関係」、第四章「精神発達と環境」が続く。マーラーの「分離・個体化過程」理論、スターンの「自己感の発達」理論が紹介され、ボウルビィの「愛着理論」、エインズワースの「ストレンジ・シチュエーション」検査法、乳幼児気質の検査法である Infant Temperament Questionnaire（ITQ）, Infant Characteristics

Questionnaire（ICQ）について解説された後に、乳幼児の精神発達の生物学的知見が紹介されている。

第五〜八章までが本書の中心部分であり、実際の診療に大いに役立つ部分である。第五章「乳幼児の診断」では、コールの診断分類体系による行動評価の多軸診断法が症例に即して解説されている。第六章「乳幼児の治療」では、フライバーグのGhost in the nursery（キッチン精神療法）、クレイマーの母-乳幼児短期精神療法が症例を紹介しながら説明されている。第七章「母子支援」では、マタニティ・ブルーズや産褥うつ病への対応、ＮＩＣＵにおけるカンガルーケアなどが述べられている。第八章「虐待について」では、児童虐待の歴史と現状、経過、治療法などを述べた後に、児童虐待の発生要因を子ども・親・家族などの社会的要因にわけて解説し、児童虐待の世代間伝達についての考察が加えられている。

第九章の「親と子どもの心療科にいたるまで」は著者による臨床の概要であり、このような活動を率いてきた著者の思いが、「乳幼児の精神医学的問題を取り扱う乳幼児精神医学では、乳幼児とそれを取り巻く環境との関係性の問題に目を向けていくことが治療の大きな手段となる。ここに乳幼児精神医学という専門領域に従事する面白さともどかしさがあるのではないだろうか」と締めくくられている。

本書を通読することにより、乳幼児精神医学の全体を理解するとともに、わが国の乳幼児精神医学の現状と問題点を理解することができた。臨床現場にありながら、近年発展著しい精神生物学や精神薬理学の領域の知見を取り入れながら進んできた開拓者の努力が結実しており、著者の力量が伝わってくる。評者は、本書を読了した後に、一人でも多くの人に読んでほしいという素直な読後感を味わった。一人でも二人でも乳幼児精神医学を志す人を増やすことに役立ちたいとの著者の思いが伝わってくる良書である。この書評をまとめると共に、これからのわが国の乳幼児精神医学の発展にエールを送りたい。

（精神神経学雑誌一一三（十二）：一二一五、二〇一一より）

JCOPY 88002-857

風祭元著「近代精神医学史研究―東京大学・合衆国・外地の精神医学」（中央公論事業出版刊）

著者風祭元先生は平成十三年に松沢病院院長をご退官の後も数多くの著作を発表されている。「松沢病院院長日記」「精神鑑定医の事件簿」「精神科医の雑学読書」「退官春秋―古希から喜寿まで」など。

このたび、敬愛する風祭元先生による「近代精神医学史研究」を拝読する機会に恵まれた。先生は昭和三十三年東大精神医学教室入局、昭和四十五年から米国ボストンのタフツ大学に留学、昭和四十七年から帝京大学精神科教授、そして平成六年から松沢病院院長をお務めになられた。わが国を代表する精神科医の重鎮である。第一章「松沢病院と日本精神医学・医療の歴史」、第二章「東京大学医学部精神科教室の歴史」、第三章「アメリカ合衆国の公立精神病院の歴史」は、先生が実際に過ごされた施設での体験に基づいた記述であるだけに、正確であり、なるほどと納得できる記載に満ちている。「血の通った正確な記載」は風祭先生のいずれの著作にも共通して認められるのであるが、本書を読まれた年配の精神科医の中には、自分がかかわった精神医学・医療の体験を後世のために書き残しておくことに賛同される読者も多いのではなかろうか。書評者も二年後に自分の教室の百二十周年記念誌の刊行を予定しているが、記念誌の編集にあたっては本書のような記載をモデルとしたいと思っている。

第四章「太平洋戦争終結以前の東アジア植民地の精神医学」は、台湾・韓国・満州における精神医学史が記述されている必読の部分である。精神科領域においてもわが国から世界への発信が求められるようになり久しい。ＪＹＰＯの活動を通じて日本精神神経学会による国際交流も活発になり、日本生物学的精神医学会、日本老年精神医学会では、台湾・韓国・香港との若手交流プログラムにより定期的な交流で成果をあげている。そのような国際交流の振興には、相手国の実情と歴史を知ることが必要であるが、本書には太平洋戦争終結以前の台湾、韓国、満州における精神医学・医療の歴史が、これも血の通った正確な記載でなされている。

書評者も精神医学領域における国際交流のために各国を訪問するが、数年前から台湾訪問時にはEng-Kng Yeh 先生ご夫妻との歓談を楽しみにするようになった。Yeh 先生は一九二四年十二月三十一日生まれの台湾精神医学の重鎮であり、一九六九年に台北市立精神医療センター（Taipei City Psychiatric Center：TCPC）を設立し台湾の精神医療モデルを作り上げた人である。TCPCは日本でいうと松沢病院に相当するのであろうが、Yeh 先生の立案により、精神科医療センターは病床・外来、デイケア、ナイトケア、精神科救急の四つを要件として運営されるようになり、病院を中心としたメンタルヘルスシステムが作り上げられたという。平成二十四年十月の台湾訪問の折には本書を持参した。本書の台湾の記載はYeh 先生から見ても「血の通った正確な記載」であり、本書により台湾の精神医学の歴史が日本の精神科医に知られるようになったことに感謝しておられた。もちろん Yeh 先生ご夫妻と風祭先生ご夫妻とは古くからのお付き合いであり、奥様同士では今でもメールのやり取りを続けられておられるとのことであった。Yeh 先生の奥様、劉心心さんは、最近日本語での著作『海の向こう』『折々の記』の二冊を出版された。正統な日本語で書かれており、台湾人の感性と台湾の文化を知るための良書である。

（精神神経学雑誌一一五（一）：一一七、二〇一三より）

加藤忠史著「岐路に立つ精神医学：精神疾患解明へのロードマップ」（勁草書房刊）

精神医学は医学の重要な分野としてその存在を主張し始めている。平成二十四年、精神疾患は五疾患五事業の一つとなり、がん、脳卒中、心筋梗塞、糖尿病と並び、地域医療政策の重要疾患の一つとなった。わが国の精神疾患の患者数三百二十三万人は他四疾患のどれよりも多く、DALY値で見た社会損失も極めて大きいからである。以前の精神医療は入院が主体の病院中心であったが、現在の精神医療は地域中心の精神医療に移行しようとしている。精神科病床を減らすだけでなく、地域での生活を支援する十分な人手と予算をかけた医療計画が必要なことは当然であり、精神科クリニックの数が増加している。また精神科医数は他科と比較しても右肩上がりで増加している。精神疾患の患者さんと社会の接点が多くなり、一般市民にも精神障害についての知識と理解が必要とされるようになった。マスメディアでも精神疾患が取り上げられるようになったが、これまで科学的立場からの精神医学の啓発書はほとんどなかった。

筆者は「精神疾患患者の抱える三つの苦しみ」として、症状の苦しみ、薬の副作用の苦しみ、そして周囲の無理解とを挙げる。しばしば無知識と無理解は、差別や偏見につながるものであり、精神医療に従事する者は精神疾患についての正しい情報を一般市民に提供する責任を負っている。精神疾患に対する偏見は、意外にも医学の他科領域の医師にも強いと聞くことから、評者はかねがね科学的立場からの精神疾患の啓発書が必要と思っていた。本書は、精神疾患に対する精神医学の取り組みを科学的に説明したいとの意図で書かれたものであり、著者の精神医療従事者として精神医学研究者としての熱い思いが伝わってくる。若い精神科医だけでなく、他科医師、神経科学の研究者にお勧めしたい良書である。

JCOPY 88002-857

神経科学会はニューロサイエンス・ブレインサイエンス領域のわが国最大の学会であるが、著者は神経科学会大会長として平成二十五年六月の Neuro 2013 を成功に導いた。評者も Neuro 2013 に引き続き、世界生物学的精神医学会（WFSBP Congress）を担当したが、平成二十五年六月の京都国際会議場は、精神疾患にかかわる基礎と臨床の研究者が一堂に会することになった。WFSBP 開会式には天皇皇后両陛下のご臨席を賜わったことから、マスメディアにも生物学的精神医学の重要性を広く社会に報道していただいた。評者は、WFSBP 開会式において、生物学的精神医学が進むべき道は、精神療法の作用機序を科学的に解明して有用な薬物療法と精神療法を統合することにあると話したが、本書では精神医学の歴史と概説から始まり精神疾患の克服のためのパースペクティブが見事に記述されている。著者の見識と偏りのないサイエンスに取り組む姿勢が随所に表れている。

　これまで、神経科学領域の基礎研究者は、精神疾患よりも神経疾患をターゲットとしてきた。精神疾患は難しすぎて手が届かなかったからであるが、今や精神疾患は研究の主要なターゲットとなりつつある。細胞生物学・分子遺伝学・脳機能イメージングの膨大なデータをバイオインフォマティクスにより解析・統合しようとするブレインサイエンスは、ヒト脳機能の網羅的解析を可能としつつある。二〇一三年から米国の Brain Initiative Project, EU の Human Brain Project がスタートした。これらの大型プロジェクトは、今後十年間にヒト脳の各部位の神経回路機能を解読し、脳機能の全体像を解明しようというものであり、最終的には精神疾患の克服を目指している。

　わが国においても平成二十五年度に策定された科学技術総合会議の提案に「精神疾患の解明と治療法の開発」が盛り込まれた。日本精神神経学会など精神科関連五学会は平成二十五年五月に「精神疾患克服に向けた研究推進の提言」を取りまとめた。この提言書は、今回の科学技術総合会議の提案にも考慮されたのではないかと思っているが、実はこの精神科関連学会の提言書には著者の貢献が大きかった。著者の知識と見識により提言の起草がなされ、その内容は他領域の科学者から見ても説得性のある内容であった。本書では精神疾患の克服のためにはなによりも基礎と臨床の共同作業が必要と述べられているが、この提言にも精神疾患の研究には基礎と臨床の相互乗り入れが極めて重要であることが明瞭に述べられている。

本書は十七章からなる。第一〜四章までは精神医学が辿ってきた歴史的事実が述べられ、第五〜九章では「精神疾患はなぜこれほどまでに精神疾患の解明が遅れているのか」の秘密が解き明かされる。そして第十章「精神疾患解明へのロードマップ」が説明され、第十一〜十七章においてその具体的方策が明確に述べられている。ゲノム研究、動物モデル研究、脳機能画像研究、ヒト脳組織研究の進め方と、基礎と臨床の相互乗り入れの重要性が述べられているが、まったく同感であり、このような地道な努力なしに精神疾患を克服できる道はない。著者の心意気を読み取っていただき、一人でも多くの優秀なリサーチマインドを持った精神科医を育成したいと思っている。このような思いから日本精神神経学会では、平成二十五年八月に精神科に興味をもつ若人を集めて第一回精神科サマースクールを開催し、加藤忠史先生に講演を依頼したが、本書と同名のタイトルで素晴らしい講演をしていただいた。

（臨床精神医学四十二（十二）：一五七五-一五七六、二〇一三より）

JCOPY 88002-857

第四章

精神医学の研究とは

精神医学の臨床研究について考える

近年の医療費抑制や新研修制度の導入などにより、わが国の研究環境は大きく変化している。基礎医学系大学院では医師の入学者が減少し、多くの基礎の教室では医師（ＭＤ）よりも研究者（ＰｈＤ）の数が多くなっている。臨床の教室でも、学位より専門医資格のほうに魅力を感じる若い人が増え臨床医が大学の研究室に入らなくなりつつある。このような変化は、医学研究のあり方そのものに影響を与え始めている。

ある雑誌に、先端医療振興財団理事長（京都大学第二十二代総長）の井村裕夫先生が、わが国の医学研究の振興に必要なことは、臨床研究のレベルアップであると書いておられた。医学研究を基礎と臨床とに分けて考えると、ここ十年くらいの間に基礎の研究環境はかなり整備され、わが国の大学の基礎研究室でも欧米の施設と比較しても遜色のないくらいの設備が整えられ、優れた研究成果が産出されるようになった。Nature や Science に掲載されるわが国からの論文数も増加した。このような意味では基礎医学の研究は一定のレベルに達していると言えよう。一方、臨床研究はどうであろうか。確かに Lancet や New England Journal of Medicine に掲載されるわが国からの臨床研究論文は少ない。この点を井村先生は憂えておられるのだと思う。優れた臨床研究の遂行には、優れたデザインに基づいた多くの人手と時間と労力が必要である。優れた臨床研究は、決して臨床の片手間でできるものではない。

平成二十一年一月三十～三十一日に大阪で第四回日本統合失調症学会を開催した。この学会に合わせて第一回統合失調症研究アジアワークショップを企画することになった。アジアの統合失調症研究者に参加を呼び掛けて、この領域の研究を活性化しようという意図でアジアの研究者五十名を招待して演題を出していただいた。基礎と臨床とに分けて、臨床の会場では、①疫学と発症要因、②再発・再燃・長期予後、③心理社会介入と心理教育、④予防と初期介入のセッションを、基礎の会場では①遺伝子、②画像・脳機能、③病態生理と薬物療法、④創薬と研究の展望という、合計8セッションに分けて演題を募った。このような作業の中で気付いたことであるが、アジアからの演題のほとんどは、臨床上の経験、工夫、知見をまとめた「臨床研究」である。日本以外の国では、遺伝子や脳機能画像、細胞生物学、精神薬理学などのいわゆる「基礎研究」の演題はほとんどない。臨床研究にはその質において基礎研究以上に大きな幅があるのだろう。質のよい臨床研究は、よくデザインされたサンプル数の大きい、コントロールされた長期間の臨床データに基づくものであり、そのためには膨大な費用と労力と時間が必要とされる。そのような臨床研究の構築には、日本全国あるいはグローバルな協力体制が必要とされる。このような臨床研究は、わが国の臨床家には、なかなか実施しがたいものである。Cochrane Database に代表される数千から数万の臨床データはEBMの基本として臨床医学において価値あるものであるが、精神医学の臨床研究にはEBMを超えた人間性・個別性が要求されるのではないだろうか。数万の臓器別の臨床データを集積して導き出される結果であっても、必ずしもそのまま一個の人間の価値に当てはまるものではない。精神医学が大切にする観点は、人間全体であり、臓器別のデータのすべてを合わせたものに、さらに人間の主体性が付け加えられねばならない。このような視点から言えば、精神医学の臨床研究推進には、現在の医学教育・研修体制において、臨床研究を指導し、まとめあげるリーダーの育成が重要であろう。

（精神神経学雑誌一一〇（九）：七二九、二〇〇八より）

精神科医と臨床研究

多くの先輩方から言われてきたことがある。「一生の仕事として精神科臨床を続けるには、若い時期に研究に打ち込むことが重要であり、そのことによって自分なりの診察の味付けができる。これがないと仕事を続けることはできない」と。精神科医としての視点を見据えて、独自のものを持ち得ているかを問い続けることが必要だという意味であろう。精神科医として何を患者に与えているのかを問い続けることであろう。有能な精神科医であれば、患者が現実から乖離した判断をしそうになるときに、これ以上偏らないように防波堤となるであろうが、このような臨床にあって、自分の存在をかけて、患者に対し謙虚にそれでいて確固たる自信を持って、丁寧に説明することができるためには、自分の全体が必要となる。精神科医が、全身全霊をかけて打ち込んだ知識と技量が自然とにじみ出るものである。

自分の味付けの精神療法は、その人が一生懸命に研鑽を積んだ後に自ら生じる。心理・生理・生化であれ、その研究領域・手法は問わない。ただその領域で一定水準以上の知識を土台にして新しい知見を創出したという経験が重要である。患者の生活の中から、一定の問題を抽出し、その問題解決のために有用なアドバイスを出せるかどうかは、治療者がどれだけ研究マインドを持ち問題解決に努力したかの経験に依存している。そのようなことを考えて、先輩諸氏は、精神科医は若いときには研究に打ち込む時期が必要だと言われたのであろう。筆者もようやく先輩諸氏が日々の臨床の合間に伝えようとしてくれたことが解るようになった。精神科臨床の奥深さをようやく実感できるようになったのかもしれない。

さて平成二十三年五月には画期的なことが起こる。全ては「自分は生物学的精神医学会に育ててもらったと思っている」との三國雅彦先生（第百七回日本精神神経学会大会長）の言葉から始まった。筆者も生物学的精神医学会の中で議論させてもらったことが、自分の精神科医の臨床と研究に大きな役割を果たしたと思っている。そして加藤進昌先生（第三十三回日本生物学的精神医学会大会長）が言われた。「五月の日本精神神経学会に合わせて日本生物学的精神医学会を開催することは、多くの精神科医に生物精神の活動を知っていただく絶好の機会ではないか」。こうして両会長の英断により、精神神経学会と生物学的精神医学会の同時期・同場所開催が決定された。平成二十三年五月の生物学的精神医学会は、「この十年をころの科学の時代に」のテーマのもとに、東京お台場で精神神経学会に引き続き開催される。五月二十日には参加費無料の「生物学的精神医学研修講座」や現在外国で活躍中の演者による「若手研究者育成プログラム」が準備されている。また、シンポジウムでは臨床に役立つ最新のトピックスが取り上げられる。精神神経学会に集われる方には是非とも参加していただきたい内容である。

思い返せば、精神神経学会は患者の人権を尊重し、極端に研究を排除していた時期があった。一方、生物精神は、精神疾患の生物学的な研究を推進する学会であり、精神神経学会から遠ざけられていた一時期があった。

いまや、世界はゲノムの時代を超えて、脳科学の時代、精神疾患の時代に突入している。一方、わが国の精神医学研究は大変苦労している。その原因の一つは、研究予算決定の過程で、精神医学の研究を心理・社会的研究とし、生物学的研究の中心を、神経内科・基礎とする誤った二分法がインプットされてしまったことにある。これまで精神医学領域の研究については、社会・心理学的な要因が重要視され、生物学的研究の重要性が認められていなかった。生物学的精神学会では、このような誤った考えを改めて、生物学的研究の重要性を訴える活動を続けてきた。平成二十二年から新たに若手・学生会員の枠を設定した。若手・学生会員の年会費は半額であり、かつ、入会初年度の年会費は免除となっている。また、一般会員についても平成二十五年の国際学会までの間は入会初年度年会費を免除することとした。

平成二十五年六月二十三〜二十七日に京都国際会議場においてThe 11th WFSBP Congress（第十一回世界生物学的精神医学会国際会議）が開催される。京都大会のグランドデザインが決定され、WFSBP Congressの直前に日本神経科学学会と日本神経化学会とが共同開催するNeuro 2013の、最終日から重ねてWFSBP Congressを開催することとなった。Neuro 2013の五日間とWFSBPの五日間との計九日間は生物学的精神医学・神経科学・神経化学の学術集会が開催されることになり、この領域の学術活動の発展に役立つものと期待されている。ゲノム科学、脳機能画像、インフォマティクスなどの研究手法を総動員して精神疾患の解明に取り組む体制を作り上げたいものである。

（精神神経学雑誌一一三（三）：二三九、二〇一一より）

明暗の境に立つ

大阪大学精神医学教室の教授を引き継いで十五年になる。教室は明治二十七年四月七日にわが国で二番目の精神病学教室として開講され、初代大西鍛《おおにしきとう》先生（〜明治三十六年）、二代今村新吉先生（京都大学との併任）、三代和田豊種先生（明治四十一年〜昭和十六年）、四代堀見太郎先生（昭和十六〜三十年）、五代金子仁郎先生（昭和三十一〜五十三年）、六代西村健先生（昭和五十三年〜平成七年）と歴史を綴り、教室の同門会「和風会」は会員六百名を超える。

「明暗の境に立つ」の言葉は、故西村健先生から頂戴した。西村健先生は生化学教室と精神医学教室とで研鑽を積まれ、老年期認知症研究の生化学的研究を始められ、認知症脳では水溶性蛋白が不溶化していることを見い出された。小生の恩師である。西村健先生から「明暗の境に立つ」は、大阪帝国大学生化学教授古武彌四郎先生（明治十二年〜昭和四十三年）の言葉だと教えていただいた。研究者は、確実な事実と未解明の課題との間の境隙に身を置いて、明暗の境から両方を透徹した目で見つめて考えることが必要であるとの意味である。

古武彌四郎先生は、アミノ酸中間代謝物の研究で数々の業績を上げられ、大阪帝国大学生化学教授を退官された後には、和歌山県立医科大学学長を務められた。帝国学士院賞、文化功労者である。

「明暗の境に立つ」の言葉を、やや軽薄に過ぎるかと思いながらも、あえて図を用いて解説する。最初は、壷の写真であり、一見すると壷しかないように見えるが、壷の縁に目を凝らすと人間の横顔が見えて

JCOPY 88002-857

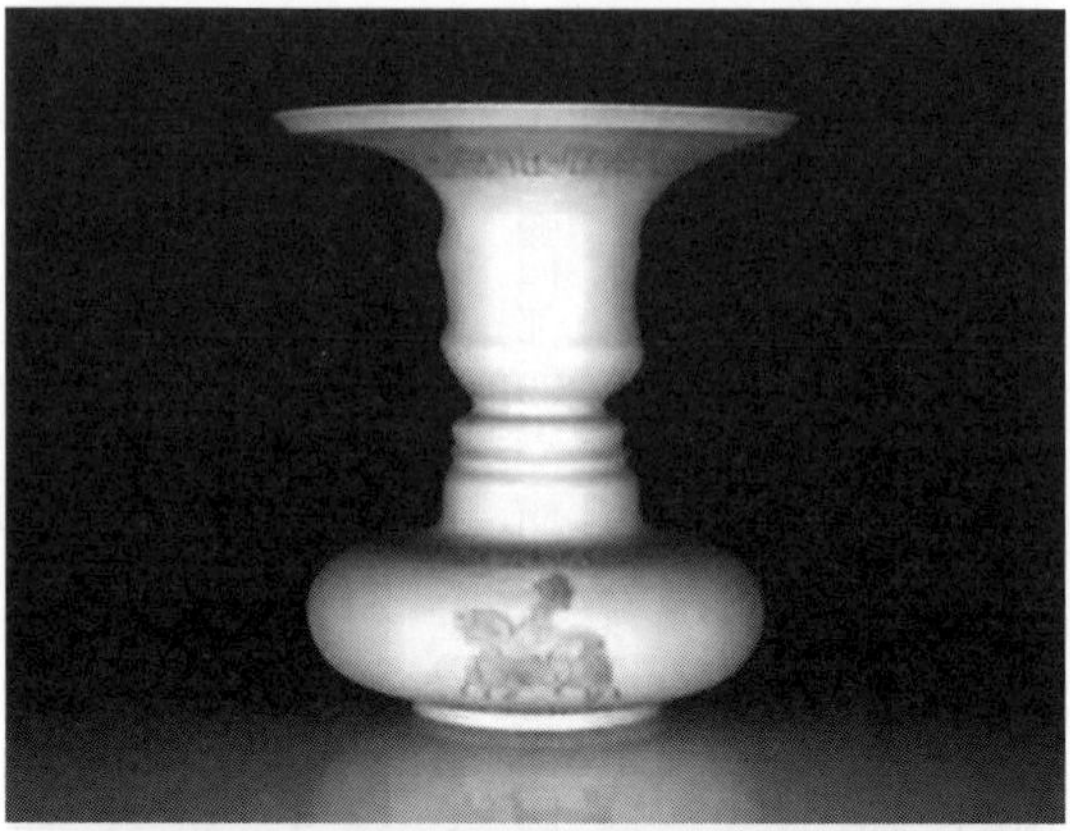

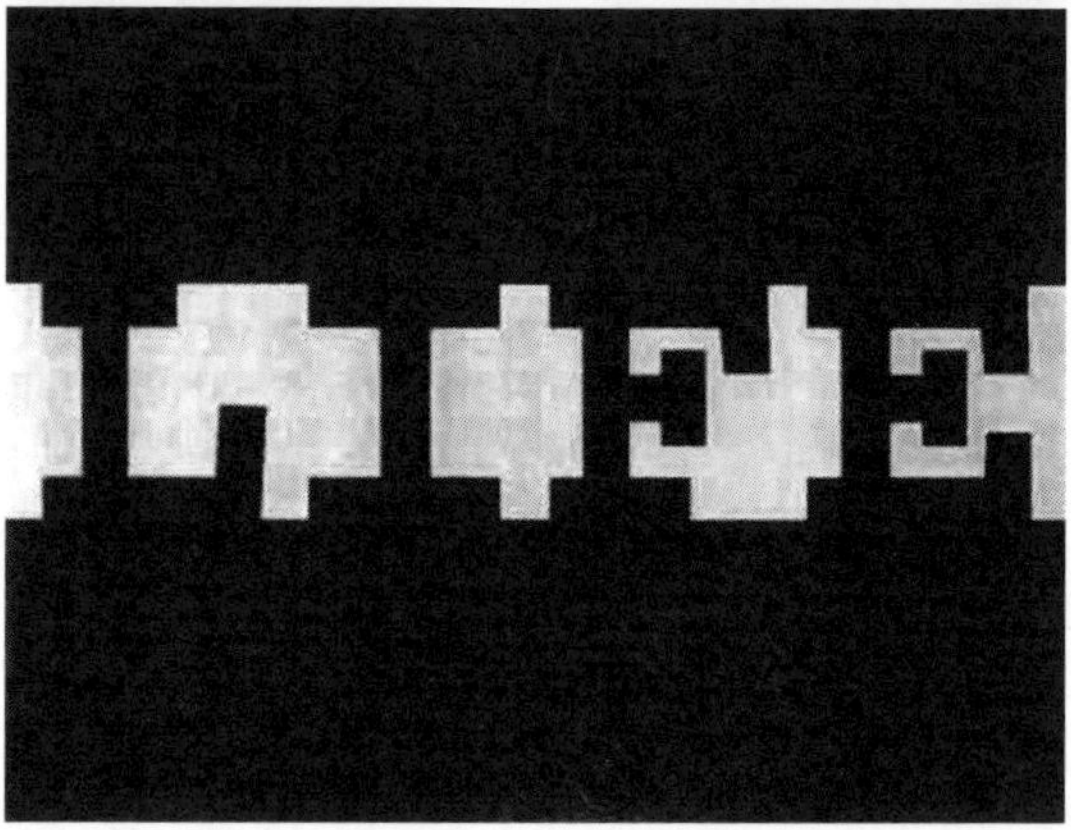

くる。自然科学研究は、このように簡単には行かないことは重々承知しているが、本当の解明すべき点を明瞭な作業仮説としてまとめあげることが重要であり、そのためには明暗の境に立つことが重要である。

次の図も視点・視座を変えることの重要性を示すものである。グレーに視点がいっている状態では、黒い背景にグレーの変な模様があるだけであるが、黒い部分に視点を置いてみると、４つのアルファベットが浮かび「ＬＩＦＥ」という文字が出てくる。そして、一度「ＬＩＦＥ」という文字が出てくると、この図はもう「ＬＩＦＥ」としか見えなくなる。明暗の境に立って、どちらの視点をも自由に取るということは意外と難しい。

小生の部屋には、小ぶりの聖母子像が掛けられている。昭和五年に古武彌四郎先生から大谷象平先生のご長男誕生の際に贈られ、さらに昭和二十二年に竹友安彦先生のご長男誕生の折に、大谷象平先生から贈られたものである。大谷象平先生は古武彌四郎先生の弟子で、大阪市立大学医学部部長を昭和三十八〜四十二年まで務められた。

この絵画は、平成十一年に竹友安彦先生から大阪大学医学部の小生の部屋に戻ってきた。竹友安彦先生は、大阪大学医学部卒、生化学教室および精神神経学教室に勤務された後昭和二十五年に渡米され、精神分析学を修められた和風会の大先輩である。一九九二年よりコロンビア・プレシビテリアン・メディカル・センターのJCQOLS（生命の質日本研究センター）のディレクター、アルバート・アインシュタイン医科大学精神医学臨床名誉教授となられている。

古武彌四郎先生、大谷象平先生、竹友安彦先生を巡って教室に戻ってきた絵画を見ながら、西村健先生を偲び「明暗の境に立つ」という言葉を味わうこの頃である。

（CLINICIAN 598：516–518, 2011 より）

JCOPY 88002-857

どのような研究テーマを設定するのか

老年精神医学領域の研究促進のために、臨床現場で活動している精神科医、これから研究活動に入ろうとしている若い精神科医にとってすぐにでも役立つような内容をまとめてみたい。なぜ研究が必要なのか、なぜ発表が必要なのかについて述べたうえで、どのような研究テーマを設定するかについて述べる。

なぜ研究をするのか

専門職はギルドを作る。そして仲間からのピアレビューを受けながら、その専門性を高めていく。老年精神医学は、臨床医学の一分野であり、それを専門とする専門家によってなされる医学・医療である。老年精神医学会は、高齢者の精神疾患メンタルヘルスにかかわる問題を取り扱う専門集団であるが、このような専門家の中での、医療上の知識、技術、専門性は、ギルド内での知識の共有と意見の交換により進んでいくものである。

わが国における医師の専門教育は、基本的に大学医学部あるいは医科大学で行われている。そこでの基本的な教育を修了して新たに医師になる者は、研修機関において実地研修を受け、それぞれの専門性を身につけていく。このような研修機関において専門家の教育を担当する者は、常に最新の正しい知識と技能とを有し、また自らも新しい知見と技術の開発に努める義務がある。

「新しい」知識と技術が意味することは、未だ一般的な評価が定まっていないという意味である。専門

JCOPY 88002-857

家にはこのようなピアレビューによる評価の定まっていない新知見・技術について正しく判断することが求められるのであるが、正しい判断をなすためには、当然のことながら、その時点でギルドに共有されている既存の知識と技術についての十分な理解が必要となる。このような意味において、ギルドの構成員には全て等しく最新の知識と技術を勉強し、かつ新たな知見の共有に務める義務と権利が与えられているとも言える。

言葉を換えて言えば、ギルドの構成員には、専門家として新たな知見を求める権利が与えられているということができる。新しい知見を作り出すという創造的な営みを経験するという大きな権利を与えられているのであり、このような知的作業に、できるだけ多くの専門家が参画してほしいと思う。

なぜ論文を書くのか

スタンフォード大学学長、カーター政権でのＦＤＡ長官を務め、二〇〇〇～二〇〇八年までScience誌の編集長を務めたドナルド・ケネディは、論文作成の重要性について、以下のように述べている。

All the thinking, all the textual analysis, all the experiments and the data-gathering aren't anything until we write them up. In the world of scholarship we are what we write. (Donald Kennedy, 1997)

ここで述べられていることは、調査、実験、解析、思考の成果は、論文を発表して初めて意味のあることであり、いくら時間と労力を使って努力したところで、論文を発表しない限り、何の意味もないということであり、かつ学問の世界においては、論文がすべてであるという意味である。

研究を職業とする専門家にとって、論文を書くことは最大の義務である。多額の研究費を使って行った研究の結果は、一般に公開されてこそ意味のあることであり、実験、調査した研究内容を論文として一般に公表することは研究者にとっての責務である。そして、その論文の内容によって研究者の評価が決定される。研究者の間では、コンスタントに論文を発表することが求められており、論文の質、論文の数が最大の評価とされる所以である。

研究は、専門の研究者に限らずさまざまな人たちによって行われる。例えば、大学などの研究を必要とされる職場においては、その機関の要請により一定期間内には最低限の数の論文をまとめなければならない場合もある。大学院生の場合には、課程修了時には論文を公表することが学位申請の要件とされており、時期が来れば論文をまとめることになる。一般的には、多くの専門家は自分の経験したことや考えたことを手掛かりにして調査や実験を行い、一定の研究成果がまとまり、発表に足るだけの内容が整った時点で論文を作成することになる。最後にあげた例は、多くの老年精神科医師についても当てはまる。自分の経験と考えを、論文にまとめて発表したいと思っている人は多いだろう。実際にどのような段階で研究成果を発表すべきか、どのような条件が整った場合に発表すべきか、なかなか決められない場合も多い。論文を書こうか、先延ばしにしようかと迷っている場合にはぜひとも次に述べることを参考にしていただきたい。

論文を発表することの意味

一人でも多くの若い人に、是非とも論文を書く経験を積んでいただきたい。論文発表は知的作業を必要とするプロジェクトであり、思いつきだけではなし得ない。論文発表のためには、時間と労力が必要である。また何よりも論文発表というプロジェクトにかける一定の持続したエネルギーが要求される。しかしながら、論文発表というプロジェクトが達成されたときの成果の大きさと充実感は、他のどんな作業にも増して大きいものがある。そして、プロジェクトは最初は自分の身の丈に合ったサイズとレベルからスタートさせ、何度かの経験の後には大きなプロジェクトであればあるほど、その達成感は大きい。トップジャーナルに論文を発表するという大きな目標を掲げていただきたい。

論文発表は、スポーツに例えることができよう。スポーツは体力、気力を限界まで酷使して挑戦する。一定の記録を目標にして、あるいは対戦相手のレベルを目安にして、できるだけレベルの高い目標に挑戦する。そして、その目標が高ければ高いほど、それに見合った充実感と達成感が得られる。また、トップジャーナルに論文を投稿するという作業には十分なトレーニングが必要である。スポーツ競技において最初から大きな大会には出場できないのと同じである。スポーツ競技においては、相手に負けるというリスクがある。それでも多くの人が相手に打ち勝ちよい成績を収めることを目指して努力を重ね、結果としてよい成績を得たときには大きな達成感を得ることができる。論文発表もこの点においては全く同じである。論文を投稿するということは、返却（リジェクト）されるというリスクと隣り合わせである。このようなリスクを伴いながらも、高い目標を設定して努力を重ねて論文を受理（アクセプト）されるまで仕上げていく作業は、それが達成されたときの喜びが何よりも増して大きいからである。怪我をするかもしれないけれど、あるいは、リジェクトのリスクはあるかもしれないけれども、できるだけ高い目標を設定していいジャーナルへの論文発表を目指すべきである。

老年精神医学の専門家としての活動において、論文を発表しないという選択によって、自らの知的活動を縛ってしまっているかもしれない。専門家として自分の経験と思索は他の仲間にとっても大きな価値があるのではないか。そのように考えたならば、ぜひとも論文を発表すべきである。ギルドの中で一定の発言をし、自分の考えや経験を広く他の仲間に知ってもらいたいものである。専門家として充実した人生を送るためには、なんらかの知的作業に貢献すべきである。多くの人は、他人のデータをなぞりながらの活動だけでは物足りないと思うのではないか。必ずや自分の専門性にのっとった経験を活用した貢献があるのではないか。人は誰でも知的好奇心を備えている。医学・科学の世界において何かを生み出したいのではないか。新たな知見、創造的な仕事を生み出したいという意欲を大事にして新しいことに挑戦していただきたい。

研究テーマ選択の重要性

質の高い優れた論文になるかどうかはひとえに研究テーマの選択にかかっている。いい論文になるかどうかは、どのようなテーマを選ぶかによりほとんど決定する。意外に思われるかもしれないが、これは重要なポイントである。

一定のレベルを備えた研究施設では、研究テーマが決まりさえすれば、ほぼ自動的にそのためのデータの収集と作成が行われるようなシステムになっている。逆にいえば、研究テーマが設定された後の作業は、実際には時間と労力を使うものの、基本的には一定の手順に従った作業である。調査研究を主体とした研究施設では自分のところで利用できるコホートを使用してのデータ収集の作業が行われるであろうし、実験設備を整えたラボでは、生理系であれ、生化学系であれ、心理系であれ、その実験施設で利用可能な実験手法にのっとってデータ蓄積の作業が行われる。研究テーマの設定以降のプロセスはほとんどの場合は、変わり映えのしないルーチンの作業である。このような状況を考えると、いい研究か、そうでない研究かは、ほぼ研究テーマの設定の段階で決まるといっても過言ではない。

真の意味で熟考すべき段階は、研究テーマの設定であることは間違いない。

多くの若い人にはこの点が了解できていないようである。研究の開始と終了は個人だけの力で行うものではない。研究の開始時期には、どのような研究をすべきか、どのようなテーマを選択すべきかについて周囲の先輩や指導者に、あるいは、場合によってはその領域の専門家に広く意見を仰ぐべきである。そして研究の終了時には、再び広く意見を取り入れてどのような論文のまとめ方にするのかを議論することになる。その間のデータ収集にも多くの人の協力を要する場合もあるが、個人でも可能である。むしろ時間と労力を惜しみなく使いデータを収集するためには中心となるべき人が必要であるかもしれない。しかしながら、研究テーマ設定のときには、多人数による合議と討論が必要であることを強調しておきたい。研究テーマを設定する段階で、十分に議論を重ねて、その時にその場所にその人にあう適切な研究テーマを設定すべきである。そして、そのように設定された研究テーマに基づいて、必要不可欠なデータが最大限の効率と最小限のコストで入手できるような研究をデザインすべきである。

優れた論文とは、皆が知りたがっていることに答えを与えうる論文のことである。皆が知りたがっていることとは、そのときに話題になっている問題、社会が必要としている問題、あるいは、学問の発展において大きな飛躍を与えてくれるような問題のことである。

わが国において、精神医学の中でどのような研究テーマでの論文が発表されているかを図1に示す。Medlineに掲載されている日本人による論文について一九八九〜二〇〇八年までの二十年間について年度ごとにそのキーワードでヒットする論文数をプロットしたものである。一九八九年にはうつ病、うつ状態についての論文が最も多く年間百八十九本が発表されていた。多い順番にあげると、認知症（百三本）、睡眠（八十三本）であり、パーソナリティ障害（四十四本）、統合失調症（四十一本）、不安障害（三十本）はさほど多くはなかった。このような偏りは、現在では解消される方向にある。いずれの項目についての論文数もこの二十年間に確実に増加しており、総論文数は七百二十九本から千六百四十七本へと二・三倍に増加した。中でも増加が著しいのは不安障害（七・四倍）、統合失調症（五・二倍）、パーソナリティ障害（四・七倍）、睡眠（三・三倍）、認知症（三・二倍）であり、うつ病（二・二倍）以外の領域の増加率が著しい。今や多くの精神疾患について二十年前と比較すると、どの領域についても研究論文が発表されるような状況になりつつあることを示している。

どのようにして研究テーマを選ぶか

研究テーマは、特定の問題に対して解答を与えるものでなければならない。その意味において単なる疑問とは異なる。臨床の場で多くの疑問を抱くことであろうが、そのような疑問をどのように解消するかについて、一つひとつのステップを埋めていくような回答が得られるような質問を考えだ

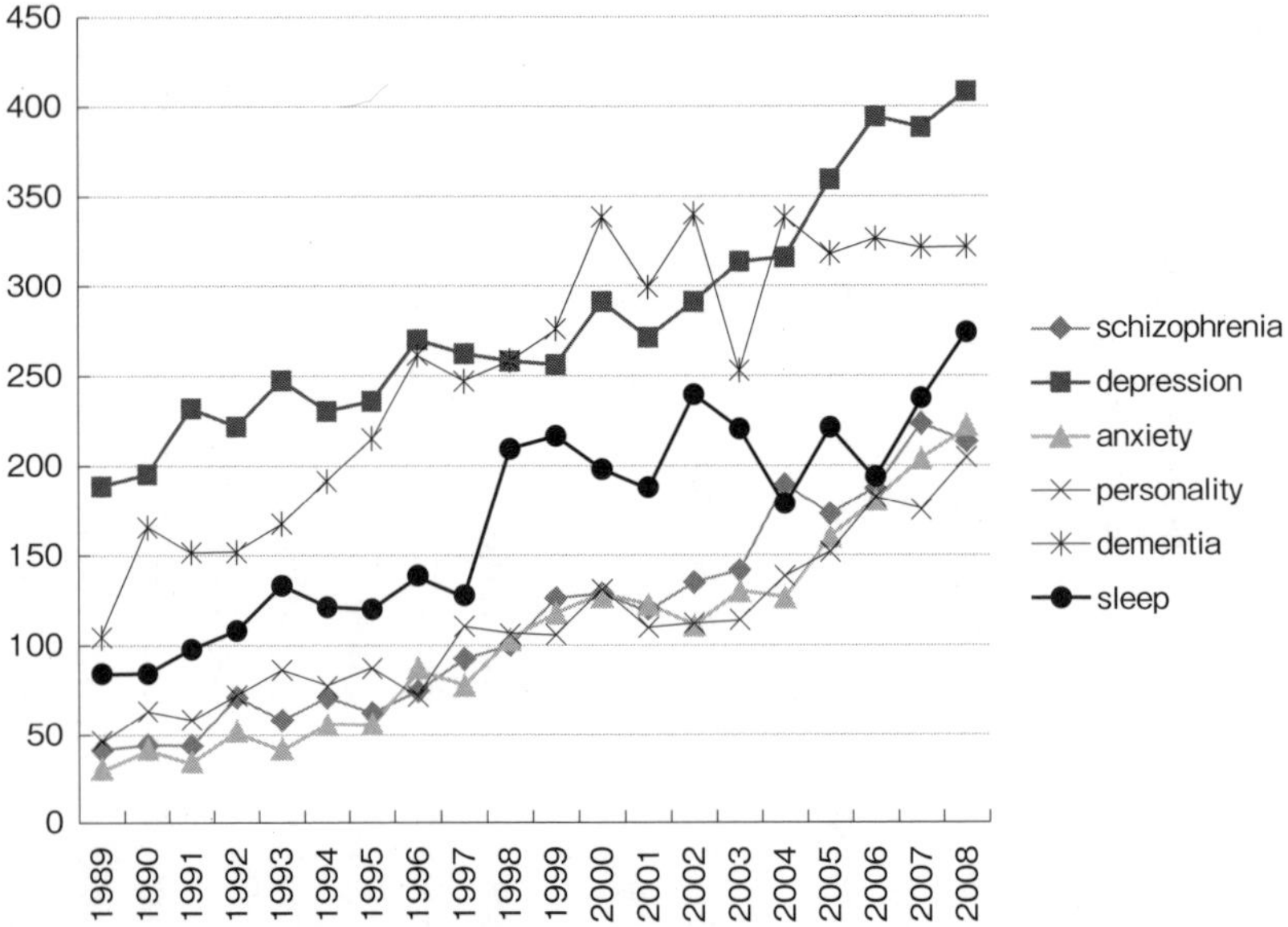

図1　わが国から発表された精神医学論文の研究テーマ（Medline に掲載されている日本人による論文数の推移 1989～2008 年）

ことが研究テーマの設定につながるのである。

統合失調症を例に挙げて説明する。統合失調症にかかわる臨床現場では、診断・治療にかかわるさまざまな疑問が起こりうる。素朴に自分が担当する患者は、どうして治らないのだろうか、どのようにすればよい治療ができるのであろうか、外来治療と入院治療とどちらをどの時期に選択したらよいのだろうか。など多くの疑問があるだろう。

このような素朴な疑問は、研究テーマの素材とはなり得ても、それだけでは研究のテーマそのものとはなりえない。もう一歩踏み込んで、現在の知識を踏まえたうえで、どのような新しい知識が欠けているから、このような疑問が出てくるのかを考えなければならない。

先の例でいえば、自分の患者はこのような治療をしているので当然治るはずであるのに、いったい何が欠けているので治らないのかと考え直さなければならない。すなわち、科学的に証明できる事実と比較して、自分の経験が合わないのはなぜかとの問いが必要となる。さらに研究テーマに結びつくためには、「これこれの条件が満たされれば、この統合失調症は治るかもしれない」という作業仮説に辿りつくことが必要とされる。そして、その作業仮説が研究により検証可能である場合に限り、ようやく研究テーマの候補となりうるのである。

このような知的作業のためには、現時点で得られている確実な知見が必要である。**表1**に統合失調症に関して、現時点で確実とされている知見を例示する。もちろん、これだけと断定するつもりはないが、知的作業の出発点としては利用することができる。表に示したような知見について、修正を要する知見、拡大あるいは制限する知見、さらには否定する知見ならば、それは新しい知見とみなすことができる。そのような知見をデータにより証明することができれば、新しい知見を報告する論文として価値を有すること

表1　統合失調症に関する二〇〇八年における確実な知見

疫学的知見
1　年間発症率は八〜四十／十万人／年
2　都会での発症率が田舎部より高い
3　移民に発症率が高い
4　生涯危険率は〇・七％
5　男性の生涯危険率は女性より高い
6　症状の記述は数世紀を通してほとんど一定している
7　有病率は二〜十／千人の間
8　低い社会経済層に高い有病率
9　遺伝性があり、遺伝要因で八十％の発症要因を説明できる
10　遺伝要因はヘテロゲナスであり、複数の染色体上の遺伝子が関与する
11　発症にはいくつかの環境要因（カンナビス乱用、冬季の出生、出生期の感染、飢餓、産科的合併症、社会的ストレス、父親の高齢）が関与する
神経生物学的知見
12　全脳体積は減少し、側脳室・第三脳室は拡大している
13　上側頭回、内側側頭葉、前頭前野、視床など、特定の部位で灰白質の体積が減少
14　白質連絡線維束の形態的変化
15　皮質の非対称性の喪失あるいは逆転
16　薬物治療に反応して尾状核および他の基底核の体積の増加
17　発症時に脳の構造変化がある
18　脳の構造変化は、一部の患者では発症後の経過と共に進行する

19 脳の構造変化の一部は発症していない家族にも見られる
20 安静時および認知課題時に前頭前野での活動が低下している
21 認知課題時の賦活パタンに異常がある
22 前頭葉、側頭葉の N-acetyl aspartate（NAA）が低下している
23 前頭前野の膜リン酸化脂質の前駆体である phosphomonoesters（PME）が低下
24 剖検脳の所見としてグリオーシスがないことが特徴 ngs include absence of gliosis
25 大脳皮質および辺縁系においてニューロピルなど神経細胞の要素の配置が乱れている
26 REM潜時の短縮、デルタ睡眠の欠如など睡眠パタンに異常
27 患者には眼球運動の異常があり、家族にも程度は軽いが異常維がみられる
28 P50、P300、ミスマッチネガティビティなど誘発電位の異常がある
29 ドパミンアゴニストは症状を憎悪し、D2アンタゴニストは軽減する
30 phenylcyclidine（PCP）などのNMDAアンタゴニストは似た症状を惹起する
31 中枢性GABA伝達系に異常がある
32 コリン性、セロトニン系にも異常がある
33 hypothalamo-pituitary-adrenal axis（HPA系）の機能低下とコルチゾール値の高値

臨床的知見

34 統合失調症と他の精神疾患との疾病学的な境界は必ずしも明瞭ではない
35 特徴的な症状（たとえば、無気力、思考障害の一級症状など）と経過は記述されているが、これらは発症病理とは無関係であり、診断は症状と経過によってなされている
36 患者の神経生物学、臨床症状、経過、治療反応性は均一ではない
37 慢性の再発を繰り返す疾患であり不完全寛解が一般的である
38 陽性症状、陰性症状、認知機能症状、感情症状の混合である
39 それぞれの症状の程度は、患者によってまた経過によって異なる

JCOPY 88002-857

40 一般的な認知機能の低下がみられる
41 認知機能について特定の領域（遂行機能、記憶、精神運動、注意機能、社会認知など）の機能低下がある
42 認知機能障害は、精神病症状の発症前からあり、病気の経過中持続する
43 発症していない家族にも軽度の認知機能の低下がある
44 マイナーな身体奇形と掌紋異常の頻度が高い
45 運動障害や神経学的なソフトサインのような神経学的異常の頻度が高い
46 肥満と心循環系疾患の発症率が高い
47 がんの発症率が低い
48 関節リウマチの発症率が低い
49 喫煙率、物質依存の率が高い
50 自殺の率が高い
51 暴力行為の率がやや高い
52 精神病症状の発症は通常は思春期、青年期である
53 発症年齢は男性で低い
54 かなりの割合の患者では病前の障害がある
55 各年代の死亡率は約二倍高い
56 男性、若い発症年齢、長い未治療期間、強い認知機能障害、強い陰性症状は予後の悪さを示唆する
57 この一世紀を通して長期予後はかなり改善した

治療学的知見

58 ドパミンD_2アンタゴニストは予防に有効な唯一の薬剤である
59 クロザピンは治療抵抗性の陽性症状と自殺念慮に対してほかの薬剤より有効である
60 他の抗精神病薬はすべて患者の陽性症状に対して有効である

JCOPY 88002-857

61 抗精神病薬は陰性症状や認知障害に対してほとんど有効ではない
62 抗精神病薬にとって錐体外路症状は必要な作用ではなく認知機能、陰性症状、気分症状の改善が求められる
63 抗精神病薬の副作用はきわめて多彩である
64 抗うつ薬の使用は抑うつ症状に有効である
65 電気けいれん療法が有効な場合がある
66 認知行動療法は精神病症状を軽減する
67 家族と患者に対する心理教育は再燃率を低下する
68 社会技能訓練（ＳＳＴ）は長期予後を改善する
69 チーム地域介入（ＡＣＴ）は入院率を低下する
70 認知調整（cognitive remediation）は認知機能障害を軽減する
71 ハイリスク者に対する薬物療法や心理社会療法による早期介入は発症を抑制する
72 初回エピソードへの早期介入は長期予後を改善する

（Tandon R, Keshavan MS, Nasrallah HA：Schizophrenia "Just the facts" what we know in 2008. Schizophrenia Res 100：4-19, 2008 より）

になる。

どのような研究テーマが選ばれているか

PSYCHOGERIATRICSは日本老年精神医学会が刊行する英文誌であるが、平成十三年の創刊以来季刊誌として年四回発行されている。Medlineへの掲載がきまり平成二十二年からはインパクトファクターが算出されることになっている。第八巻（平成二十年）には十七本の原著論文が掲載されている。これらの原著論文を通覧すると、どのような研究テーマが選択されているかがわかる。これらの論文の中からいく

つかの臨床研究を選び、研究テーマの選択という観点からその内容を紹介しておきたい。

Ushijima 論文は、せん妄を呈する高齢者（十六名）について perospirone （四～十二mg）あるいは risperidone （一～二mg）での治療経過を Delirium Rating Scale にて十～二十四日間評価したものであり、perospirone 群では、幻覚、妄想、睡眠覚醒リズムにおいて、優れた効果があることを示している。このような研究は、第二世代抗精神病薬の使用についてＦＤＡによる警告が出されている状況で、ＢＰＳＤに対するどのような対応が可能かが検討されている時期にあっては重要な報告の一つとなりうる。また perospirone がわが国で開発された薬剤であり、外国からの知見が期待できない状況では貴重な報告である。

Hamuro 論文は、八十五歳以上の高齢アルツハイマー病患者（n＝三十）におけるＢＰＳＤの出現パターンを若齢アルツハイマー病患者（n＝二十八）と比較したもので、高齢者群では幻覚と誤認知による妄想の頻度が有意に高いことを報告している論文である。この着想は、アルツハイマー病患者の中でも若齢群と高齢群とでＢＰＳＤに差異があるのではないかというテーマ選択と、その差異を明らかにするために八十五歳以上の群を六十五～七十歳の群と比較するというデザインにより有益なデータが導き出されている。

Kimura 論文は、五十歳以上の糖尿病患者（n＝三百八十六）について認知症の有病率を調べた報告である。全体の十一・九％（四十六名）が認知症と診断された、六十五歳以上では十七・六％（三十九名）が認知症と診断された。これは一般人口と比較するとはるかに高い有病率であり、糖尿病と認知症の関連を示唆している。糖尿病と認知機能障害との関係は古くから言われているが、最近はアルツハイマー病のリスクとなることが臨床的にも生物学的にも示されており、アルツハイマー病の病過程における糖尿病あるいはインシュリンの関与は大きなテーマである。このような大きな課題に結びつきうる研究テーマの設定であり、日本の一つの医療機関のデータではあるが、論文としてよく整理されて提示してある。

Yamagata 論文は、高齢発症うつ病には、高齢発症型（LOD）と若齢発症型（EOD）との二つのタイプができ、EODではより皮質下血管障害が著明であり前頭葉機能が低下しているといわれている仮説について、近赤外スペクトロスコピー（NIRS）を用いて検討した論文である。EOD（n＝十一）、LOD（n＝十二）、健常高齢者（n＝十三）について臨床評価、MRI、NIRSの評価を比較検討している。LODではEODと比較してWFT課題時の oxy-Hb の上昇が左前頭前野、左上側頭回などにおいて有意に低下していることを示し、NIRSによりLODの前頭葉機能低下を報告した論文である。この論文は、現在議論されている血管性うつ病の発症機序につながる内容を含んでおり、さらにNIRSという新しい測定法によりこのような知見が得られたという点において評価できるのであろう。

これら以外にも多くのすぐれた論文が掲載されているが、そのテーマだけを簡単に紹介する。Nakajima 論文は、BPSDとrCBFとの関係について調べた論文であり、軽度アルツハイマー病患者（四十七名）についてBPRSによるBPSDの評価とSPECTによる脳血流量とを比較検討し、BPSDの発症機序を明らかにしようとしたものである。Okumura 論文は認知症患者に対する回想法の有効性を証明しようとしたものであり、言語流暢性テスト（WFT）でその効果が認められることを報告している。

おわりに

論文を作成することは、臨床家にとって大きな意義がある。また、新しい知見の創造に関与することは、臨床家にとって大きな意味がある。まずは、論文作成に意欲を持ってほしい。そして、自分に合った適切な研究テーマを設定することである。よい研究は研究テーマの設定が全てであるといっても過言ではない。その研究テーマの設定に役立つヒントを概説した。

参考文献

Tandon R, Keshavan MS, Nasrallah HA : Schizophrenia, "Just the Facts" : what we know in 2008 part 1 : overview. Schizophr Res, 100 (1-3) : 4-19, 2008

Ushijima M, Yokoyama S, Sugiyama E, et al. : Contribution of perospirone and risperidone to reduce delirium in senile patients. Psychogeriatrics, 8 : 4-7, 2008

Hamuro A, Isono H, Sugai Y, et al. : Characteristics of behavioral and psychological symptoms of dementia in untreated oldest old Alzheimer's disease.* Psychogeriatrics, 8 : 8-11, 2008

Kimura R, Tomiyasu H, Takeuchi T, et al. : Prevalence of Alzheimer's disease with diabetes in the Japanese population. Psychogeriatrics, 8 : 73-78, 2008

Yamagata B, Tomioka H, Takahashi T, et al. : Differentiating early and late-onset depression with multichannel near-infrared spectroscopy. Psychogeriatrics, 8 : 79-87, 2008

Nakajima K, Takahashi M, Oishi S, et al. : Relationship between psychiatric symptoms and regional cerebral blood flow in patients with mild Alzheimer's disease. Psychogeriatrics, 8 : 108-113, 2008

Okumura Y, Tanimukai S, Asada T : Effects of short-term reminiscence therapy on elderly with dementia : A comparison with everyday conversation approaches. Psychogeriatrics, 8 : 124-133, 2008

（老年精神医学雑誌二〇（一〇）：一一六一-一一六八、二〇〇九より）

精神疾患の創薬研究と臨床診断基準――DSM-5改訂にあたって

二〇一三年五月に米国精神医学会によるDSM-5（Diagnostic and Statistical Manual of Mental Disorders, Fifth Edition）が発表された。DSM-Ⅲ（一九八〇）、DSM-Ⅲ R（一九八七）、DSM-Ⅳ（一九九四）、DSM-Ⅳ-TR（二〇〇〇）と続いてきた大きな改訂（DSM-5からアラビア数字標記に変更）である。わが国においても日本精神神経学会を中心として病名・用語の日本語訳の調整作業が進められており、ほどなく日本語版が公表されるが、ここでは、DSM-5が精神疾患の創薬研究に及ぼす影響について述べてみたい。

DSM-5とは

ひと言で言えばDSMは操作的診断基準であり、精神疾患の病因や病態に関する精神病理学的な思索なしに、外から観察できる行動異常と疫学的な事実に基づいて診断しようとするものである。DSM-Ⅲが導入された八十年代には、その功罪について激しい議論が交わされた。それまでのドイツ精神医学に基づく診断体系は、患者の異常な行動から診断者が重要と思う要素を抽出し、その特徴を診断体系に照らし合わせて最適と思われる病名を選び出すという作業であり、診断者の経験と判断により診断名が一致しないという欠点があった。これに対してDSMでは患者の精神内界の病理過程に関する推論を排除して、外から観察可能な複数の行動異常を組み合わせ、一致する項目数ができるだけ多くなる病名を選ぶという操作的作業により診断するようになった。操作的診断基準により、確かに診断の一致率は向上したが、そのかわり精神病理学的な考察は軽んじられることとなった。今回十九年ぶりの大改訂となったDSM-5は果たして創薬研究を目指す基礎研究者にどのように受け入れられるのだろうか。

DSM-5では確かに診断の一致率は上昇するが、その妥当性については担保されていないことを知っておくべきである。もともと治療薬の開発は、症候群の定義がなされ疾患の病態生理が理解されて初めて可能となるものであるが、DSM-5の診断名は必ずしも病態生理の理解を推し進めるものではない。むしろ単に症候群を取り集めた診断項目から一定数以上の項目を満たすことにより診断しようとする操作主義には本質的な病態理解を誤らせる要素がある。たとえばmajor depressive disorderは九個の診断項目のうち五つ以上で診断されるが、異なる項目を満たすmajor depressive disorderが本当に同一疾患と言えるのだろうか。実際の臨床場面において同一患者にあまりにも合併疾患が多くなることが指摘されているが、これも極端な操作的診断の弊害の一つである。

DSM-5には、遺伝要因、脳機能画像、脳生理学、認知機能などの生物学知見が殆ど取り入れられておらず、単なる症候群の組み合わせにより分類しようとする操作的診断基準であることをよく理解していないと精神疾患の創薬研究の方向性を見誤る可能性がある。このような見解は、精神医学研究者の間でも共有されており、米国ＮＩＭＨのThomas Insel博士を中心にして、DSM-5とは別に研究のための診断基準を提案すべきとの動きもある。

精神疾患治療薬開発の困難さ

精神疾患による症状は異常行動である。人は意識的に無意識的に多彩な行動を表出して、その行動を介して社会生活を営むのであるが、精神疾患はその行動に異常をもたらす。この異常は社会の中で規定されるものであるから、その「異常性」の判断には当然ながら生物学的要因だけでなく心理学的・社会学的要因が関与する。換言すれば、生物・心理・社会的要因により規定される異常行動が精神疾患の症状として理解される。このような精神疾患による複雑な症状は、人の行動全体を見渡す臨床観察によって把握できるものであり、身体疾患のように身体の臓器や組織の一部分を取り出して理解できるものではない。したがって精神医学においては、このような複雑な症状をどのように生物学的研究に落とし込むかは大きな問題である。

この問題は、精神疾患を理解するための適切な動物モデルがないという事実とも関係する。行動薬理学では、うつ病の強制水泳マウス、統合失調症の早期母子分離マウスなどさまざまなモデル動物がモデルとして利用されているが、いずれも条件付きモデル動物であり、疾患全体のモデルではないことに十分に留意すべきである。モデル動物は、その目的に応じて使用されなければならないことは言うまでもない。

遺伝子改変技術により数多くのトランスジェニック、ノックイン、ノックアウト動物が作成され、それぞれに遺伝子機能の解析に役立ってきた。これらの遺伝子改変動物は、生物学的に重要な機能を有する遺伝子の解析には大きく貢献した。しかしながら、重要と思われた遺伝子改変動物に、期待された表現型が見いだされないことも多く経験してきた。多彩な行動異常を呈するだけで、期待される表現型を示さない多くの遺伝子改変動物は、遺伝子機能の解析の枠をはみ出すものとしてあまり注意が払われてこなかった。しかしながら、見方を変えるとこのような遺伝子改変動物こそ精神疾患の理解のための宝庫ともみなされる。このような動物が呈する行動異常を整理して理解することにより、精神疾患のモデル動物として利用できる可能性がある。このようなモデル動物を薬剤開発のために有効に利用できるようになれば、精神疾患治療薬の開発は大きく進展するに違いない。

中間表現型

多くの臨床家は、複雑な精神症状を理解するために中間表現型（intermediate phenotype）と呼ばれる客観的に計測可能な指標を同定することが有用と考えている。遺伝子変異と精神疾患の臨床症状を直接に対応させることには限界があることを認めて、その間に中間表現型としての理解を挟むことにより精神症状を理解しようとしている。**図1**に示すように、遺伝子と精神症状とは一対一に対応していない。遺伝的要因との強い因果関係を示すことのできる計測可能な表現型を中間表現型として同定し各中間表現型を規定しているリスク遺伝子との関連を明らかにし、その次に中間表現型と複雑な精神症状との対応を明らかにしようとする戦略である。このような方法により、直接的には証明することが困難な遺伝的要因と症候群との対応を明らかにしたいと考えている。中間表現型は、モデル動物においても観察可能な生物学

図1

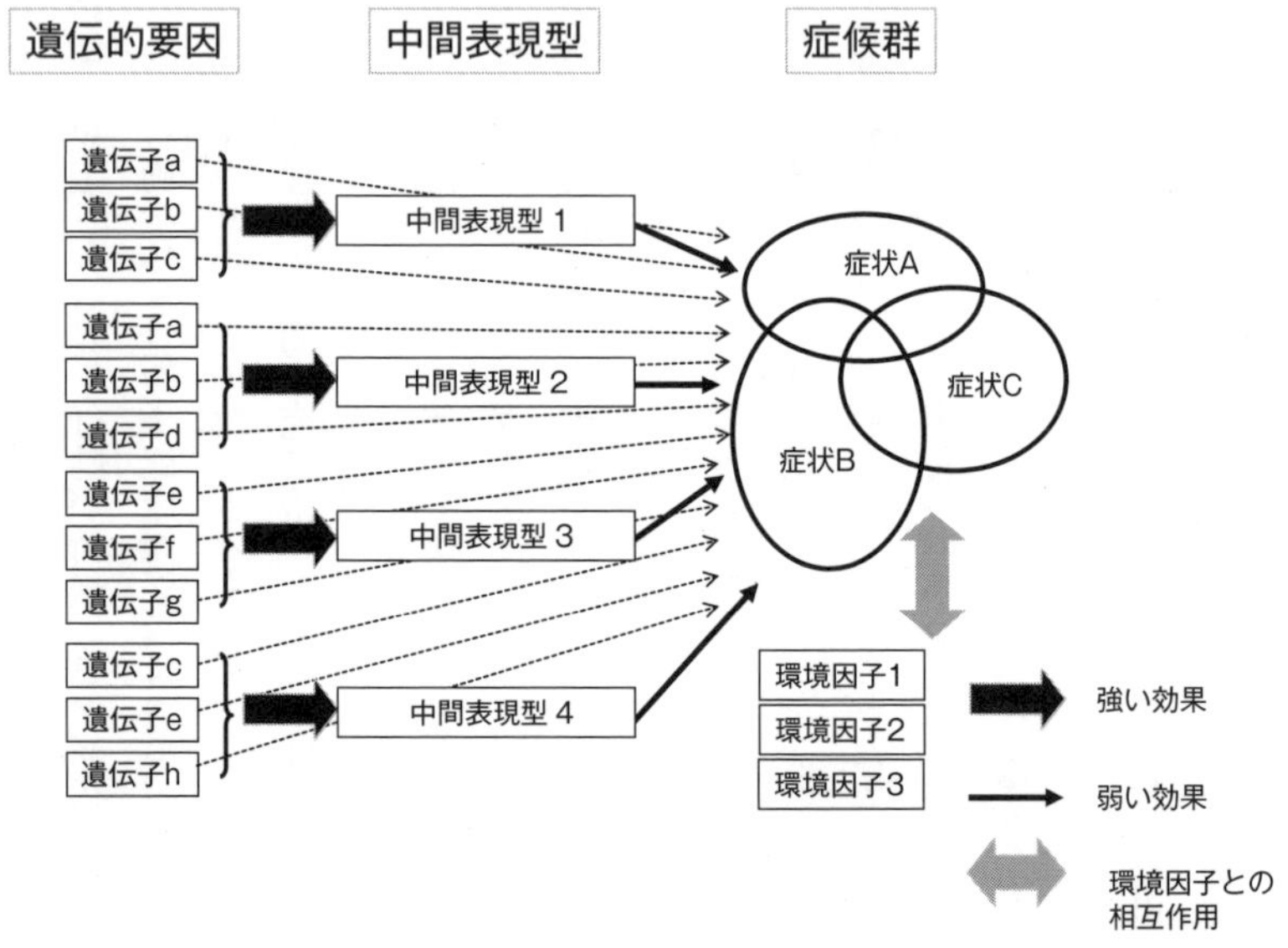

的指標であり、前述したようにこれまで有用と考えられなかった数多くの行動異常を呈する遺伝子改変動物についても中間表現型を解析することにより精神疾患に関与する遺伝子群を同定することができ、中間表現型の解析を介してモデル動物における治療薬の効果を検討することが可能となる。

精神疾患治療薬とＤＤＳ

精神症状が脳の機能異常として表出されていることを考えると、精神疾患の治療薬開発には薬剤の脳内到達が大きな課題となる。脳の機能異常を修復しうる薬剤はＢＢＢを通過しうることが第一の要件であり、精神疾患の治療薬開発においてＤＤＳが大きなテーマとなることは当然である。ここでは、一歩進んで脳の部位特異的な薬剤送達の重要性を指摘しておきたい。脳は、他の臓器と異なり、脳の各部位における機能が大きく異なるという特殊性を有しているからである。脳内にどのような異常が起こっているかという問題だけでなく、脳のどの部位にその異常が起こっているかは大きな問題であり、その部位により病態は大きく異なるという点を強調しておきたい。

二〇一三年から米国の Brain Initiative Project、ＥＵの Human Brain Project がスタートした。これらの大型プロジェクトは、今後十年間の網羅的機能解析によりヒト脳の部位ごとの神経回路機能を解読し、脳機能の全体像を解明しようというものであり、最終的には精神疾患の克服を目指している。

わが国でもようやく精神疾患の生物学的研究の重要性が認知されるようになり、これまで精神疾患はあまりに複雑で基礎研究の対象となり難いとされ、多くの基礎研究者は精神疾患よりも神経疾患をその研究対象としていたが、ニューロサイエンス、ブレインサイエンスの発展により、精神疾患にもサイエンスの手法が届きうると考えられるようになった。多くの基礎研究者が、認知症、気分障害、統合失調症、不安障害などの精神疾患に対する生物学的研究に参画するようになりつつあることは、この領域の力強い展開を期待させるものであるが、精神疾患の研究には基礎と臨床の相互乗り入れが極めて重要であることをご理解いただきたい。平成二十五年度に策定された科学技術政策大綱に、初めて「精神疾患の解明と治療法の開発」が取り上げられたことは、精神医学の臨床研究者として大変喜ばしいことと思っている。

(Drug Delivery System 28-4：266-268, 2013 より)

東日本大震災と生物学的精神医学会

三月十一日の東日本大震災は、マグニチュード九・〇というこの百年間で世界四番目の巨大地震であった。東日本太平洋岸一帯に押し寄せた津波に加えて、福島第一原発事故が重なり、死者一万五千三百九十一人、行方不明者九千百七十一人、避難者九万三千三百七十九人を数える（平成二十三年六月八日現在）未曽有の大災害となった。世界・国内から数多くの救援チームが派遣され、被災地の方々への支援活動がなされてきたが、本学会でも早くから東日本大震災対策本部が立ちあげられ、支援体制が整えられた。大震災から三ヵ月が経過しようとしている現在、今後の心のケアの重要性が指摘されており、精神科医およびメンタルヘルス専門家の支援活動が期待されている。大震災で亡くなられた多くの方のご冥福をお祈りすると共に、一日も早い被災された方々の生活の立て直しと被災地の復旧・復興とを祈念している。

思い返すと十六年前の阪神・淡路大震災（平成七年一月十七日）はマグニチュード七・三の都市直下型地震であり、死者六千四百三十四名に加えて約三十一万人が避難を余儀なくされた。筆者自身も震災を経験し被災地での支援活動に参加したが、この折の経験は、精神神経学雑誌九十七巻に「阪神・淡路大震災における支援活動資料集」として記録されている。この資料集は、当時の大阪医科大学精神医学教授堺俊明先生が中心となりまとめられたものであるが、おりしも平成二十三年四月に堺俊明先生は鬼籍に入られた。

東日本大震災の影響で多くの学会や集会が中止あるいは延期された。東京で予定されていた四年ごとの医学会総会も実質的には中止となった。五月に予定されていた第百七回日本精神神経学会学術集会も十月に延期されたが、五月二十一日の午前中に「東北関東大震災に対する心のケア支援と復興支援対策ワークショップ」が、午後に総会が開催された。ワークショップでは、前半で、被災地からの経過と課題について岩手県、宮城県、福島県からの報告と本学会の取り組みの報告がなされ、「大規模災害時のこころの支援―自然災害と放射線事故（金吉晴先生）」、「復興のなかでの精神科医の役割（朝田隆先生）」の基調講演があり、その後に、「こころのケアの今後の課題と復興支援」と題して、災害精神保健の国際的動向と日本の経験（鈴木友理子先生）、子どものこころのケア―日本児童青年精神医学会の活動を中心に―（山崎透先生）、復興期の精神保健活動―阪神・淡路大震災の経験から―（加藤寛先生）、中越での二つの大震災の経験と復興支援（染矢俊幸先生）の講演があった。最後に、鹿島晴雄理事長から「日本精神神経学会理事会声明」の発表があり、東京お台場に参集した千二百名以上の会員にとって有意義な集会となった。

一方、同時期に予定されていた第三十三回日本生物学的精神医学会は、日本精神神経学会急遽震災関連のプログラムを組み直して、五月二十一〜二十二日に予定通り開催された。日本精神神経学会は、が本年の学会延期の可能性を検討している中で、生物学的精神医学会が予定通りに学会を開催するかどうかについて本学会理事会で大いに議論され、被災地の会員には特段の配慮がなされるべき、今の時期は被災地支援に力を注ぐべき、日本全体の活動が萎縮してしまうのはよくない、生物精神学会は日本精神神経学会ほど規模は大きくない、など賛否両論の意見があったが、さまざまな議論の末に開催が決定された。震災関連プログラムは福島県立医大丹羽真一教授による「東日本大震災後のこころのケア―大震災と原発事故のもとでの経験―」と、岐阜大学塩入俊樹教授による「震災時のこころのケア―新潟県中越地震での経験を踏まえて―」であった。震災の凄まじさとその被害の甚大さをご報告いただくと共に、震災後の心のケアの重要性を指摘していただき、有意義な内容であった。

五月二十九日～六月二日にかけて、チェコ共和国プラハにおいて第十回世界生物学的精神医学会が開催された。小生も平成二十五年の世界大会を主催する日本生物学的精神医学会の理事長としての役目があり参加した。フローレンス・チボー理事長の発案により、開会式の冒頭に東日本大震災の犠牲者に対して黙禱をささげた。日本からは過去最多の百十七名の参加者があった。在プラハ日本大使館で開催したジャパンナイトでは、大使のご挨拶の中で、未曽有の大震災に対する各国からの支援に対する感謝と共に、「日本は力強く復興への道を辿り始めたところであり、日本全体の活動が萎縮することなく行われることが望ましいと考えており、これからも日本の活動を温かく見守ってほしい」と述べられた。これは平成二十五年六月二十三～二十七日に京都国際会館で第十一回世界生物学的精神医学会をお世話することになっている日本生物学的精神医学会にとっても力強いメッセージであった。

（精神神経学雑誌一一三（八）：七四七、二〇一一より）

若い人に精神科医の素晴らしさを伝えたい

ようやく精神医療・精神医学の重要性が認められるようになった。精神疾患は五疾病五事業の一つとなり地域医療政策での重要疾患の一つとなった。精神疾患の解明が、総合科学会議の提言に組み込まれ精神医学研究の必要性が指摘された。このような状況を受けて、日本精神神経学会では優秀な若い世代を精神医学・精神医療の担い手として養成することを重点課題と考えるようになった。筆者自身も学会の最大の役目は精神医学を専門とする若人を育成し良質の精神医療を提供できる体制を整えることにあると思っている。筆者自身が精神科医を素晴らしい職業と思っているからであり、そのような立場から精神医学の素晴らしさについて述べてみたい。

精神科は全人的医療を担当する

精神科は、現代の細分化された専門科目の中でほとんど唯一の全人的医療を担当する専門科であり、精神科医には生物・心理・社会を統合した幅広い視野からの臨床が期待されている。「全人的医療」は、近年繰り返しいわれるようになり、全ての医師・臨床家に求められていることではあるが、精神科医は他科医師以上にこの医師としての職業の本質的な部分を臨床の場で経験する。精神科医ほど日常的に医療を介して他人を助けることを経験できる臨床科目は他にはない。多くの精神科医は一生の仕事としてその職業を継続する。精神科医においては、人を助けることのできる知識と技量は、年齢とともに蓄積されていくものだからである。

精神医療のニーズが増大している

精神疾患は年々増加しており、平成二十年の患者数は三百二十三万人となった。このような状況を踏まえて、平成二十四年七月に策定された「五疾病五事業」の地域医療計画において、精神疾患は行政がその対策を講ずべき重要な疾患と位置づけられた。精神科患者数は、これからも社会の複雑化・高齢化とともに増加していくだろうし、複雑な社会の中で精神科医の活動は医療にとどまらず、司法・教育・産業衛生などの多くの領域で期待されている。

心のサイエンスが花開こうとしている

これまで、神経科学領域の基礎研究者は、精神疾患よりも神経疾患をターゲットとしてきた。以前は精神疾患に手が届かなかったからだが、今や精神疾患は研究の主要なターゲットとなりつつある。細胞生物学・分子遺伝学・脳機能イメージングの膨大なデータをバイオインフォマティクス手法により解析・統合しようとするブレインサイエンスは、ヒト脳機能の解析を可能としつつある。二〇一三年から欧米においてはBrain Initiative Project, Human Brain Projectが立ち上げられ、脳回路の網羅的コネクトーム解析プロジェクトに巨額の予算が付けられるようになった。これらのプロジェクトは最終的には精神疾患の克服を目指しており、精神疾患の解明がサイエンスの射程に入るようになった。わが国においても科学技術総合会議の提案の中に「精神疾患の解明」が盛り込まれ、精神疾患研究の重要性が認知されつつある。日本精神神経学会でも「精神疾患克服に向けた研究推進の提言」を公表しその重要性をアピールしているが、優秀なリサーチマインドをもった精神科医を育成したいと思っている。精神疾患の研究には精神科医としての臨床経験が大きな意味をもつと考えられるからである。

わが国の精神科専門医の受験者数はいまだ十分ではないことから、本学会では、優秀な次の世代を精神科にリクルートすることを目的に平成二十五年八月十六〜十七日に東京京王プラザホテルにおいて第一回精神科サマースクールを開催した。第一回ということで準備に手間取り周知期間も十分ではなかったが、全国から医学部学生、初期研修医、転科を考えている人四十名が参加した。第一日目は、学会理事長、七者懇構成団体からの挨拶と厚労省精神保健課による精神医療の現状についての紹介であった。午後はグループにわかれて都内の精神科施設を各人の希望に従って見学した。そして夕方には会場に戻りグループ討論と懇親会を行った。第二日目は、加藤忠史先生による「岐路に立つ精神医学」と成田善弘先生による「日常診療における精神療法」の講演を拝聴した。いずれも、若人の知的好奇心を刺激し、精神科診療の奥深さを示唆する濃い内容の講演であった。サマースクールの最後には研修修了証が交付されたが、この修了書の提示により来年の学術集会への参加費・懇親会費の大幅割引が宮岡等大会長から発表され、この修了証書は一挙に価値あるものとなった。参加者の意見を取り入れて、平成二十六年度は東京と大阪の二ヵ所で開催したい。

（精神神経学雑誌一一五（十二）：一一六九、二〇一三より）

JCOPY 88002-857

第五章 精神医学の論考

認知症は極めて社会的な疾患である

認知症の最大の危険因子は加齢である。認知症の有病率は六十五歳以上になると年齢が五歳上がるごとに倍増し、九十五歳以上では四十六・三%、百歳を超えて生存すると五十%を上回る。認知症とＭＣＩ（軽度認知障害）を含めた有病率は八十五～八十九歳で既に五十五・一%であり過半数を超える。十分に高齢まで生存すれば、認知症でない人が少数派となり、リスクの高い人だけが認知症になるという考えは当てはまらない。

認知症の大部分はアルツハイマー病による。アルツハイマー病を患った著名人として英国首相ウィンストン・チャーチル（一八七四―一九六五）、英国首相ハロルド・ウィルソン（一九一六―一九九五）、女優リタ・ヘイワース（一九一八―一九八七）、俳優チャールズ・ブロンソン（一九二一―二〇〇三）、俳優チャールトン・ヘストン（一九二三―二〇〇八）などを思いつく。ロナルド・レーガン（一九一一―二〇〇四）は、ハリウッド映画スターとして活躍した後に政界に入り、一九八一年に共和党から選出され第四十代米国大統領として二期八年間を務めた。一九九二年に認知症を発症し、一九九四年には自分がアルツハイマー病であることを公表した。妻のナンシー・レーガンはこの疾患の克服のためにアルツハイマー財団を設立し、アルツハイマー病の研究と啓発活動を推進している。

人は生まれたときは皆同じであるが、年齢を重ねるごとによりその人らしさが蓄積され、そして機能が衰える高齢者になると、さらに個体差が大きくなる。高齢者の生物学的機能の個体差は大きいが、それ以上に心理的・社会的要因による多様性が大きいことを忘れてはならない。認知症とは、記憶障害や認知機能障害のために、社会的生活機能に障害を呈することである。認知症により、他人との関わりの中で活動する社会的生活機能が障害され、病期が進行すると入浴・食事・排泄など個人的生活機能も障害されるが、生物学的生活機能は維持される。社会的生活機能の障害が認知症の本質であることを考えると、認知症の診断に際しては社会的要因を考慮する必要があることを理解していただけよう。

認知症患者について多くの家族や介護者がその対応に苦慮するのは、ＢＰＳＤ（Behavioral and Psychological Symptoms of Dementia）である。ＢＰＳＤの概念は国際老年精神医学会（ＩＰＡ）により提唱され、二〇一一年にその改訂版が「Complete Guide to BPSD」として公表された。平成二十五年に日本老年精神医学会監修により改訂版の日本語訳が出版されたが、ＢＰＳＤとは認知症患者の外界認知が不完全なために引き起こされる患者と周囲との摩擦と考えてよい。ＢＰＳＤ改訂版の貫く思想とは、認知症患者の主体性を尊重しながら、外界との摩擦をどのように解消できるのかを周囲がその対応を工夫しようというものである。認知症患者のＢＰＳＤを患者の問題や周囲への重荷と見なすのではなく、障害を持ちながら一人の人間が生きていくことを社会全体で支えようという思想である。

わが国は超高齢社会のトップランナーであり、世界に率先して認知症患者が安心して暮らせる社会を創造すべきであり、このような意味からも、認知症が極めて社会的な疾患であることを肝に銘じておきたい。

（Aging & Health 65：5, 2013 より）

アルツハイマー病の早期診断と治療薬開発

本日は、「脳を守る」領域の立場から『アルツハイマー病の早期診断と治療薬開発』というテーマでお話しさせていただきます。基本的には、認知症（アルツハイマー病）はきわめて社会的な疾患であるということと、現在、アルツハイマー病の前段階（軽度認知機能障害と主観的認識機能障害）を厳密に規定することでアルツハイマー病の臨床診断基準が改正されてきたこと、さらに、新しい薬物開発の現状と、新しい治療の枠組み、最後に、予防について触れたいと考えております。

平均寿命はその国の経済力と比例する

先進国における平均寿命の推移をみると（図1）、日本は世界に冠たる長寿命国であることがわかります。女性は世界一位で八十六歳、男性は残念ながら一位になったり二位になったりで平均寿命はなかなか延びませんが、それでも七十九歳、日本人平均は八十三歳です。昭和二十六年頃日本人の平均寿命は女性で約六十二歳、男性で約五十歳でした。東京オリンピック、大阪万国博覧会を開催した昭和四十年代頃から高度経済成長期にあわせて日本人の平均余命がどんどん延びました。

それでは、引き続いて経済成長を続けていけば、寿命はいくらでも延びるのでしょうか。寿命の長さはお金で買えるのでしょうか。

平均寿命を縦軸に、人口一人あたりのＧＤＰを横軸にとってみると（図2）、平均寿命は国の財政事情とおおむね比例します。なかでも日本は、国の経済力も平均寿命もトップクラスです。もちろん、いくつかの国では経済力は寿命延長にあまり役立っていませんが、基本的には正比例の関係がありま す。その平均寿命の延長の理由は、**図3**をみると納得していただけると思いますが、キーワードは、平均寿命がなにを示しているかということです。

平均寿命は、その国の全ての人を平均した寿命ですから、なかには長く生きる方、早く亡くなる方、いろいろおられます。お金をかければ平均寿命が長くなるカラクリの一つは、生まれてすぐの新生児の死亡率がどんどん減少してきたことと、もう一つ、昔は年齢とと

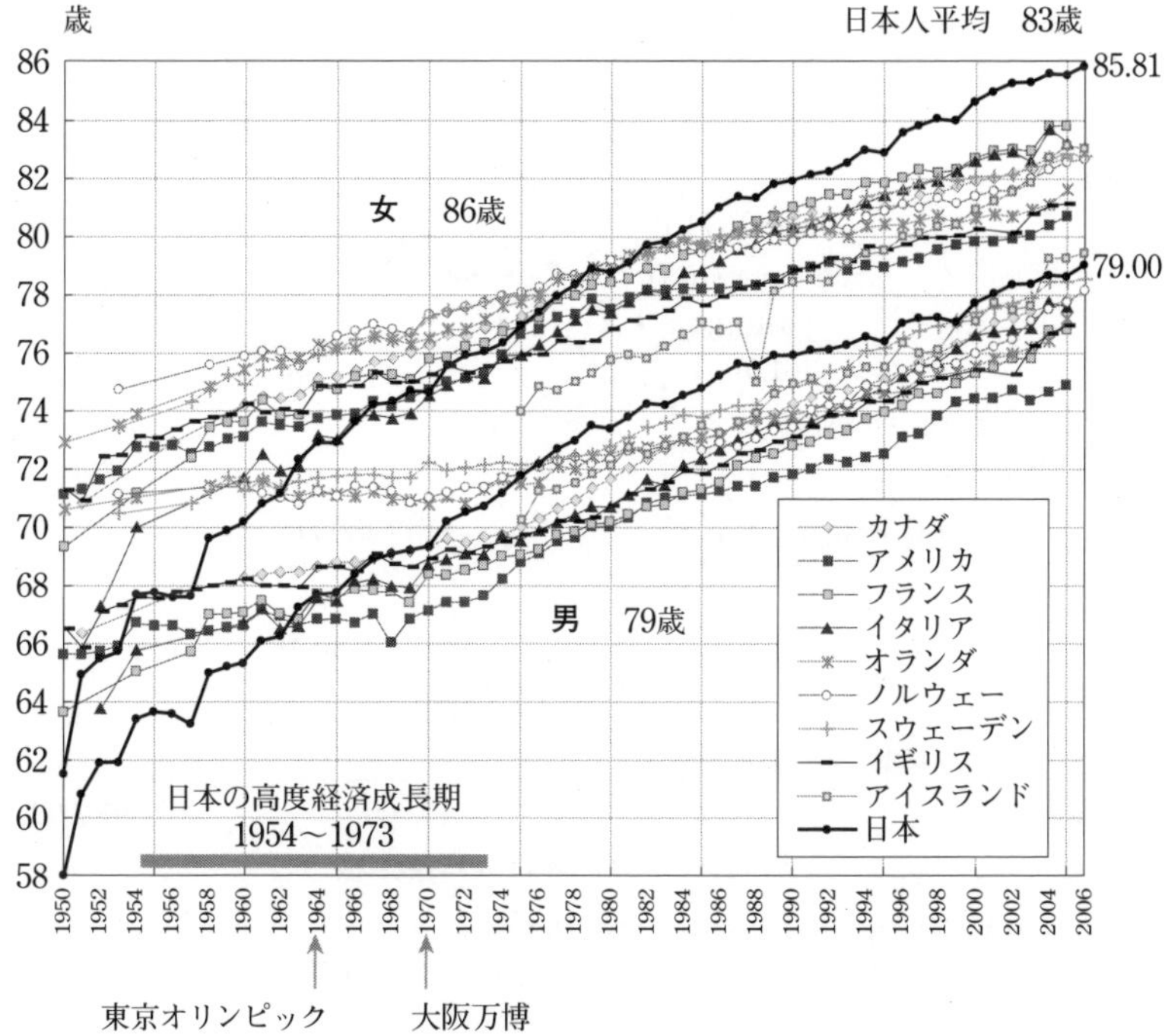

図1　主要先進国における平均寿命の推移

もに生存する人が確実に減少したのですが、現在は大部分の方が長生きするようになってきたことにあります。

このようなことがわかると、お金をかければ平均寿命が延びることに納得されると思います。でも、間違ってはならないことは、最大寿命を延ばしているのではなく、大部分の人が高齢期まで生きるようになったということです。そのことが平均寿命延長の意味です。

認知症（アルツハイマー病）は社会性の疾患

そうすると、どんなことが起こるのでしょうか。みんなが長生きするため高齢者の比率がどんどん

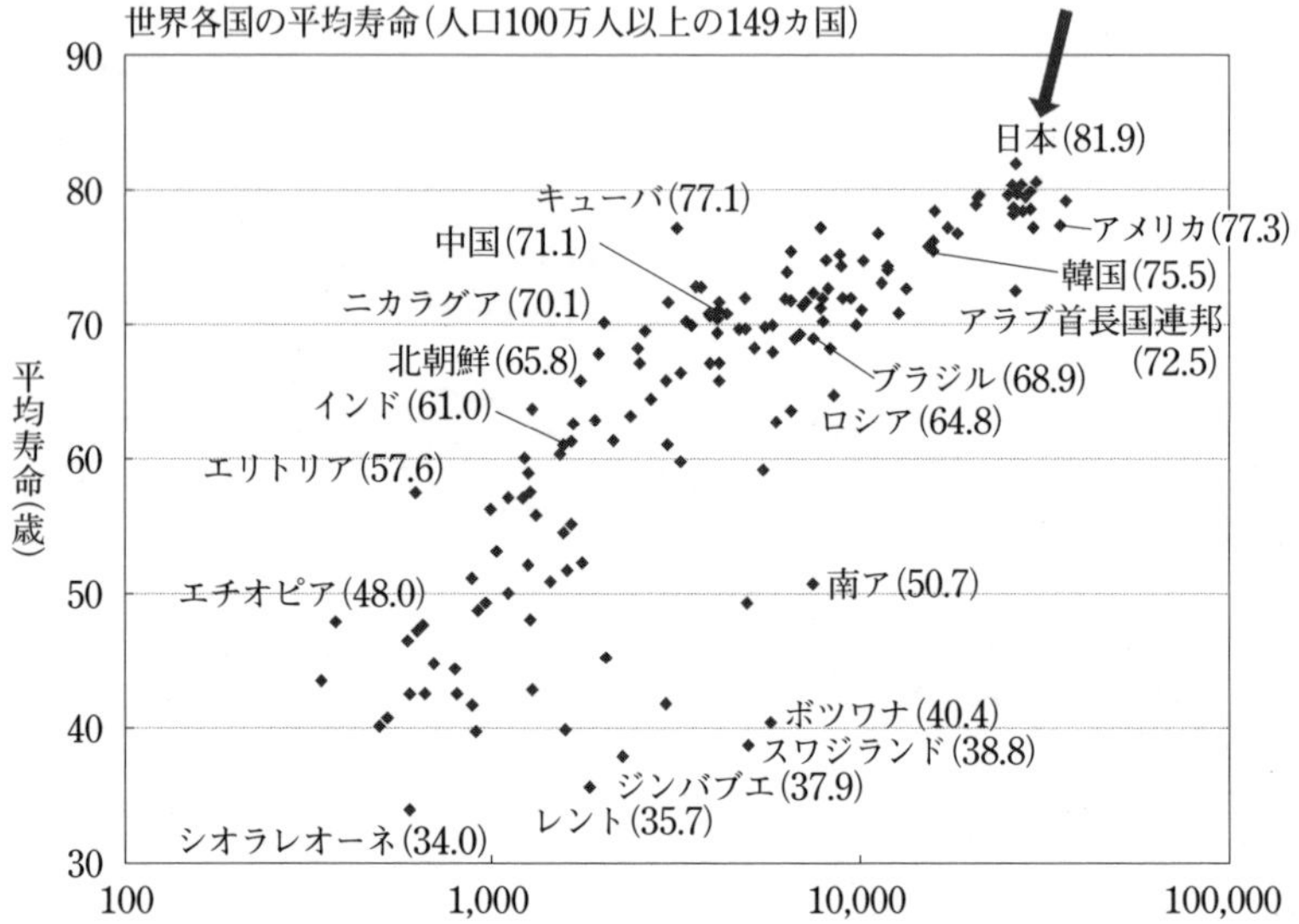

・平均寿命は国の財政力とおおむね比例する
・日本では国の経済力と比例して平均寿命が延長している
・いくつかの国では経済力にみあう平均寿命に達していない

図2　寿命の長さはお金で買えるの？

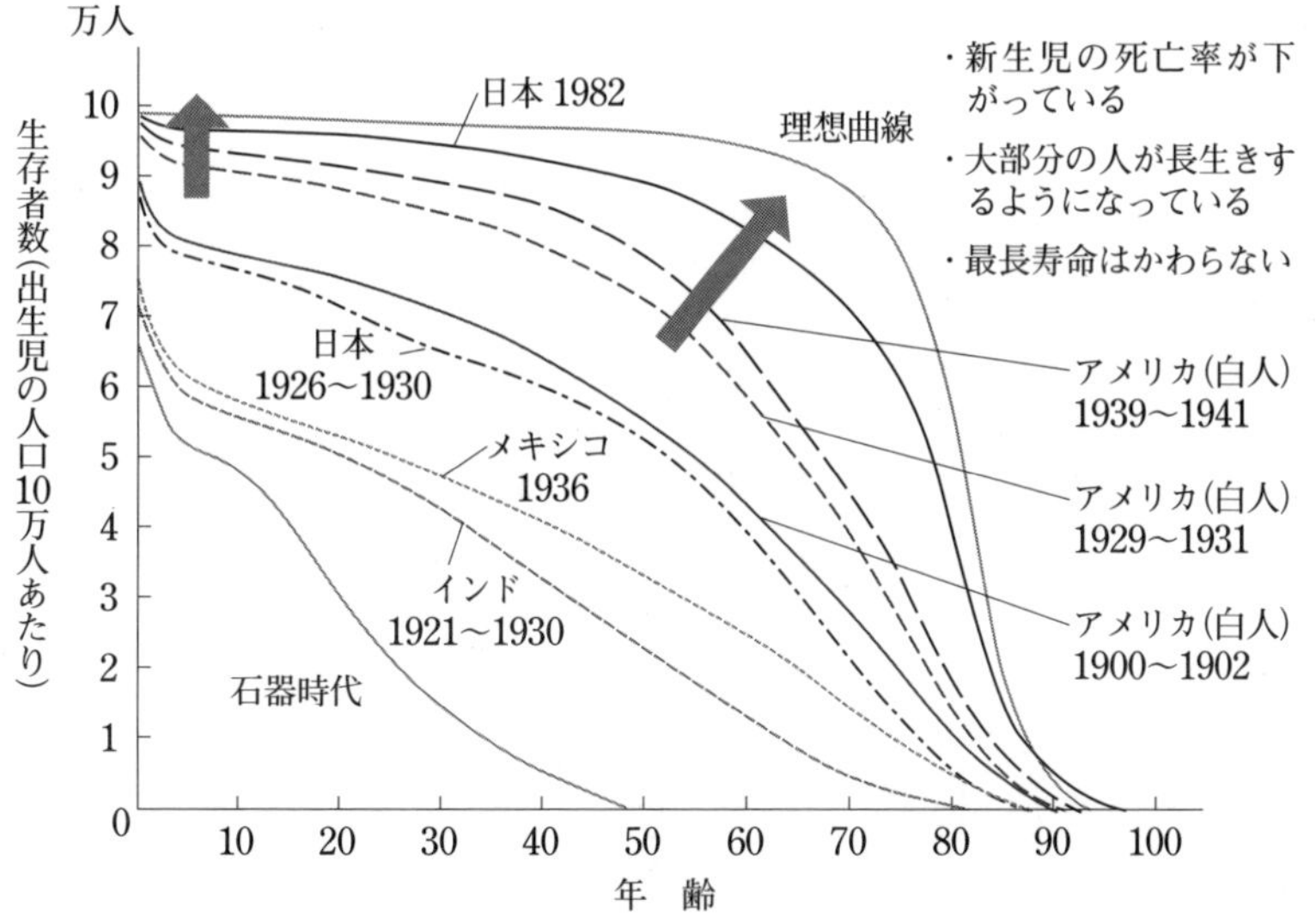

図3　平均寿命の延長の理由は？

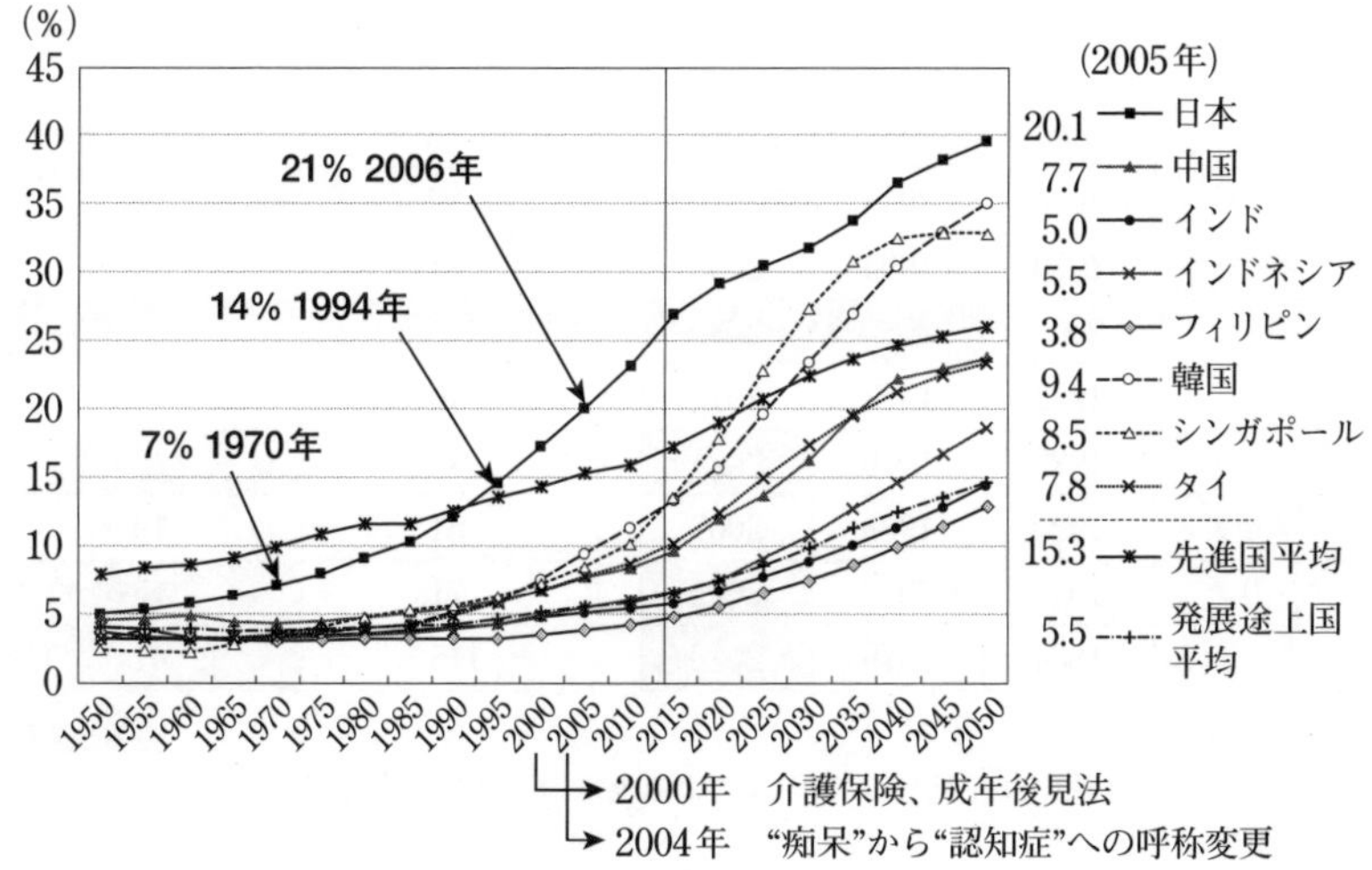

図4　日本とアジア諸国の社会の高齢化

増えます。日本の六十五歳以上の人口比率をみると（図4）、昭和四十五年に七％を越え、平成二十六年では二十五％を越えて四人に一人は高齢者です。このようなことを見越して、わが国では平成十二年に「介護保険法」と「成年後見法」を制定し、平成十六年には、それまで「痴呆（dementia）」と呼んでいた病気を、「認知症」へと呼称変更しました。高齢社会に準備してきたのです。

　日本社会の高齢化のスピードは、欧米諸国と比べるとかなり急激です。シンガポールや韓国はもっと高齢化のスピードが速く、今後、急激に変化することが予想されます。総人口の七％が高齢者、十四％が高齢者、二十一％が高齢者になった年代をみると（図5）、日本は高齢者人口が七％から十四％までをわずか二十四年で駆け抜けましたが、欧米諸国、たとえばフランスは百年以上、多くの欧米諸国は五十年かけてゆっくりと高齢化が進みました。日本は非常に早く高齢化したためさまざまな問題が起こってきました。

　ちなみに、韓国は、二〇一九年に十四％に達すると予測されています。韓国では日本より速い十九年でエイジ

	7%	14%	20%	7～14%まで	14～20%まで
韓国	2000	2019	2026	19	7
日本	1970	1994	2006	24	12
中国	2000	2030	2039	30	9
ドイツ	1932	1972	2012	40	40
イギリス	1929	1976	2021	47	45
イタリア	1927	1988	2007	61	19
アメリカ	1942	2013	2028	71	15
フランス	1864	1979	2020	115	41

予　想

急速な社会の高齢化は、社会システムの歪みとなり、多くの社会問題・経済問題・倫理問題を引き起こす

図5　社会高齢化のスピード

ングソサエティからエイジドソサエティに変化すると予想されることから、日本の高齢化の経験をアジア全体で共有し、みんなで対策を考えていこうとしています。

アルツハイマー病の前段階

高齢者を、病気か正常かといった単純に二分類すればすむわけではありません。生まれたときは人間みな似たようなものですが、その後、生活、経験、教育などによってさまざまな人生があるため、高齢者になると多様性は大きくなります。そのため、単に病気か正常かという分け方より、普通の老化から、成功した老化まで、幅広いスペクトラムを考えたほうがよいと思われます。そして、老化の不成功の代表が、認知症（dementia）です。つまり、最も基本に身体的健康があり、次に正常な認知機能があります。そして、人生に満足して社会的活動と社会的生産性を保っておられる方が、most successful aging の代表です（図6）。逆の意味で、平均よりアンサクセスブルな老化に認知症があり、この認知症にも多様性がありえることを知っていただきたいと思います。

・老年期の多様性を考慮すると、正常か病気かの単純な二分類では不十分
・「通常の老化」から「成功した老化」までの幅広いスペクトラム
・「不成功の老化」の代表は認知症（dementia）
・認知症は、さまざまな形態を呈する社会的な疾患

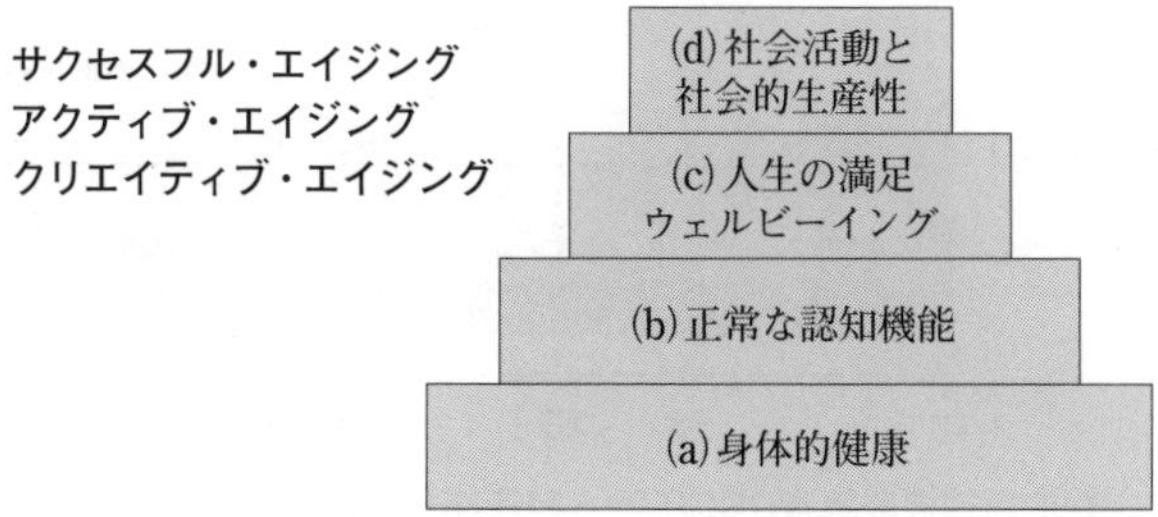

図6　「サクセスフル・エイジング」の必要要件

ところで、認知症とは、記憶障害と認知機能障害があるために判断力が低下して、社会的生活機能が障害される疾患です。正常な方であれば、たとえば、呼吸して血圧が保たれるという生物学的な生活のうえに、食事をしたり、入浴をしたり、歯磨きをしたりという個人的な生活機能を保持しています。認知症になると、動物としての生活は保たれますが、個人的な社会的生活機能は確実に障害されます。認知症は社会的な疾患であるため、その対応には生物学的・心理学的・社会学的な視点が必須です。

このように考えると、認知症に至る前に、社会的生活機能が損なわれ始める「軽度認知機能障害（ＭＣＩ）」と呼ばれる時期があり、さらにもう一つ前の、「主観的認識機能障害（ＳＣＩ）」を考えると（図7）、できるだけ早期段階から認知症に備えるとき役に立ちます。おおまかにいうと、四十歳以降で、自分は二十歳、三十歳のときはもっと記憶していたのに、今は物忘れするようになった、以前よりはるかに記憶力が落ちたという経験を私も含めて皆さんが持っておられます。そのことをサイエンスにのせて調べることができれば、四十歳以降の皆さんの大部分は、主観的

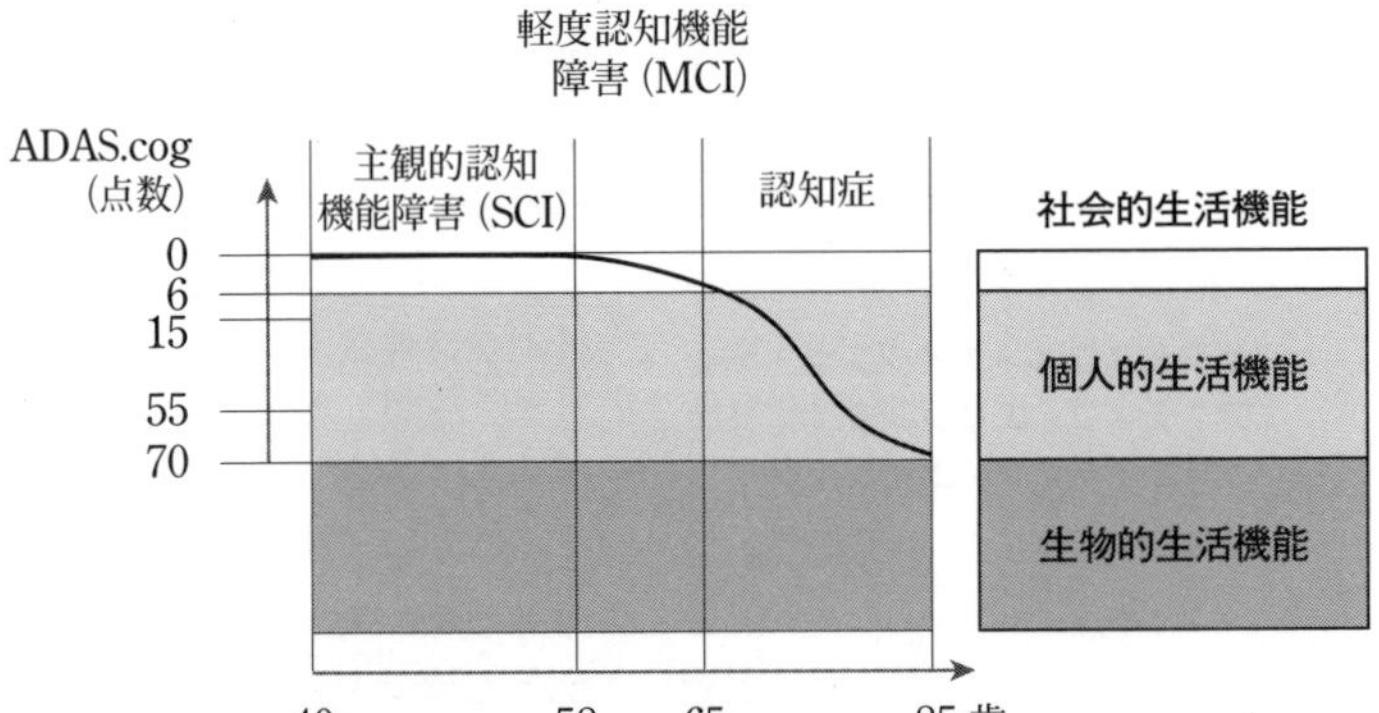

図7　主観的認知機能障害（SCI）から軽度認知機能障害（MCI）から認知症（dementia）

認知機能障害（ＳＣＩ）という診断のカテゴリーに入ります（図7）。今、認知症の研究者は、認知症を発症したあとどうするか、軽度認知機能障害（ＭＣＩ）の段階でどう介入するか、さらにさかのぼってＳＣＩの段階で介入できないかを考え始めています。

アルツハイマー病の新しい臨床診断基準

これまで私どもが使ってきた臨床診断基準は、三十年ほど前の昭和五十九年に作成されたものです（図8）。二〇一一年にこの基準が改正され、新しい臨床診断基準ができました。

どうして診断基準を改訂したのでしょうか。作成当時、アルツハイマー病以外の認知症がまだ知られていませんでしたし、バイオマーカーも脳画像診断方法も

I. Probable Alzheimer「ほぼ確実」

1) 認知障害が、臨床症状、知能テスト、神経心理学的検査の3つで確認される
2) 認知機能のうち2つ以上が障害されている
3) 記銘力障害と他の認知機能障害が進行性に悪化する
4) 意識障害がない
4) 発症年齢は40～90歳のあいだで、65歳以上に多い
6) 認知機能低下の原因となる全身疾患やアルツハイマー病以外の脳疾患がない

V. Possible Alzheimer「アルツハイマー病疑い」

認知障害が存在し、かつ原因となる他の神経疾患・精神疾患・全身疾患が否定されているが、発症様式や臨床経過が非定型なもの
認知症の原因となりうる二次的な全身疾患や脳疾患がある場合でも、以前からあった認知症の原因とは考えられないもの
研究的検討の場合は，認知機能のうち障害領域が1つだけで、進行性であって、他に原因が見出されないもの

VI. Definite Alzheimer「アルツハイマー病の確定診断」

臨床診断基準の「ほぼ確実」を満たし、かつ生検あるいは剖検で病理組織学的に確認されたもの

図8　NINCDS-ADRDA のアルツハイマー病の臨床診断基準（1984）
（McKahann G, et al.：Neurology 34：939-944, 1984）

未発達でした。そのことを鑑み、新しい臨床診断基準が必要となり、二〇一一年に米国老化研究所とアルツハイマー病協会が合同で新しい臨床診断基準（NIA-AA）を提案しました（図9）。これは、アルツハイマー病認知症の診断基準と、アルツハイマー病による軽度認知機能障害（MCI）の診断基準、それに加えて、臨床前アルツハイマー病の診断基準と神経病理学的な診断基準をあわせたものです。臨床症状がなにもない人にアルツハイマー病と診断するのかなど臨床家にとっては非常に問題の多い提言ですが、基礎の研究者や創薬を考えている人たちにとっては、この新基準は大きな力になるだろうという議論がなされました。

アルツハイマー病認知症やアルツハイマー病による軽度認知機能障害の臨床診断基準については、ここでは割愛させていただきますが、臨床前アルツハイマー病について新しい臨床診断基準では次のように段階的に分類されています。まず、脳機能画像やPETスタディ、脳内にアミロイドβの沈着があるステージ1を、臨床前アルツハイマー病と診断してよいとしています。また、脳にアミロイドβの沈着があって、各種のバイオマーカーで検査して神経障害、シナプス障害が起こっていると、ステージ2の臨床前アルツハイマー病とします。さらに、アミロイドβが蓄積してタウ蛋白質などによるシナプス障害に加えて、ほんの軽微な認知機能障害があるものをステージ3と診断するという提言です（図10）。

1) アルツハイマー病認知症の診断基準
(AD dementia)
2) アルツハイマー病による軽度認知機能障害の診断基準
(MCI due to AD)
3) 臨床前アルツハイマー病の診断基準
(preclinical AD)
4) 神経病理学的診断基準

図9　NIA-AA 病の臨床診断基準，2011
（Jack CR Jr, et al.：Alzheimers Dement 7：257-262, 2011）

このように、認知症になって認知機能が大きく低下する前に、MCIの段階があり、その前にSCIの段階があるとすると、これらを診断することにどんな意味があるのでしょうか。

臨床家は、簡単にいうと、バイオマーカーの変化だけで症状がでていないのは病気ではないと診断します。臨床的には、血液検査、脳の画像検査で変化があるだけで、症状がないから病気といえないという立場です。しかし、臨床症状が発現する以前に、そのような人たちを同定したいという要求があります。

たとえば、高血圧や糖尿病、高脂血症の方々はたくさんおられますが、血圧が高い状態が十年、二十年続く結果、脳梗塞が起こったり、冠動脈の閉塞、心臓の障害が起こります。それは、高血圧とその合併症との関係です。それとある意味で似た点があるかも知れません。たとえば、バイオマーカーが変化している時期があってもまだ症状はでませんが、症状がでてから薬を投与してもなかなか治らないのであれば、バイオマーカーが陽性段階で薬を使って介入し始めると認知症になるのを防げると考えてもよいのではないかということになります（**図11**）。

脳内にアミロイドβが蓄積して、そのあとシナプス障害が

ステージ	特　徴	Aβ (PETまたはCSF)	神経障害のマーカー (tau、FDG、sMRI)	認知機能の軽微な低下
ステージ1	脳内のアミロイド沈着	+	−	−
ステージ2	脳内アミロイド沈着と神経障害	+	+	−
ステージ3	脳内アミロイド沈着と神経障害と軽微な認知機能低下	+	+	+

図10　臨床前アルツハイマー病のステージ分類

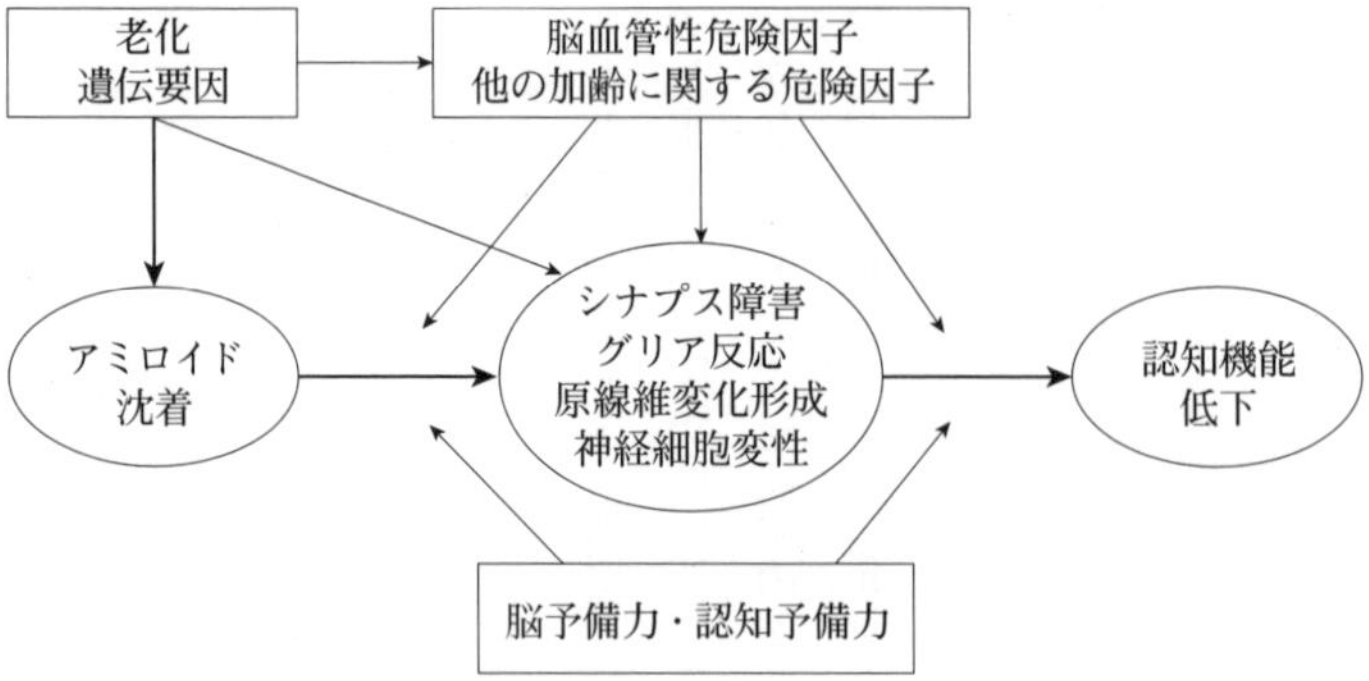

図 11　アルツハイマー病スペクトラム
(Sperling RA, et al.：Alzheimers Dement 7：280-292, 2011)

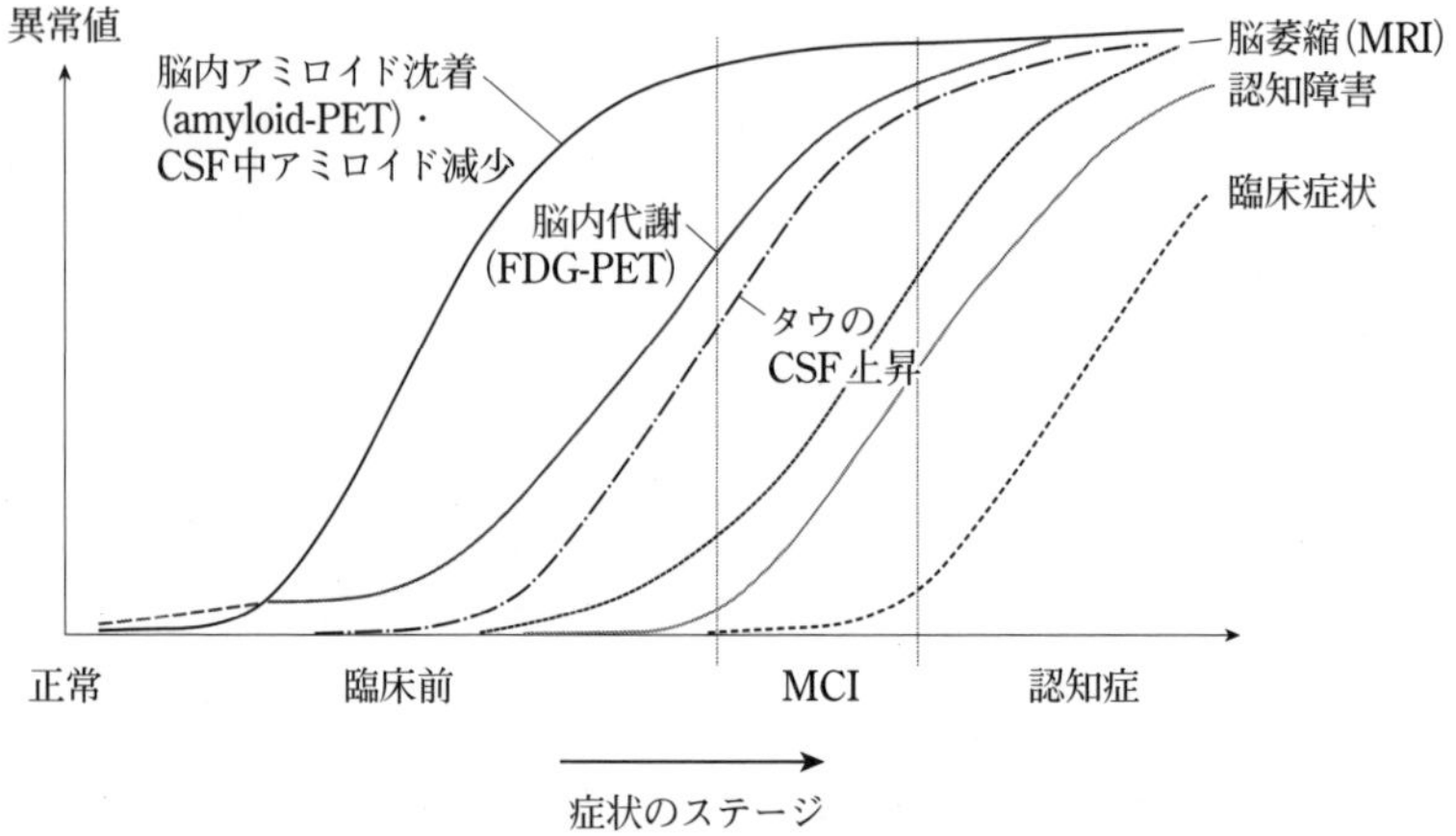

図 12　アルツハイマー病のバイオマーカーと症状
(Jack CR, et al.：Lancet Neurol 9：119-128, 2010)

起こって認知機能は低下します。これが進行すると考えると、できるだけ早い段階で同定して早期介入するとよい効果をもたらすことを、図12は示しています。横軸に病気のステージ、縦軸はどれだけ異常かを示しています。認知症になると、もちろん臨床症状がでて認知機能の障害があって、そのころには脳萎縮が認められます。そうすると、臨床症状がでてくる前にアミロイドβの変化やシナプス障害、タウ蛋白質の変化、脳の萎縮など十年、二十年前に変化しています。これらの変化をとらえ、臨床症状が発現する前から介入します。このような臨床前アルツハイマー病という概念を今、大事にしようとしています。

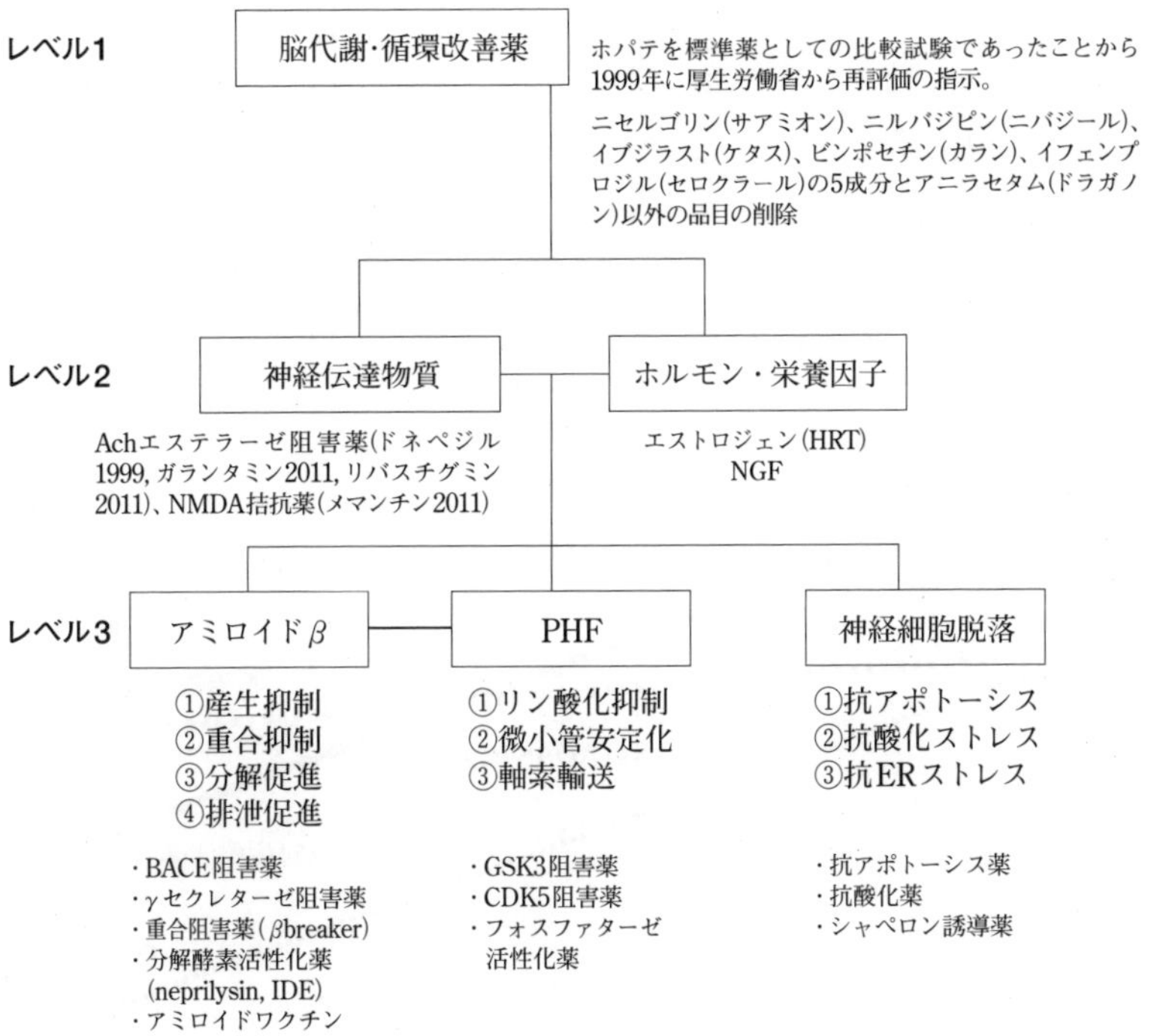

図13　アルツハイマー病の薬による治療方針

薬の開発状況

アルツハイマー病の薬による治療方針を図13に記しています。平成十一年にドネペジル（アリセプト）が開発され使用されるようになりました。平成二十三年には、ガランタミン（レミニール）、リバスチグミン（リバスタッチ）、メマンチン（メマリー）が発売され、私どもは主にこの四種類を使ってアルツハイマー病の薬物療法を行っています。もちろん、これだけでは十分ではありません。現在はアミロイドβ蛋白質の沈着を抑制したり、PHFと呼ばれる神経原線維の産生を抑制する、神経細胞の脱落自体をとめることなどを工夫しています。

ちなみに、平成二十三年にわが国で認可されたさきほどの三種類の薬剤は欧米ではずいぶん前から使用されていました。日本では十年以上認可が遅れました。

次に、これらの治療薬がどの程度使えるか、どんな作用を持っているのかを少し丁寧にご説明します。

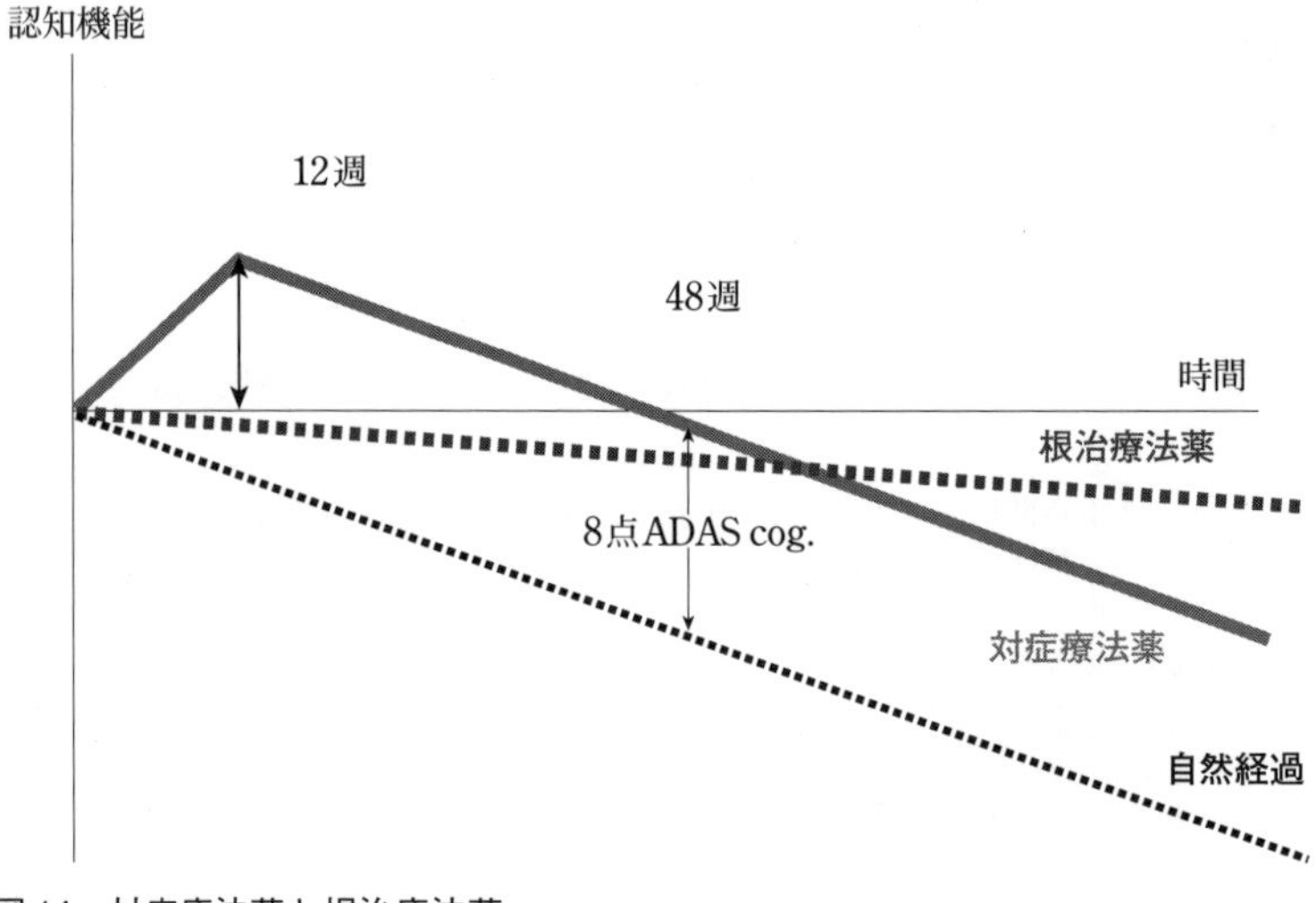

図14　対症療法薬と根治療法薬

JCOPY 88002-857

まず、対処療法薬としてのアリセプトを投与すると、その後、三ヵ月ほどをピークとして患者さんの認知機能は改善します。このピークがずっと維持できれば一番よいのですが、三ヵ月後からだんだん認知機能が低下し、服用開始から一年ほどたつと、開始前のベースラインに低下し、さらに経過すると、薬を使っていない患者の自然経過の傾きと同じように下がっていきます（図14）。これが、今使われている対処療法薬の力です。したがって、薬を使っても、認知機能が悪化することを覚悟しなくてはなりません。もちろん、個々の認知機能レベルをまったく下げないような、少なくとも自然経過による認知機能低下をゆっくりさせるような薬が必要です。そのため、現在、根治療法薬の開発にいろいろな研究所・企業が挑戦しています。

アルツハイマー病の薬物開発の困難さ

薬物の開発は、基本的にはアミロイド・カスケード仮説に則っています（図15）。すなわち、前駆体蛋

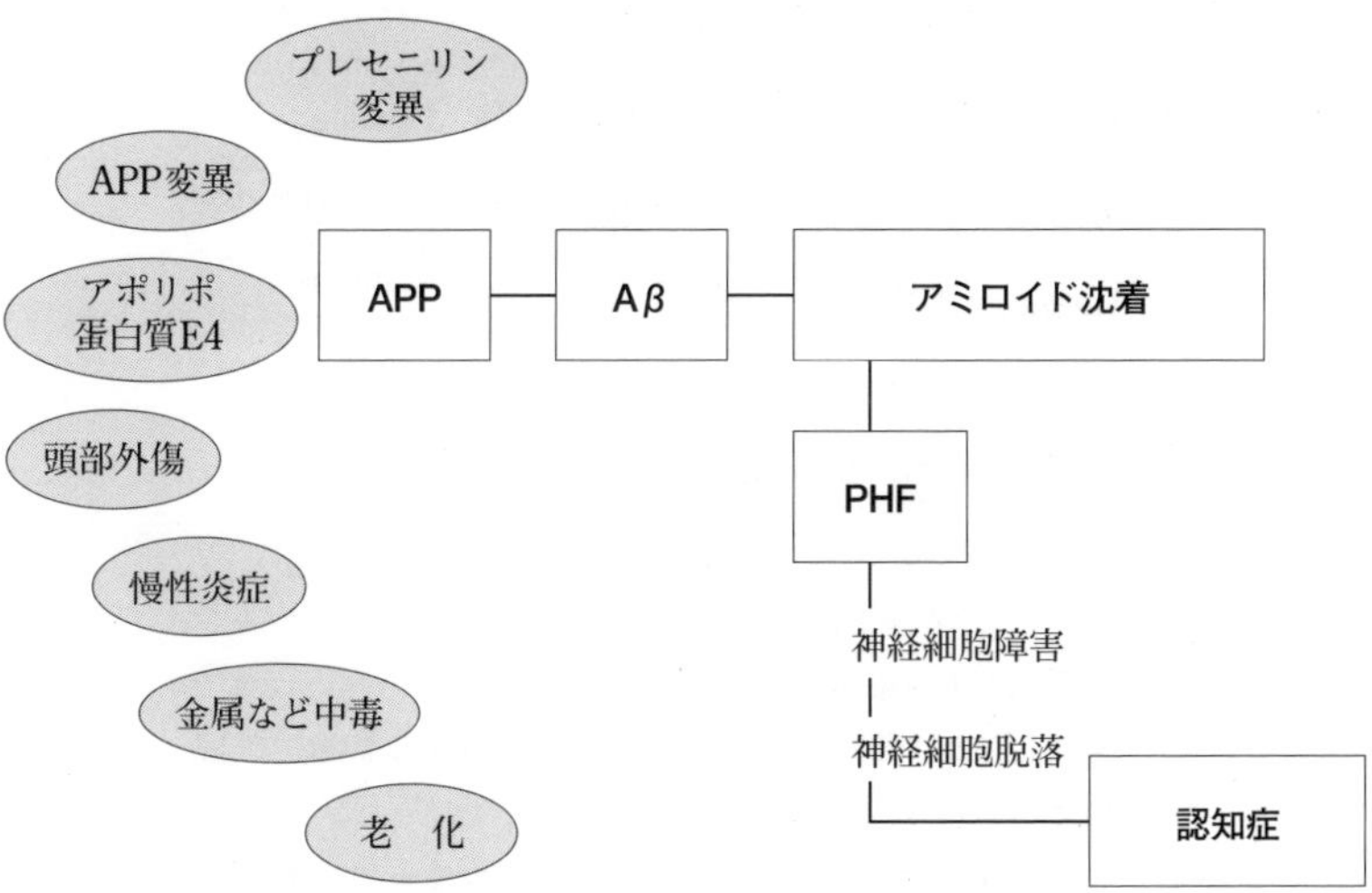

図15　アミロイド・カスケード仮説

白質からアミノ酸の数にして四十個、四十二個ほどの小さなペプチドができ、そのペプチドが重合して沈着するとタウ蛋白質の変化を引き起こし、最終的に認知症を起こすという仮説のもとに進められてきました。

開発に成功したさきほどの四種類、アリセプト、レミニール、リバスタッチ・パッチとメマリー以外に、動物実験によって臨床1、2、3段階まで多くの薬物が開発されていますが、成功したものはありません。四種類の成功した薬のうち、三種類はコリン仮説に則った薬物であり、もう一つは別の仮説に則って開発されたものです。

このような状態のなか、アミロイドワクチンやγセクレターゼの阻害

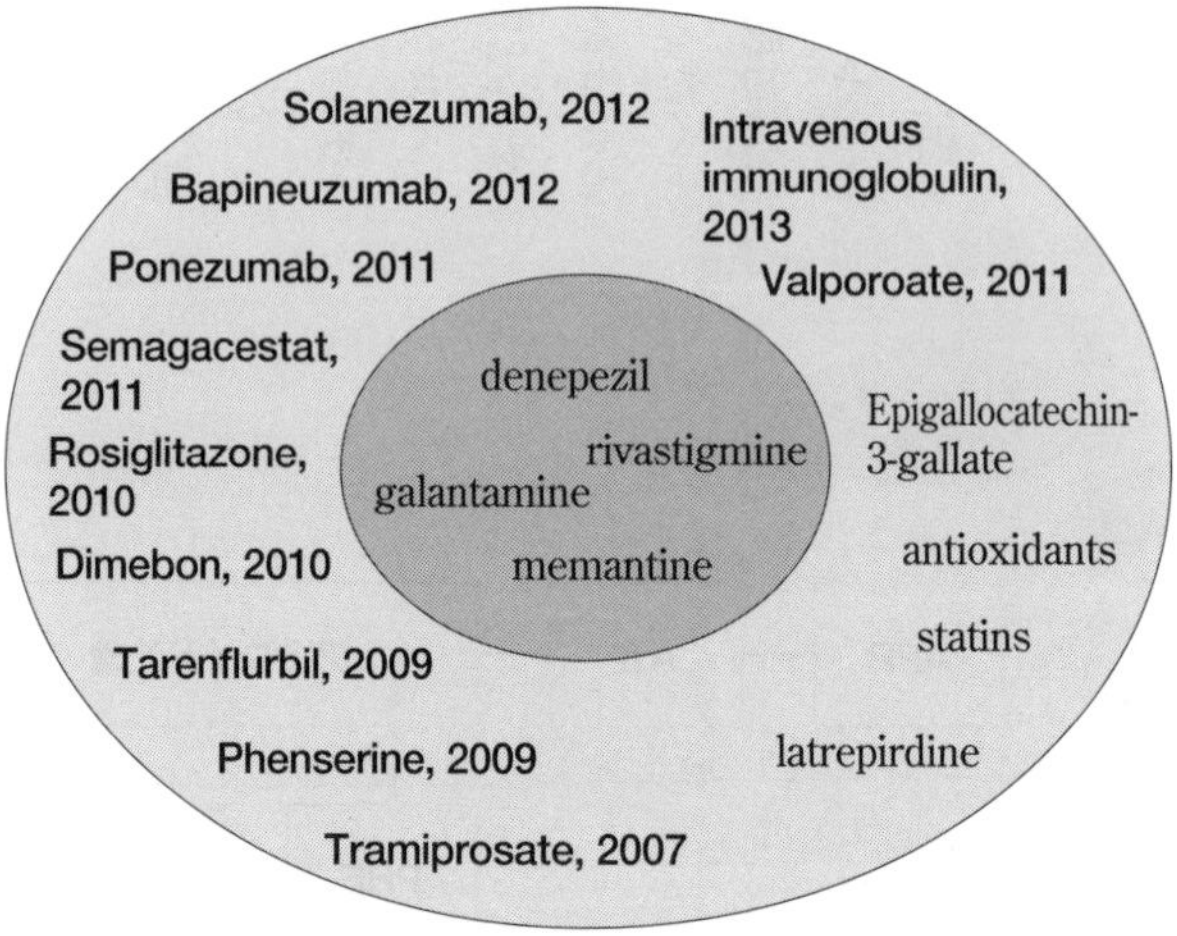

・アミロイドカスケード仮説は正しいのか?
・動物実験とヒト対象治験との乖離
・アミロイド除去は必ずしも臨床症状改善につながらないのでは?
・ヒト臨床治験の方法は正しくないのでは?

図17　1992年以来アルツハイマー病に対する根本治療薬開発の失敗

薬などたくさんの工夫がされてきました。二〇一二年八月にはバピヌズマムというアミロイドに対するモノクローナル抗体の臨床治験の結果がでましたが、残念ながら失敗でした。ソラネズマムもモノクローナル抗体ですが、これも失敗でした。セマガステスタットはγセクレターゼ阻害薬として有望視されていたのですが、これも二〇一二年八月に失敗という結果がでました。多くの薬物がいずれも臨床治験に入って効果なしと判定されたのです（図17）。このようなことは、普通はあってはならないことです。動物実験で十分に検討して臨床に移るわけです。多くの製薬企業は、臨床に至るまでにかなりの努力を重ねていますが、アルツハイマー病領域ではいずれも失敗しています。その原因はどこにあるか、なぜ開発が難しいのかを、今われわれは議論しているところです。

いろいろな議論がありますが、基本的に、アミロイドカスケード仮説でよいのか、動物実験とヒトの治験とのあいだに乖離があるのにはなにか原因があるのではないか、といったことが議論されています。また、アミロイドワクチンのときに経験したことですが、アミロイドワクチンは確かにヒトの脳内のアミロイドを減少させますが、それが必ずしも認知機能改善につながりません。そのことを踏まえて、私たちが今アルツハイマー病治療薬の開発を目指してやっている臨床治験の方法は正しくないのではないか、といわれています。

イムノグロブリン大量療法も、二〇一三年五月に無効であることが判明しました。また、ソラネズマムやバティスマム、コバティスマムといったアミロイド抗体療法は失敗しました。さらに、セマガセスタット、タレンフルブルなどのγセクレターゼ阻害薬もいずれも失敗しています。

JCOPY 88002-857

アルツハイマー病の新しい治験の試み

現在、われわれは次のように考え始めています。認知症患者さんに、たとえば、一年か二年ほど継続投与して、どれだけ認知機能を高めるかを治験で調べてきたわけですが、認知症を発症した状態のときには生物学的な変化がかなり起こっているため、もう少し前段階で介入しないと認知機能は改善しないのではないかということです。ここまでなぜ臨床前の診断が必要かということを述べてきましたが、この臨床前段階の患者さんやＭＣＩの患者さんに薬物を使うことが有効ではないか、という議論を始めているからです。

このことをもう一度説明します。自然経過でだんだんと認知機能が低下していくアルツハイマー病患者に対して、アセチルコリンエステラーゼ阻害薬、ドネペジルなどを投与すると、一時改善しますが、三ヵ月ほどたつと自然経過と同じように低下します。今、多くの患者さんが対処療法薬を服用しているため、そのような方に新しい可能性のある薬を追加投与すれば、認知機能の低下がゆっくりになり、自然経過との差がでるであろうと考えてきたわけです。ところがそれがなかなかうまくいかないことから、現在は、もう少し前段階の患者さん、少なくともバイオマーカーが陽性の方に根本治療薬を投与しておくと、アルツハイマー病

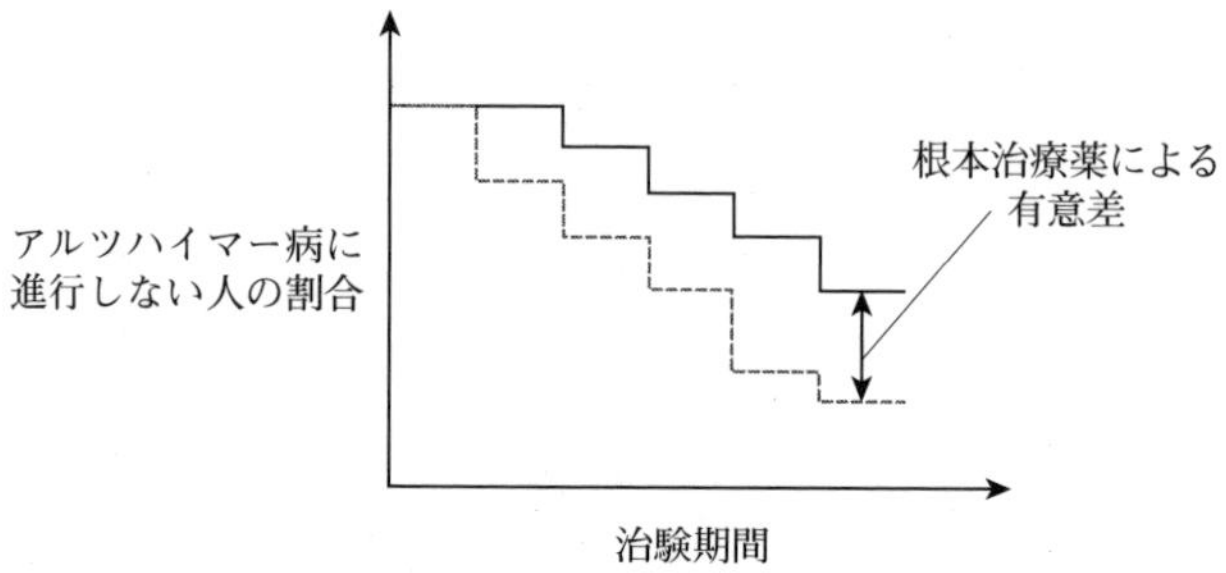

図 18　今からの臨床治験プロトコール

を発症する率が減少して統計的に有意差をみいだすことができれば、その薬をアルツハイマー病の治療薬として開発できるのではないか、と考えているのです。したがって、これからの臨床治験は、これまでの認知機能の変化をみるというより、生活機能の変化が起こってアルツハイマー病を発症する率の差を比べることで対応しようというものです。そのような努力が始められています（図18）。

現状での認知症の予防

これまでの疫学研究によって確認されているアルツハイマー病の危険因子をいくつかあげます。まず年齢です。また、女性のほうが男性よりも七歳ほど長生きします。高齢になるほど女性の数が多くなるわけですから、女性であることがアルツハイマー病の危険因子であるといわれます。寿命の長さを補正したあとでも女性は男性より一・四倍ほどリスクが高くなります。また、アルツハイマー病の家族がおられたらその人もなりやすくなります。頭に怪我をすることも危険因子

リスク因子（vulnerability）	防御因子（resilience）
糖尿病	高い教育歴
高血圧症	刺激的な仕事
高脂血症	精神機能を活性化させる趣味
肥満	脳トレーニング
うつ病	社会的交流
不活発	有酸素運動
喫煙	散歩
高ホモシステイン血症	指先の運動
	昼寝
	地中海食などの食事スタイル
	緑黄色野菜
	カロリー制限
	ポリフェノール
	不飽和脂肪酸（ω6, ω3）

図19　アルツハイマー病の発症に関係する因子

です。教育歴もあげられます。また、アポリポ蛋白質Eには2、3、4の三種類の型がありますが、そのうち4型を持っている人はアルツハイマー病になりやすくなります。年齢、性別などは変えられませんが、できるだけ頭を打たないようにすることと、若いときに十分頭をはたらかせることなどは、自分の努力、ライフスタイルでかえることができる要因です。

　最近、アルツハイマー病の発症病理がそれなりにわかってきました。糖尿病とも病態、病因が共通しているとか、高血圧、高脂血症がアルツハイマー病に悪いことがはっきりしています。同時に、アルツハイマー病にならなくする因子として、教育歴が長い、刺激的な仕事をする、精神機能を活性化するような趣味を持つ、脳トレーニング、人との交流を維持する、有酸素運動、散歩、指先の運動、昼寝、地中海食、緑黄色野菜、カロリー制限、ポリフェノール、不飽和脂肪酸などいろいろなことがいわれています（図19）。

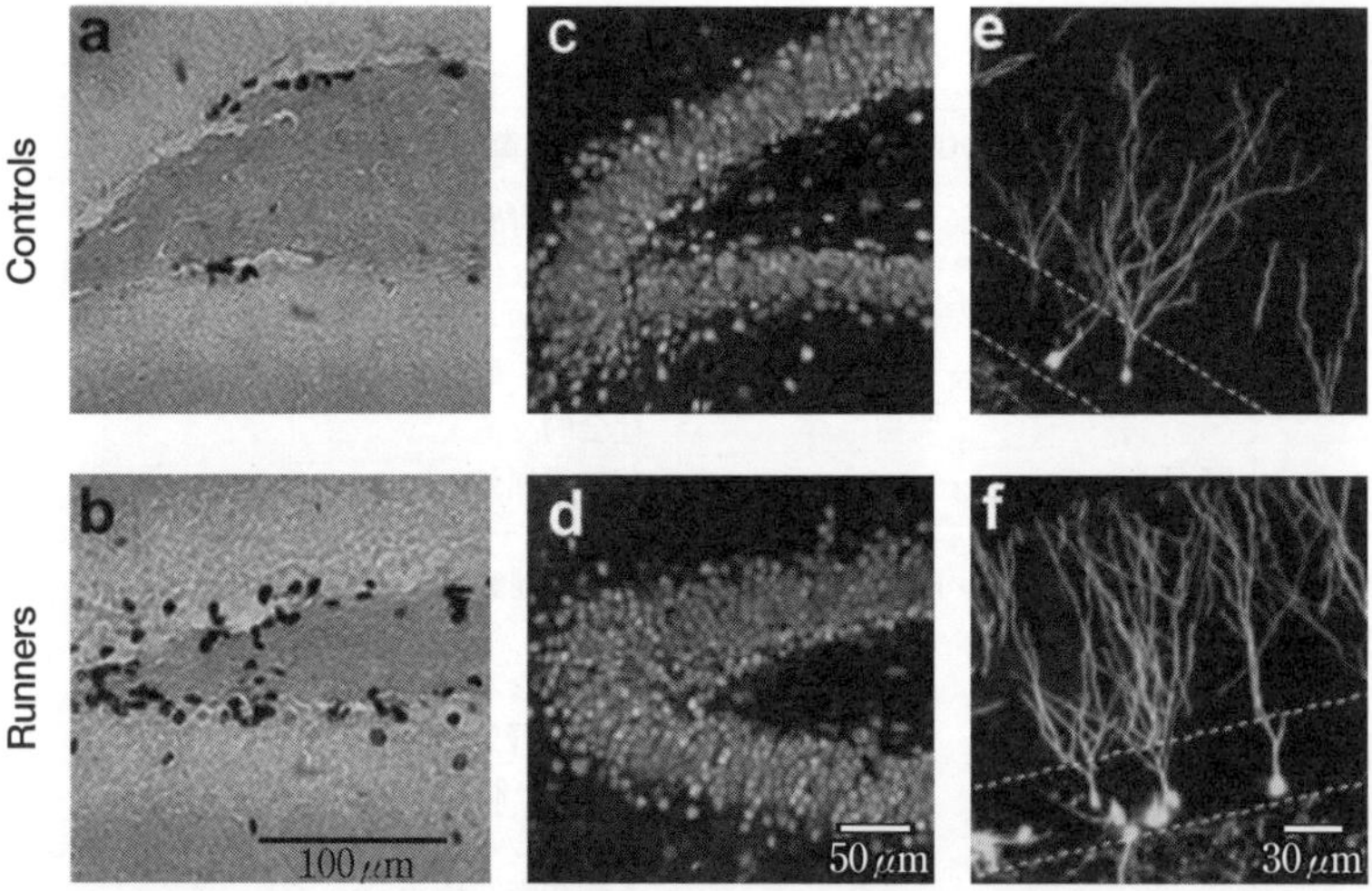

図 20　動物実験では、運動により海馬での神経細胞新生が刺激される
（Lazarov O, et al.：Trends in Neuroscience 33, 569-679, 2010）

アルツハイマー病のリスクをゼロにするものはもちろんありません。一のリスクを○・九にするか、○・九九にするか、○・九九九にするかです。なにかよいことがあるだろうというほどの因子です。いずれもアルツハイマー病にならなくするのによいだろうということがいろいろといわれています。ここで一つだけ、こう考えていただければ役に立つのではないかということを説明しておきます。

認知予備力です。アミロイドβが蓄積しても、認知機能低下が起こっていない人がけっこういます。さきほどは臨床前アルツハイマー病を同定して、それが認知機能障害を起こすと、あ

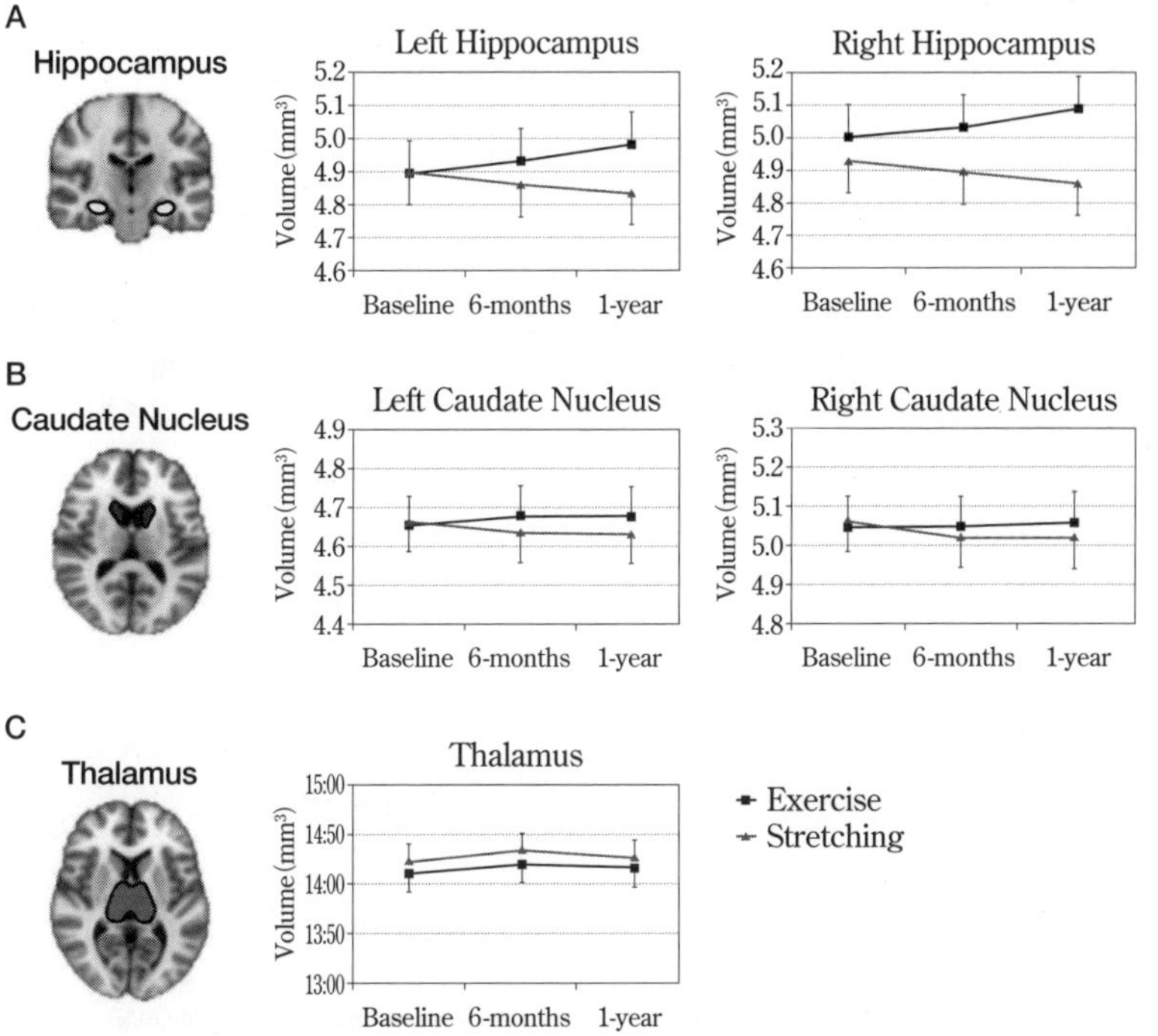

図 21　運動により海馬容積が増大する
(Erickson KI, et al.：Proc Natl Acad Sci USA 108(7)：3017-3022, 2011)

たかも一対一に対応するかのようにいいましたが、実際はそうではありません。この認知予備力で修飾されて、アルツハイマー病の病理は十分に起こっているのですが、認知機能はそんなに悪くない人がけっこういます。その原因について考えてみます。

図20は、動物実験で海馬領域に神経細胞の新生が起こっていることを示しています。マウスにケージのなかでランニン

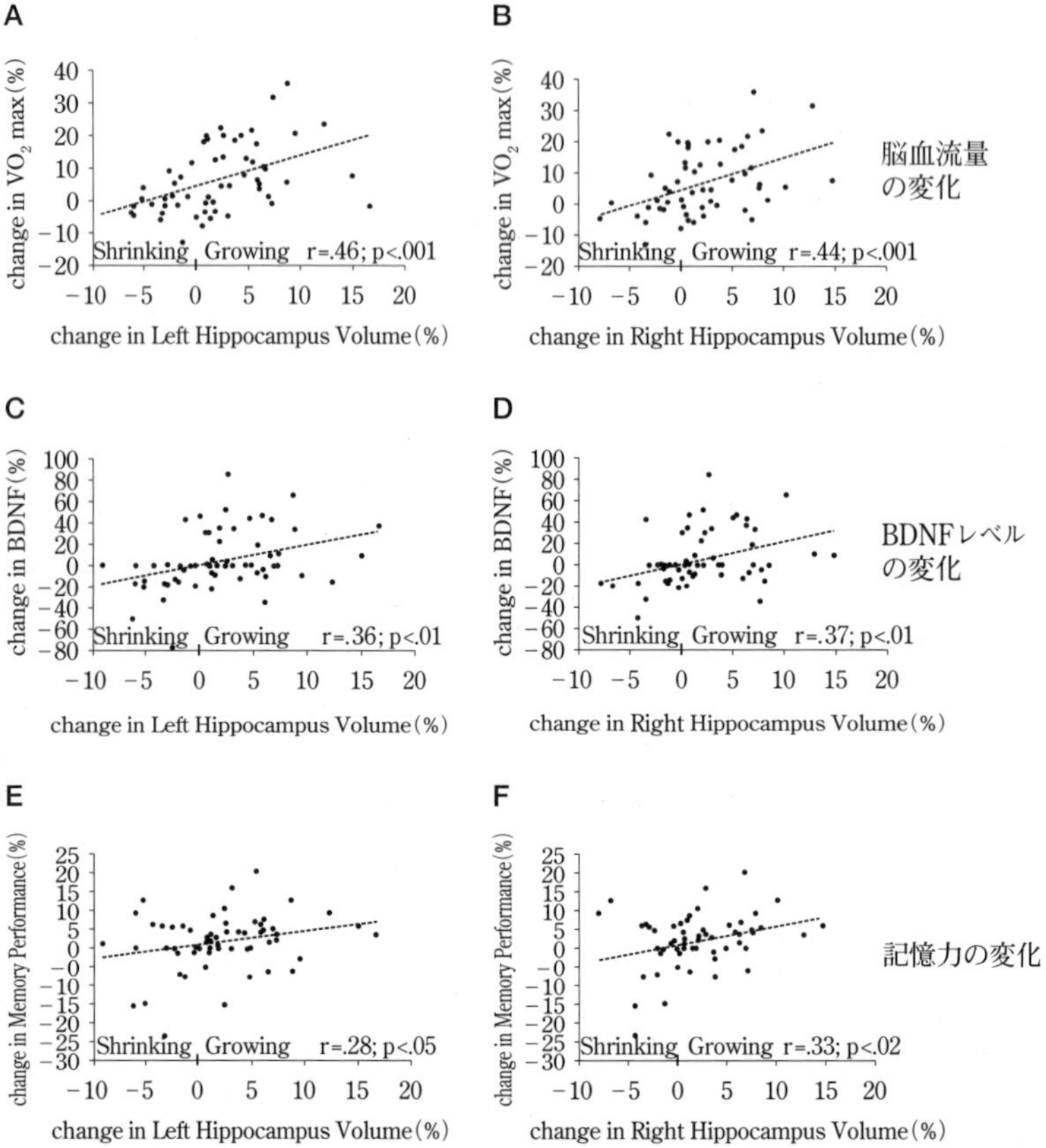

図22　海馬容積と脳血流量、BDNF レベル、記憶力はよく相関する
(Erickson KI, et al.：Proc Natl Acad Sci USA 108(7)：3017-3022, 2011)

グ・運動をさせると神経細胞の新生が起こって神経細胞の数が増えます。それと同じようなことが、ある程度人間でもいえます。有酸素運動を一年間続けたあとと、有酸素運動ではなくたんにストレッチ、体操だけの方の海馬の大きさを比べると、左も右も海馬は運動をしている群で増えます。海馬が増大します。二年ほどたったあとに加齢とともにストレッチ群は萎縮していくのでしょうが、運動をしていると海馬の萎縮が防げるというデータが報告されています（図21）。

海馬容積が増えている方では、脳血流量も増えていますし、神経細胞栄養因子の一つＢＤＮＦと呼ばれる因子も増えます。それと同時に、記憶力も増えています（図22）。ですから、運動を通じて、海馬のニューロン新生、神経細胞への血流が増加し、ＢＤＮＦが増加して脳の萎縮が防げることがわかってきました。

まとめ

現在使用されているアルツハイマー病治療薬には限度があります。根本治療薬を開発しようと努力していますが、なかなかうまくいっていません。そのためには、新しい診断基準が必要となりますし、今後バイオマーカーが開発され、新しい臨床治験の枠組みになっていけば、アルツハイマー病を克服する努力が実っていくと考えています。それによって、高齢まで知的活動を保ったミケランジェロなどのような知的創造力やサクセスフルなエイジングを目指して、今私どもが研究させていただいているということを申し述べて、本日の話を終わりにしたいと思います。

質疑応答

司会＝貫名　信行

貫名　会場からご質問をたくさんいただいていますが、二点ほど選んでお尋ねします。

認知予備力ということで、欧米などではコンピュータゲームによるトレーニングなどがブームになっているようですが、その効果はどうでしょうか。

武田　患者さんが、「家族からいわれて毎日、書き取りやらされてますのや」「毎日計算のドリルをさせられていますんや」といわれます。精神科医としての思いを込めての意見ですが、「あまり効果はありません」。効果があるのは、患者さんが自分からやりたいと思って、楽しみながら、計算したりドリルをする場合です。皆さんからも同意をいただけるかと思いますが、一足す三が四であると解答してもらおうとしていますが、それができてもしょうもないわけです。たとえば、一足す六がいくつとか、九足す六がいくつか、やっていることがほかの生活機能に広がって利用されることが保証されないと、毎日ドリルをやらされるのは意味がないと思います。脳トレのポイントは、汎化できるかどうかです。それにかかっています。嫌がるのを無理にさせるのは、やめてよいと私は思っています。

貫名　自分がアルツハイマー病の臨床前状態ではないかと思った場合、健康体であってもアミロイドβ蛋白質の検査を受けられるでしょうか。また、あまり侵襲的でない検査はあるのでしょうか。

武田　重要で適切なご質問ありがとうございます。アミロイドβが蓄積し始めることを知るためには、現在、PETという脳の機能画像を得る方法があります。脳のPET検査を受けると、自分の脳にアミロイドβがどのくらい蓄積しているかがわかるようになりました。まだ保険が適用されていませんが、平成二十五年にアミロイドを画像化する標識化合物が日本でも一般的に使われるようになりましたので、あと数年のうちには適用されると思います。

ついでにいいますと、放射性の物質ですから、ある程度、半減期があります。現在研究用に使っている標識物質は、炭素同位体で半減期が二時間ほどしかありません。半減期が伸びたフッ素同位体を使って標識ができましたので平成二十五年から一般的に利用できるようになります。

もう一つ、血液・髄液でわからないかと。髄液を使うと、今でも確実に知ることができます。髄液検査はたいていの医療機関で受けることができます。

私どもは、文部科学省の「脳プロ」の支援で採血で簡単にわかるマーカーを開発しています。最後の段階に近づいてきていますので、何年か後には、血液検査で脳のなかのアミロイドβの蓄積具合がわかるようになると思います。

貫名 治療はなかなか大変だということがよくわかりましたが、予防に関して、いろいろと確認されていることもあるので今後に期待したいと思います。武田先生どうもありがとうございました。

（脳の世紀推進会議編：脳を知る創る守る育む15．クバプロ、東京、三十五～六十四頁、二〇一四より）

認知症の予防

認知症の早期診断と早期介入の期待

アメリカ国立老化研究所（National Institute on Aging：NIA）とアルツハイマー協会（Alzheimer's Association：AA）より二〇一一年に公表されたアルツハイマー病（Alzheimer's disease：AD）の臨床診断基準は、以前のNINCDS（National Institute of Neurological and Communicative Disorders and Stroke）がＮＩＡとなり、以前のアルツハイマー病および関連疾患連盟（Alzheimer's Disease and Related Disorders Association：ADRDA）が現在ではＡＡの一部門となったことで、一九八四年に公表され世界中で広く使用されてきたNINCDS-ADRDA診断基準の実質的な改訂版ということができる。[4)]

NINCDS-ADRDA診断基準は、剖検あるいは生検の神経病理学的検索でＡＤの病理が確定されたものをアルツハイマー病の確定診断（definite AD）とし、認知機能障害が臨床症状・心理テスト・神経心理検査で確認され、記憶障害に加えて他の認知機能も障害されていることを要件としてアルツハイマー病ほぼ確実例（probable AD）とし、それに準ずるものをアルツハイマー病疑い（possible AD）とするものであったが、prbable AD、possible ADを支持する知見、矛盾しない知見、矛盾する知見が丁寧に解説されており、世界中で広く用いられたＡＤの臨床診断基準であり、高い感度（八十一％）と特異性（七十％）が示されてきた。[9)]

JCOPY 88002-857

NINCDS-ADRDA 診断基準の公表以来二十七年が経過し、ADにかかわる新知見の集積、AD以外の変性認知症の認識、補助診断法の開発などにより、新たな臨床診断基準が必要と考えられるようになったのであるが、その理由は以下のようにまとめることができる。①一九八四年当時は、AD以外の変性認知症は十分に認知されていなかった、②バイオマーカーや脳画像診断(MRI、PET)が当時と比較して格段に進歩した、③NINCDS-ADRDA は主として臨床症状と病理(clinicopathological)の対応を目指していた、④ADの神経病理と臨床症状が乖離する例が多数あることが認識されるようになった、⑤ADは臨床的に記憶障害が先行するものばかりとは限らないことが認識されるようになったことなどが挙げられよう。また NINCDS-ADRDA では、40歳未満、90歳以上のADを除外していたが、当然のことながらこれは⑥現在では40歳未満あるいは90歳以上の発症があることも認められるようになった。そして最大の理由は、⑦ADに多様性があることを認めつつも、⑧ADを軽度認知障害(mild cognitive impairment:MCI)から明瞭に区別する必要性が高まってきたことによる。このような背景から NIA-AA の合同委員会で二〇〇九～二〇一〇年に数回のワークショップが開催されて、アルツハイマー病(AD dementia)[1,10]、アルツハイマー病による軽度認知障害(MIC due to AD)[1)]、アルツハイマー病臨床前段階(preclinical AD)[14)] の臨床診断基準が公表された。

NIA-AA 臨床診断基準とADスペクトラム概念

NINCDS-ADRDA(一九八四)では、認知症診断の要件として記憶障害を最重要視していたが、NIA-AA によるアルツハイマー病(AD dementia)診断基準の大きな特徴は、記憶障害を特別扱いすることにせず、記憶障害を他の認知機能障害と同列に引き下げたことにある。すなわち、ADには記憶障害型

JCOPY 88002-857

と非記憶障害型があり、記憶障害型では記憶障害が先行するが、非記憶障害型では、言語機能、視空間認知機能、遂行機能のいずれが先行してもよい。この意味では記憶障害のないＡＤもありうるとの立場が表明されたことになる。NIA-AA 診断基準では、認知症を記憶障害をも含んだ複数の認知機能障害と規定し直したことは大きな変化といえよう。本人が認知機能低下を自覚しており、客観的な検査で認知機能障害が確認できた場合に、ＡＤＬが自立しており認知症とはいえないものをアルツハイマー病による軽度認知障害（MCI due to AD）と診断することに取り決められた。このＭＣＩの定義はこれまでメイヨークリニックの Petersen らにより提唱されてきたもの[11]と大きな変化はなく、当初のＭＣＩの提案がＡＤの前駆状態に加えて、それ以外の病態に起因するＭＣＩを含んでいたことを反省して、ＭＣＩの臨床診断基準に加えて、ＡＤを支持するバイオマーカーや遺伝要因を付加しただけのものであり、特別目新しいものではない。

大きな議論を呼んだのはアルツハイマー病臨床前段階（preclinical AD）の提案であった。ＭＣＩは認知症とはいえないとしても認知障害という臨床症状があることから、大きな混乱はないが、臨床前段階（preclinical AD）は、まったく認知機能障害がない人についても preclinical AD と診断しようという提案であり、一般的には臨床家にとっては必ずしも賛成できるものではない。NIA-AA 診断基準の提案では、研究用との断り書きがつけてはあるものの、やはり臨床家からみると症状のまったくない人を疾病と診断することには慎重な意見も多いことは当然であろう。

このような提案に込められている思想は、ＡＤを臨床症状が発現する以前からＡＤスペクトラム（Alzheimer spectrum）として把握することにより、preclinical AD、MCI due to AD、AD dementia が連続した病態であることを前提として、（将来発症するであろう）ＡＤに対してできるかぎりの早期同定と早期介入を可能にしたいとの考えである。当然のことながら、これから開発されるであろうバイオマーカーへの期待を込めたＡＤ予防を視野にいれた考え方である。

アルツハイマー病治療薬開発の現状

図1にこれまでに開発が試みられてきたＡＤ治療薬の例を図示する。[7] 便宜的にβアミロイド産生を抑制する薬剤、βアミロイド重合を抑制する薬剤、βアミロイド排泄を促進する薬剤、タウのリン酸化と重合を抑制する薬剤、コリン系薬剤、その他に区分されているが、アミロイド・カスケード仮説はＡＤの基本的病理過程と考えられており、これまで開発されてきた多くの薬剤が、βアミロイドの産生、重合、分解、排泄過程に関与する薬剤であり、基本的にアミロイド・カスケード仮説に則り進められてきたことがわかる。

しかしながら、ＡＤの根本治療薬の開発はここ二十年間失敗の連続であった。**表1**にこれまで開発されて臨床治験まで進んだものの、臨床治験により有意な結果を示すことができずに、開発が途中で中止された薬剤を示す。高脂血症治療薬であるアトルバスタチン、シンバスタチン、抗糖尿病薬であるロシグリタゾンは、高脂血症や糖尿病がＡＤのリスクを高めることから、これらの薬剤のＡＤへの適応が検討されたが、アトルバスタチン、シンバスタチン、ロシグリタゾンの臨床治験では、ＡＤに対する有用性を示すことはできなかった。ロシアで使用されていた抗ヒスタミン製剤であるディメボンは、当初報告された臨床治験が非常に有望な結果であり、さらに基礎研究によりミトコンドリア膜の安定化作用が示され、Pfizer社が導入を決めて大規模な臨床治験が行われたが、その結果は芳しいものではなかった。イチョウ葉エキス（Ginkgo biloba）は、古くから抗老化作用や認知機能改善作用がいわれてきたものであり、ヨーロッパの

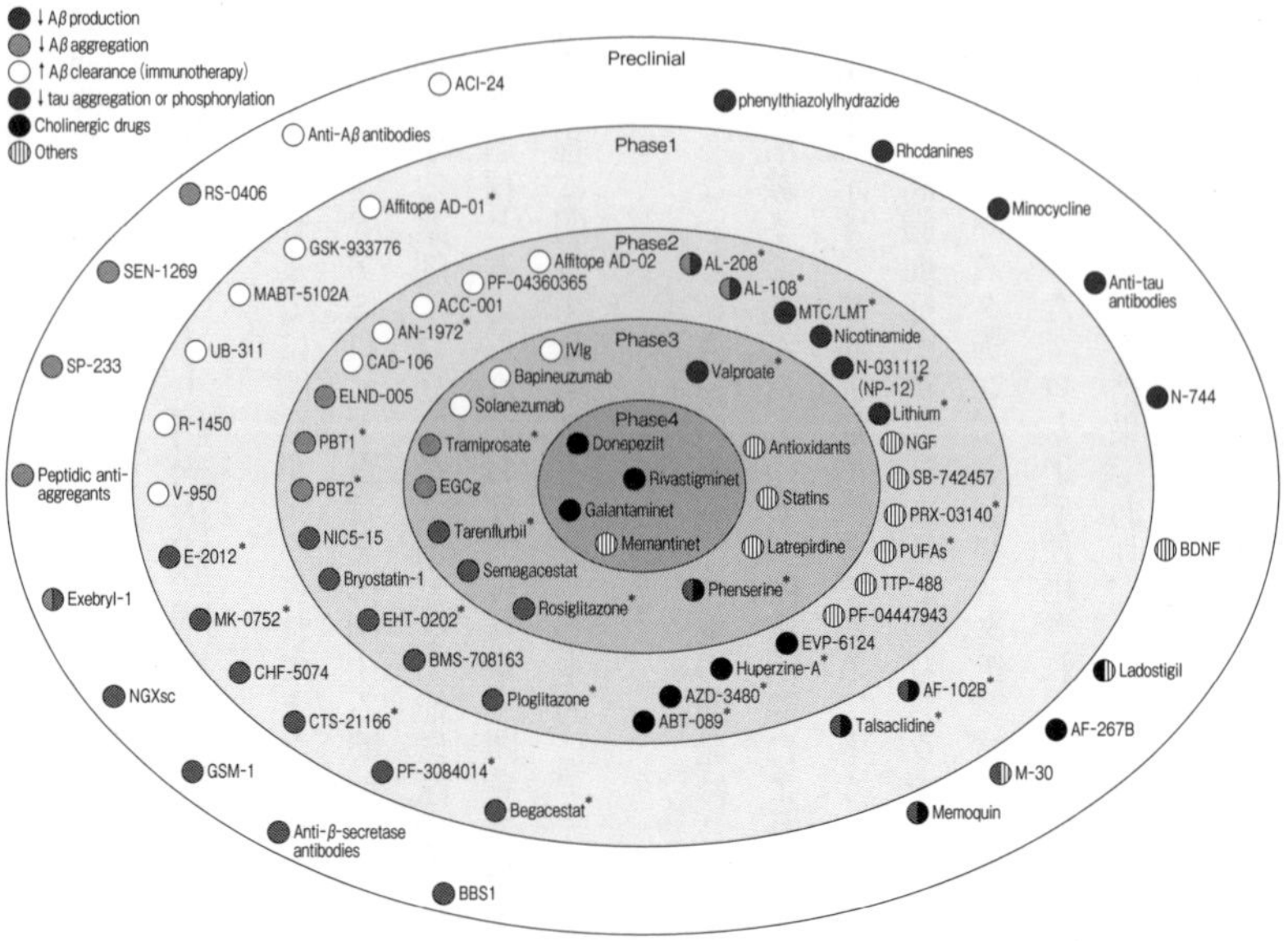

Aβ：amyloid β, BBS1：anti-β-site antibodies, BDNF：brain-derived neurotrophic factor, EGCg：epigallocatechin-3-gallate, IVIg：intravenous immunoglobulin, LMT：leuco-methylthioninium, MTC：methylthioninium chloride, NGF：nerve growth factor, NGXsc：NGX series compounds, PUFAs：polyunsaturated fatty acids, GSM：γ-secretase modulator, RCT：randomized controlled trial
*RCTs in Alheimer's disease not ongoing, †Drugs approved for the treatment of Alzheimer's disease

図1　アルツハイマー病治療薬の開発状況
(Mangialasche F, Solomon A, Winblad B, Mecocci P, et al.：Alzheimer's disease；Clinifal trails and drug development. Lancet Neurol, 9：702-716, 2010)

いくつかの国では自然食品として市販されてきたものであるが、AD患者に対する臨床治験で有意な結果を出すことができなかった。アミロイド重合阻害作用が注目されていたトラミプロセート、筋萎縮性側索硬化症（ALS）の治療薬としてのセロトニン5-HT$_{1A}$作動薬作用を有するキサリプロデンもADに対する有用性を示すことはできなかった。

βアミロイドタンパクはアミロイド前駆体タンパク（amyloid precursor protein：APP）からβ-セクレターゼとγ-セクレターゼとにより切り出されることから、それぞれの阻害薬がADの根本治療薬として開発が試みられてきた。β-セクレターゼ阻害薬はそ

表1　アルツハイマー病治療薬治験の連敗

	薬剤名（会社等）
アミロイドワクチン	AN-1792（Elan, 1992年）
HMG CoA 還元酵素阻害薬	アトルバスタチン（atorvastatin：リピトール®, アステラス, ファイザー), シンバスタチン（simvastatin：リポバス®, 万有）
抗ヒスタミン製剤（+ミトコンドリア膜安定化作用）	ディメボン（dimebon：Pfeizer, 2010年）
抗酸化作用（?）	イチョウ葉エキス（Ginkgo biloba）
NSAIDs, GSM（γ-セクレターゼ調節薬）	タレンフルビル（tarenflurbil：Myriad, 2009年）
ChE 阻害作用+ Aβ 産生阻害作用	フェンセリン（phenserine）
抗糖尿病薬（インスリン抵抗性）	ロシグリタゾン（rosiglitazone：GlaxoSmithKIine）
Aβ 重合阻害作用	トラミプロセート（tramiprosate：Alzhemed®, Neurochem, 2007年）
セロトニン 5-HT$_{1A}$ 作動薬（抗ALS薬剤）	キサリプロデン（xaliproden）

の酵素学的特徴からなかなか有効な阻害作用を示す薬剤の候補が得られていなかったが、AZD-3839（Astra Zeneca）、LY2886721（Eli Lilly）、E2609（Eizai）、HPP-854（Trans Tech）などが検討されている。

γ-セクレターゼ阻害薬は、最も早くから注目されてきた薬剤であるが、大きくγ-セクレターゼ阻害薬（gamma-secretase inhibitor：GSI）とγ-セクレターゼ調節薬（gamma-secretase modulator：GSM）とに区分される。Avagacestat（BMS）やNIC5-15（Humanetics）は第Ⅱ相治験の段階にある。Eli Lillyのsemagacestatは大きな期待をもって第Ⅲ相治験にまで進められたが、二〇一〇年八月に中断となった。GSMはγ-セクレターゼ阻害ではなくAβ42とAβ40との切り分けを調整する薬剤であるが、非ステロイド性抗炎症薬（nonsteroidal anti-inflammatory drugs：NSAIDs）のなかにAβ42の産生を選択的に低下させるものがあることが見いだされ、NSAIDsのなかからCOX2阻害作用を有さない光学異性体であるr-flurbuprofenが注目された。r-flurbuprofen（tarenflurbil）はMyriad社により第Ⅲ相治験まで進められたものの、その臨床治験の結果は思わしいものとはならずに二〇〇九年に開発が断念された。その他のＧＳＭとしてE2212（Eizai）、EVP-0962（En Vivo）が第Ｉ相治験段階、CHF-5074（Chiesi）が第Ⅱ相治験段階において検討されている。脳内に沈着するアミロイドを除去することによりＡＤを治療できるとの考えは非常に説得力がある。実際に、動物実験ではアミロイドワクチンによりモデル動物脳内のアミロイドが減少し、記憶の改善が確認されている。このような知見に基づいて、βアミロイド42ペプチドの臨床治験（AN-1792）がElan社により行われた。第Ｉ相治験は安全に終了し、二〇〇〇年九月に第Ⅱ相治験がスタートしたが、二〇〇二年三月までに十九例（五・二％）の対象患者に無菌性髄膜脳炎が発症して治験は中止となり、最初のアミロイドワクチンの臨床治験は失敗した。この無菌性髄膜脳炎は細胞性免疫が賦活化されたことによると考えられ、細胞性免疫の賦活化を防ぐ工夫、βアミロイドのエピトープの選択、適切なアジュバントの工夫、さらには能動性免疫ではなくて、モノクローナル抗体を投与する受動免疫による方法などいくつかの試みが現在も続けられている。

アミロイド免疫療法により脳内のアミロイドが除去されることは動物実験でもヒトでもほぼ確認されているが、アミロイド除去が、そのまま臨床症状の改善に役立つかどうかについては現時点では両方の異なる意見がある。免疫療法によりアミロイドアンギオパチーが修復されること、アミロイドプラークにより占拠され障害されていた神経突起の伸長が活性化されること、神経再生が刺激されることなどが期待される一方、アミロイド除去による脳内小出血、血管原性浮腫をいかにして防ぐかの工夫が要求されている。また、実際にヒトにおいてはAN-1792の投与を受けたあとの経過観察から脳内アミロイドは除去されていたが、認知機能の改善はほとんど認められなかったとの報告もある[3)]。いずれにしろ、ＡＤの根本治療薬の開発には、動物実験とヒト臨床治験との間に大きな乖離があり、免疫療法の臨床治験の結果が待ち望まれている。

アルツハイマー病に対する創薬のストラテジー

以上述べてきたように、この二十年間のAD根本治療薬の開発は失敗の連続であった。多くの薬剤がアミロイド・カスケード仮説を前提に開発されてきたことから、まずアミロイド・カスケード仮説は正しいのかという問題が提出された。βアミロイドの切り出しプロセスについては、APPのεカットにより産生されたAβ48あるいはAβ49から三〜四個のアミノ酸残基が順次切り出されていき、最終的にAβ42あるいはAβ40が産生されるとの仮説が提出されており、このようなAβ切り出し機構についての再検討が必要であろう[2)]。また、アミロイド線維としての沈着したアミロイドよりもオリゴマー状態のβアミロイドのシナプス傷害作用や神経細胞毒性について検討が行われるようになった。この考えは、不溶性となって沈着したβアミロイドよりも可溶性のβアミロイド・オリゴマーにその病因としての役割を仮定するものであり、アミロイドの沈着が真の意味で認知機能低下の原因となっているかどうかについては、いまだ決着はつけられていない。また、このような反省は、脳内に沈着したアミロイドを除去することにより、ヒトの認知機能の改善をもたらしうるのかという根本的な問題を提起している。たとえば、ADが発症して認知機能低下が認められる段階に、脳内アミロイドを除去しても、認知機能は改善できないのではないか、このような介入により認知機能を改善するためには、もっと早期の介入が必要なのではないかとの議論がなされるようになった。

根本治療薬開発のための新しい治験ストラテジーと臨床前診断

ADに対する根本治療薬開発の困難さは、ADへの治療的介入全体にペシミズムをもたらしているといっても過言ではない。これからのAD根本治療薬の開発ストラテジーとして、臨床前段階の対象者に対して、MCI段階からADへの移行を遅らせるかどうか、さらには臨床前段階（preclinical AD）からMCI段階への移行を遅らせることができるかどうかを判定する戦略が提案されている。このような戦略はたしかに早期診断・早期介入との大原則に沿うものであり、認知症の発症予防という大きな目標に向かって掲げられた大きな戦略ではあるが、別の見方をすれば、いったん発症した認知機能障害を元に戻すことはきわめて困難であることを承認したうえで、ヒトの認知機能障害を治療するという困難な目標をひとまず取り下げて、可能な方法から少しずつADという困難な山に登ろうとする戦略変更ということもできる。

脳予備能と認知予備能

これまで多くの疫学的検討により、高い教育歴はADのリスクを低下させることが認められている。若年者の教育経験により、脳の発達が促されて、神経ネットワークやシナプス数が増加することが脳容積・脳重量の増加につながるものと考えられ脳予備能（brain reserve）仮説が提唱された[8,12]。そして、若年者で認められる脳容積と認知機能の関係が、高齢者になってもある程度は維持されていることが脳予備能仮説の内容であった[6]。このような考えは、さらに一歩進めて、若年時に高い認知機能を呈する個体は高齢者になっても高い認知機能を有しているとする認知予備能（cognitive reserve）という概念が提案されている[16]。形態学的パラメーターを重視した脳予備能（brain reserve capacity）は、シナプス数や脳容積に十分な余裕があり多少のシナプス数の減少や脳萎縮があったとしても、もともとの発症以前の予備能力が十分にあるために、一定の神経病理学的障害があったとしても認知症の症状発現までには余裕があり、このような脳予備能の大きい個体では、認知症の発症までの期間が長く、より長い期間その前段階にとどまりうると

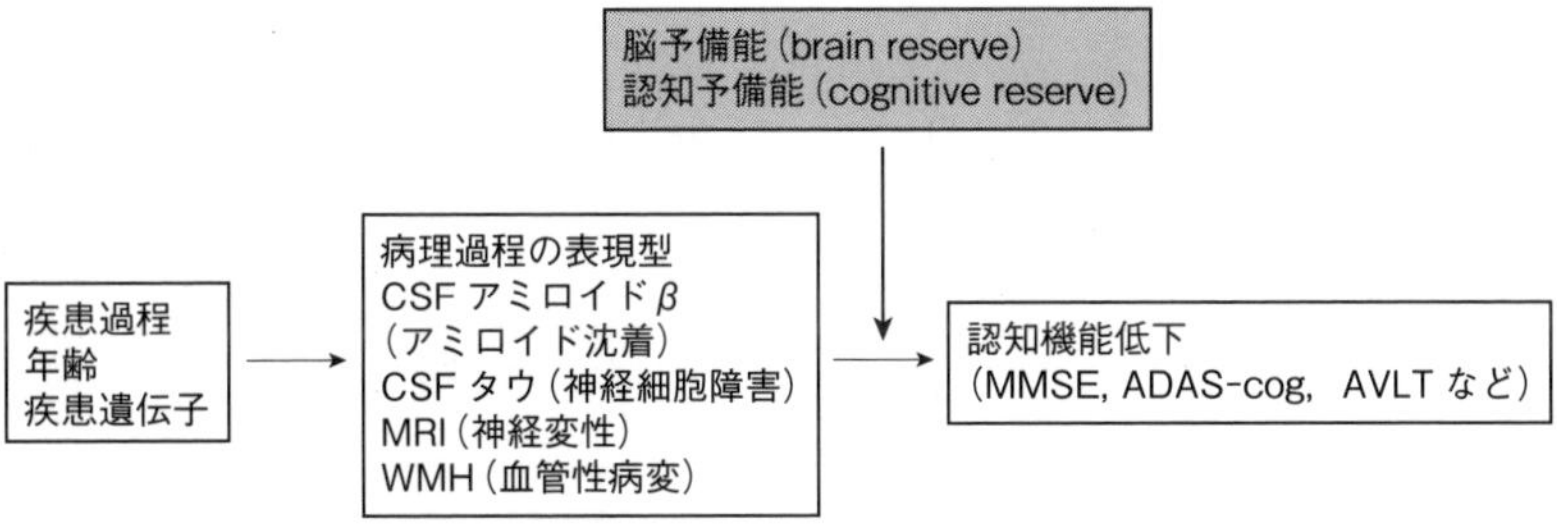

CSF：脳脊髄液，WMH：白質病変

図2　脳予備能と認知予備能

考えられる。[5,18] 認知予備能（cognitive reserve capacity）はより機能的な概念であり、脳内ネットワークをその障害に応じて機能的に効率的に使用できる能力が想定されている。一定の神経病理障害があったとしても、脳はその機能を遂行するために他のネットワークを活用して認知機能を維持することができると仮定され、このような認知予備能によい影響を与える因子として、身体運動、教育歴、仕事の複雑さ、病前のＩＱ、活発な余暇、認知機能を刺激する活動などが検討されている。

　教育歴の高い人や知的に複雑な職業に従事している人では、認知症の発症率が低いことが報告されており、[15] 若いときに言語能力の低かった人や子ども時代の精神能力が低かった人では認知症の発症率が高いことも報告されている。[13,17] このような知見をもとにして、認知予備能の高い人はＡＤの病理過程に拮抗して臨床症状が発現するまで長い期間もちこたえることができると考えられる。

　このような認知予備能を仮定することによりＡＤの病理があっても認知機能障害を呈さない人がいることを理解することができるが、考え方としては、病理過程がそのまま認知機能障害を直接規定するのではなく、病理過程の出現と認知機能障害の発症の間にそれを修飾している因子を考えてもよいという提案である（**図2**）。

JCOPY 88002-857

認知症の予防

認知予備能仮説は、どのように認知予備能を高めるかという問題を提起する。今までの知見を総合すると、脳を活発に使用し続けることが認知予備能を高めるためには重要であることが示唆されよう。脳も含めて使用していない機能はしだいに失われていくものであるが、毎日の生活のなかで脳に与えられている刺激が、脳の機能低下を防ぐために十分なのかどうか、筋肉系のリハビリ、循環器系の機能リハビリと同様な意味で毎日の生活体験だけで脳機能維持に十分なのかを解明することが大きな関心であろう。**表2**にADの危険因子と防御因子を示す。危険因子としては、糖尿病、高血圧症、高脂血症を始めとしてADの発症を促進する疾患が挙げられているが、防御因子としては、身体運動、教育歴、仕事の複雑さ、病前のIQ、活発な余暇、認知機能を刺激する活動などが挙げられている。このような防御因子についての検討は進んでいるが、ADの病理過程そのものを抑制するものと、ADの病理過程というよりは認知予備能を高めるものとの2種類に分けて考えると整理しやすいだろう。

表2　アルツハイマー病の危険因子と防御因子

危険因子（vulnerability）	防御因子（resilience）
糖尿病	高い教育歴
高血圧症	刺激的な仕事
高脂血症	精神機能を活性化させる趣味
肥満	脳トレーニング
うつ病	社会的交流
不活発	有酸素運動
喫煙	散歩
高ホモシステイン血症	指先の運動
	昼寝
	地中海食などの食事スタイル
	緑黄色野菜
	カロリー制限
	ポリフェノール
	不飽和脂肪酸（ω 6, ω 3）

文献

1) Albert MS, DeKosky ST, Dickson D, et al. : The diagnosis of mild cognitive impairment due to Alzheimer's disease : Recommendations from the National Institute on Aging-Alzheimer's Association workgroups on diagnostic guidelines for Alzheimer's disease. Alzheimers Dement, 7(3) : 270-279, 2011

2) Chávez-Gutiérrez L, Bammens L, Benilova I, et al. : The mechanism of γ-secretase dysfunction in familial Alzheimer disease. EMBO J, 31 : 2261-2274, 2012

3) Holmes C, Boche D, Wilkinson D, et al. : Long-term effects of Aβ42 immunisation in Alzheimer's disease : follow-up of a randomised, placebo-controlled phase I trial. Lancet, 372(9634) : 216-223, 2008

4) Jack CR Jr, Albert MS, Knopman DS, et al. : Introduction to the recommendations from the National Institute on Aging-Alzheimer's Association workgroups on diagnostic guidelines for Alzheimer's disease. Alzheimers Dement, 7(3) : 257-262, 2011

5) Kaup AR, Mirzakhanian H, Jeste DV, et al. : A review of the brain structure correlates of successful cognitive aging. J Neuropsychiatry Clin Neurosci, 23(1) : 6-15, 2011

6) MacLullich AM, Ferguson KJ, Deary IJ, et al. : Intracranial capacity and brain volumes are associated with cognition in healthy elderly men. Neurology, 59(2) : 169-174, 2002

7) Mangialasche F, Solomon A, Winblad B, et al. : Alzheimer's disease : clinical trials and drug development. Lancet Neurol, 9(7) : 702-716, 2010

8) McDaniel MA : Big-brained people are smarter : A meta-analysis of the relationship between in vivo

brain volume and intelligence. Intelligence, 33：337–346, 2005
9) McKhann G, Drachman D, Folstein M, et al.：Clinical diagnosis of Alzheimer's disease：report of the NINCDS–ADRDA Work Group under the auspices of Department of Health and Human Services Task Force on Alzheimer's Disease. Neurology, 34(7)：939–944, 1984
10) McKhann GM, Knopman DS, Chertkow H, et al.：The diagnosis of dementia due to Alzheimer's disease：recommendations from the National Institute on Aging–Alzheimer's Association workgroups on diagnostic guidelines for Alzheimer's disease. Alzheimers Dement, 7(3)：263–269, 2011
11) Petersen RC, Aisen PS, Beckett LA, et al.：Alzheimer's Disease Neuroimaging Initiative (ADNI)：clinical characterization. Neurology, 74(3)：201–209, 2010
12) Posthuma D, De Geus EJ, Baaré WF, et al.：The association between brain volume and intelligence is of genetic origin. Nat Neurosci, 5(2)：83–84, 2002
13) Snowdon DA, Greiner LH, Mortimer JA, et al.：Brain infarction and the clinical expression of Alzheimer disease. The Nun Study. JAMA, 277(10)：813–817, 1997
14) Sperling RA, Aisen PS, Beckett LA, et al.：Toward defining the preclinical stages of Alzheimer's disease：recommendations from the National Institute on Aging–Alzheimer's Association workgroups on diagnostic guidelines for Alzheimer's disease. Alzheimers Dement, 7(3)：280–292, 2011
15) Stern Y, Gurland B, Tatemichi TK, et al.：Influence of education and occupation on the incidence of Alzheimer's disease. JAMA, 271(13)：1004–1010, 1994
16) Stern Y：What is cognitive reserve? Theory and research application of the reserve concept. J Int

Neuropsychol Soc, 8(3) : 448–460, 2002
17) Whalley LJ, Starr JM, Athawes R, et al. : Childhood mental ability and dementia. Neurology, 55(10) : 1455–1459, 2000
18) Wolf H, Julin P, Gertz HJ, et al. : Intracranial volume in mild cognitive impairment, Alzheimer's disease and vascular dementia : evidence for brain reserve? Int J Geriatr Psychiatry, 19(10) : 995–1007, 2004

（武田雅俊、大河内正康、田上真次、森原剛史、田中稔久、工藤　喬：老年精神医学雑誌二十三：八六三-八七〇、二〇一二より）

ファルマコゲノミックスと精神神経疾患

はじめに

一九五三年にワトソンとクリックにより遺伝子の本態であるDNAの二重らせん構造が発表されて以来、分子遺伝学は二十世紀の後半を通して医学・医療の発展を牽引してきた。ゲノム科学の臨床応用について の主な成果を拾い上げてみると、一九六八年にヴェルナー・アーバーが制限酵素を発見し、一九七二年にポール・バーグらが制限酵素を使って2つのウイルスのDNAをつなぎ合わせた初の遺伝子組み換え実験に成功した。一九八一年に胚性幹細胞（ES細胞）が作製され、一九九六年には遺伝子の発現を調節する遺伝子外の「エピジェネティックス」機構が見いだされ、一九九七年にはクローン羊ドリーが誕生した。一九九八年にはアンドリュー・ファイヤーらによってRNA干渉（RNAi）が発見され、二〇〇〇年にアメリカゲノム計画とセレラ社がヒトゲノム草稿を発表し、二〇〇一年二月にネイチャーとサイエンスにその成果が公表された。二〇〇三年四月にはヒトゲノムの解読終了が宣言され、二十一世紀はゲノムの時代となった。

このようなゲノム医学の成果は精神神経疾患にも応用され始めている。中枢神経系には二万五千のヒト遺伝子の八十％以上が発現しており、精神神経疾患の発症に関与する遺伝子が数多く知られているからである。

DNA解析の技術はすさまじいスピードで進展しており、今や九十万SNPと九十万CNV領域を含む百八十万以上の遺伝子マーカーを1枚のアレイで検出することができる。五十万SNPを用いた全ゲノム範囲での相関解析(genome-wide association study：GWAS)が一般的に行われるようになり、バイアスのかからない網羅的スクリーニングが行われ、糖尿病、冠動脈疾患、関節リウマチ、全身性エリテマトーデスなどのありふれた疾患についての感受性遺伝子が次々に同定されている。糖尿病のGWAS研究から、KCNQ1(potassium voltage-gated channel, KQT-like subfamily member 1)、TCF7L2(transcription factor 7-like 2)、CDKI2A\B(cyclin-dependentkinase inhibitor2A\B)などの遺伝子が同定されているが、これらはグルコース代謝、インスリン作用とは直接の関係が知られていなかった新しい遺伝子である。DNA配列読み取りの技術も大幅に進歩しており、第一世代のシークエンサー(ABI3700)と比較してもはるかに高い効率で短い時間と安い費用での解析を可能とした第二世代シークエンサーが使用されるようになった。このような解析技術の進歩は、遺伝情報を個人に提供するサービスを可能としており、唾液から抽出したDNAを用いて五十万SNPに及ぶゲノム情報を提供するサービスが始められている。23 and Me社、Navigenetics社、deCODE社は、唾液サンプルを送ると1ヵ月ほどで、祖先などのDNA情報とともに各種の疾患のリスクを遺伝子多型から計算して送り返してくれる。ゲノム全体では〇・一〜二％の個人差があるとされており、このような個人の遺伝情報は、多因子疾患の遺伝性リスクの評価だけでなく、個人に最適な薬物療法に応用されるようになりつつある。

ファルマコゲノミックスとは

ファルマコゲノミックス(pharmacogenomics)とは、遺伝情報に基づいて個々の患者に最大限の効果と最低限の副作用を提供するための学問領域であり、個人の遺伝的特質に基づいて最適な薬物療法を提供する個別化医療（テイラーメイド・メディスン）を目的としている。別の言葉でいうと、網羅的かつ体系的な個人ゲノム情報を解析して、薬物の有効性、安全性に関する個人間の差異を予測・判定する学問領域である。

歴史的には、抗がん薬の臨床使用において、副作用を考慮した個々の患者に応じて抗がん薬の有用性を最大にし、かつ副作用を最小限に抑えるための、個別化された適正な薬物療法の推進を目指して知見が積み上げられてきた。たとえば、イリノテカンは、プロドラッグとして投与され体内で活性代謝物SN-38に変換されて抗腫瘍活性を表す。SN-38は、グルクロン酸転移酵素（UDP-glucuronyl-transferase：UGT）によって解毒され排出される。ＵＧＴの活性が低下している患者が使用すると、SN-38が過剰となり、致死的な下痢や骨髄毒性などの重い副作用につながる。ＵＧＴ活性には、ＵＧＴ遺伝子プロモーター領域のＳＮＰが関与しており、UGT1A1*28では、ＵＧＴ遺伝子の発現量が低下し酵素活性が低下している。臨床的にもUGT1A1*28を持つ患者では、重篤な副作用が発現するリスクが七倍に上昇することが示されている。わが国においてもUGT1A1遺伝子多型の診断薬が二〇〇八年十一月に保険収載され、イリノテカンによる重い副作用を防ぐことができるようになった。

コデイン、ワルファリン、クロピドグレなど循環器系薬剤の用量決定にも遺伝子多型が利用されている。ワルファリンは、心房細動や心臓弁置換術後に血栓予防の目的で使用される抗凝固薬であるが、その使用用量に十倍以上の個人差があることが知られていた。ワルファリンはチトクロームＰ４５０のCYP2C9により代謝されることが知られており、CYP2C9遺伝子多型を知ることによりその用量を予測することができる。

JCOPY 88002-857

チトクロームＰ４５０(cytochrome P450：CYP)は多くの向精神薬の代謝に関与しており、抗うつ薬、抗精神病薬、抗てんかん薬などの用量決定に応用されるようになり、ファルマコゲノミックスは精神医学領域においても重要な役割を果たすようになっている。

ファルマコゲノミックスに関与する遺伝子群は、薬物の吸収、分布、代謝に関与して薬物の血中濃度や半減期を調節している薬物動態(pahramocokinetics)に関係するものと、薬物のターゲットである脳内受容体の発現や機能および細胞内シグナル系に影響を与える薬物力学(pahrmacodynamics)に影響する遺伝子群とに大別することができる。

薬物動態（pharmacokinetics）に関連する遺伝子

多くの薬物が肝臓のチトクロームＰ４５０（ＣＹＰ）における水酸化、酸化により代謝されるほか、グルクロン酸抱合、アセチル化、グルタチオンS転移など多彩な経路で代謝されるが、実際に精神神経科薬剤についてファルマコキネティクスの知見が蓄積されているのはＣＹＰ酵素群についてである。

ＣＹＰ酵素群はそのアミノ酸の相同性に基づいて分類されており、ヒトの薬物代謝にかかわるものだけでも五十種類以上の分子種が知られている。[3,11] ＣＹＰ分子種のうち、CYP2D6、CYP2C9、CYP2C19には薬物代謝能に違いを呈する遺伝子多型が知られており、一般的な薬物代謝能を有する者を良好代謝能者(extensive metabolizer：EM)と呼ぶが、いくつかのCYP酵素について代謝活性がほとんどない不全代謝能者（poor metabolizer：PM）が存在することが知られている。また、代謝能が減少している中間代謝能者(intermediate metablizer：IM)や代謝能が亢進している超速代謝能者(ultrarapid metabolizer：UM）も知られており、このようなＣＹＰの遺伝子多型によりいくつかの薬剤の代謝が規定されている。

JCOPY 88002-857

表1　CYP2D6により代謝される代表的な薬物

循環器系薬	
	アジマリン，アルプレノロール，ウラピジル，カルジベロール，チモロール，フレカイニド，プロパフェノン，プロプラノロール，ボピンドロール，メキシレチン，メトプロロール
向精神薬	
	アミトリプチリン，オランザピン，クロミプラミン，チオリダジン，トリミプラミン，ノルトリプチリン，ハロペリドール，パロキセチン，フルオキセチン，ベンラファキシン，ペルゴリド，ペルフェナジン，マプロチリン，ミアンセリン，リスペリドン，レボメプロマジン，レモキシプリド，ロフェプラミン
その他	
	エチルモルフィン，オキシコドン，コデイン，タモキシフェン，デキストロメトルファン，トラマドール，ニセルゴリン，メキタジン，メタンフェタミン，メトキシフェナミン

1．CYP2D6遺伝子多型

降圧薬デブリソキン（わが国は未発売）には五％程度に強い起立性低血圧が起こる患者がいること、子宮収縮薬であるスパルティンでも五％程度に過剰な子宮収縮と胎児死亡が起こることが以前からよく知られていたが、一九八八年にこのような副作用がCYP2D6のPMにより説明できることが明らかにされた。[8)] これを嚆矢としてCYP2D6の薬物代謝における重要性が認識されるようになった。

白人ではCYP2D6のPMが五％程度の頻度で存在することが知られており、CYP2D6の基質となる薬剤が処方される欧米の精神科や循環器科の施設では日常的にCYP2D6の遺伝子多型診断を行っているところもある。多くの薬剤がCYP2D6により代謝されていることが知られており、**表1**に2D6の基質となる薬物を示す。

CYP2D6は二十二番染色体上遺伝子によりコードされているが、現時点で百十種以上の変異アレルが登録されている。[9)] 欧米人におけるCYF2D6のPMの原因の九十五％以上は、2D6*4、2D6*5、2D6*3により説明される。2D6*4はエクソン4におけるSNPのためにエクソンとイントロンの接合部でゲノムから読みだされるmRNAのスプライシング異常が起こり、2D6*5では2D6ゲノム全体の欠失により酵素分子が合成されないことにより、2D6*3ではエクソン5

の1塩基欠損によるフレームシフトにより、それぞれの変異アレルでは完全な2D6酵素タンパクが翻訳されないために薬物代謝活性が低下する。日本人における CYF2D6 のPMは一％以下であり[15]、そのほとんどは 2D6*5 と 2D6*14 とにより説明できる。[10]

2D6についてアジア人種にはPMの頻度は少ないが、逆にアジア人種に多い変異アレルとして 2D6*10がある。これは2D6エクソンのアミノ酸置換であり10A、10B、10Cの三種類が知られている、これらの酵素活性は野生型と比較して五十％程度であり、これらのアレルを保有する者は2D6活性が正常者の半分ほどであり、IMと呼ばれる。IMの頻度は日本人で四十％、中国人で五十％程度であるが、白人では二％と少ない。これまで東洋人に対する最適な薬剤用量について、体重を考慮してもなお少ない場合が多いことが多くの薬剤について指摘されてきたが、その理由の一端は CYP2D6 のIMが多いという事実により説明することができる。

また、欧米人には約一％の頻度でUMが存在することが知られている。これは 2D6*XN(N = 2, 3, 4, 5, or 13)と表記されるが、2D6遺伝子が二個以上最大十三個までタンデムに連なった遺伝子重複によるものであり、そのコピー数に応じて薬物代謝能が高い。UMは東洋人にはほとんど存在しないが、サウジアラビア人、エチオピア人では十～十五％の高率でみられるという。

2. CYP2C19 遺伝子多型

CYP2C19 は、全CYP中の約二十％を占め、西欧人では欠損者が約三％程度に対し、日本人では約二十％が欠損している。このような人種差から、わが国では古くから注目されてきた。アミトリプチリン(amitriptyline)、シタロプラム(citalopram)、クロミプラミン(clomipramine)、モクロベミド(meclobemide)などの抗うつ薬は CYP2C19 により代謝されることが知られており、これらの抗うつ薬の投与には遺伝子型に基づいた補正が提案されている。日本人のPMと推定される遺伝子型は、*2/*2、*2/*3、*3/*3の三種類であり、これらの頻度の合計は十八・八％とPMの頻度（約二十％）に近いことから、CYP2C19*2とCYP2C19*3を解析することによりCYF2C19のPMをほぼ完全に説明しうる。

3．CYP3A4遺伝子多型

CYP3A4は、全CYP中最大の約三十～五十％を占め、主に肝臓や腸に存在する。医薬品を含め、多くの物質の代謝に関与しているCYPの中心的存在であり、必要に応じて四倍くらいまで誘導される。グレープフルーツジュースにより阻害され、St. John's wortにより誘導される。いくつかの遺伝子多型があるが、表現型として酵素活性を増減させる遺伝子多型は知られておらず、個人の遺伝子型に依存するというよりも、他の食品あるいは医薬品との飲み合わせに留意が必要である。**表2**に向精神薬にかかわるCYP代謝酵素を示す。

薬物力学(pharmacodynamics)に関連する遺伝子

統合失調症、気分障害、不安障害など精神疾患の発症を規定する遺伝子についてこれまでも数多くの検討がなされてきたが、残念ながらいまだに解明されてはいない。これらの精神疾患には、単一遺伝子というよりも、環境要因と複合した多数の遺伝子の関与が想定されている。これらの疾患の治療薬として、抗精神病薬、抗うつ薬、抗不安薬がそれぞれ使用されているが、これらのファルマコダイナミックスについてはいまだ理解は不十分であり数多くの遺伝子が想定されている段階である。

これまでの精神科治療薬剤の多くは、神経伝達物質を中心とする仮説に基づいて開発されてきた。当然のことながら、これらの薬剤の薬物力学も神経伝達物質の動きを中心に考えることになる。それぞれの病

表 2　主な向精神薬のチトクローム P450 代謝酵素

・抗うつ薬		
amitriptyline	トリプタノール	2D6，1A2
clomipramine	アナフラニール	2D6，1A2，3A4，2C19
dosulepin	プロチアデン	2D6
fluvoxamine	デプロメール	2D6
lmipramine	トフラニール	2D6，1A2，3A4，2C19
maprotiline	ルジオミール	2D6
mianserin	テトラミド	2D6，1A2
milnacipran	トレドミン	3A4
mirtazapine	リフレックス	1A2，2D6，3A4
nortriptyline	ノリトレン	2D6
paroxetine	パキシル	2D6
sertraline	ジェイゾロフト	2C19，2C9，2B19，3A4
trazodone	レスリン，デジレル	2D6
trimipramine	スルモンチール	2D6
・抗精神病薬		
第一世代（主なものに限る）		
chlorpromazine	ウインタミン	1A2，2D6
fluphenazine	フルメジン	2D6
haloperidol	セレネース，リントン	2D6，3A4
oxypertine	ホーリット	3A4
perphenazine	ピーゼットシー	2D6
thioridazine	メレリル	2D6
第二世代		
aripiprazole	エビリファイ	3A4，2D6
blonanserin	ロナセン	3A4
olanzapine	ジプレキサ	1A2
perospirone	ルーラン	2C8，2D6，3A4
quetiapine	セロクエル	3A4，3A5
risperidone	リスパダール	2D6
・抗不安薬		
alprazolam	ソラナックス	3A4
diazepam	セルシン	2C19，3A4
etizolam	デパス	2C9，3A4
medazepam	レスミット	2C19，3A4
mexazolam	メレックス	3A4
tandospirone	セディール	2D6，3A4

表2　（つづき）

・睡眠薬		
brotizolam	レンドルミン	3A4
estazolam	ユーロジン	3A4
flunitrazepam	サイレース	3A4
flurazepam	ベノジール	3A4
midazolam	ドルミカム	3A4
nimetazepam	エリミン	3A4，2C19
nitrazepam	ベンザリン	3A4
quazepam	ドラール	3A4，2C9，2C19
rilmazafone	リスミー	3A4
triazolam	ハルシオン	3A4
zolpidem	マイスリー	3A4，1A2，2C9
zopiclone	アモバン	3A4，1A2，2C8，2C9
・抗てんかん薬		
carbamazepine	テグレトール	3A4，2D6，2C8
clobazam	マイスタン	3A4
clonazepam	リボトリール	3A4
mephobarbital	プロミナール	2C19
phenobarbital	フェノバール	3A4，2D6，2C9，2B1，4A1
phenytoin	アレビアチン	3A4，2C8，2C9，2C10，2C19
topiramate	トピナ	2C19
valproate	デパケン	2D6，2C9，2C19，1A2，2B1，2B2，2B4，2E1，4B1
zonisamide	エクセグラン	3A4，2D6
・抗認知症薬		
donepezil	アリセプト	2D6，3A4
galantamine	未承認	2D6，3A4
memantine	未承認	—
nicergoline	サーミオン	2D6
rivastigmine	未承認	—

態を説明するドパミン、セロトニン、ノルエピネフリンの変動をそれぞれの薬剤が調節していると考えられるが、薬剤の効果を規定する薬剤力学に関与する遺伝子としては、これら脳内モノアミンの調節に関与する遺伝子群がまず考えられよう。抗うつ薬の効果を規定する遺伝子として、とくにセロトニントランスポーター多型(5HTTLPR)はLeschらの研究を嚆矢として多数の論文がある。[7] Leschらは5-HTトランスポーター遺伝子(17q11-q12)のプロモーター領域に20-23bpの繰り返し配列があり、その部位に44bpの挿入／欠失多型があることを見いだし、挿入のあるアレル(L型)を有する者は、欠失したアレル(S型)を有するものよりうつ病のリスクが高いことを報告した(図1)。5HTTLPRはその後も大きな注目を集め、性格との関係、脳機能画像の差異、抗うつ薬の反応性などについて多くの検討がなされてきた。とくに抗うつ薬の反応性については、L型は抗うつ薬に対する反応性が高いとする報告が相次いだが、反対の結果も数多く報告されている。とくに東洋人と白人では一般人口におけるL／S型の頻度に大きな差異があることが知られており、これらの不一致の一部は人種間の差異によるものかもしれない。メタ解析では白人においても東洋人においてもL型を有する者に選択的セロトニン再取り込み阻害薬(SSRI)に対する反応性が高いとされている。[14] rTMSによる治療反応性についてL／Lを有する者に高いという報告もある。[4] また、セロトニントランスポーター遺伝子にはイントロン2のVNTRが知られており、このコピー数の

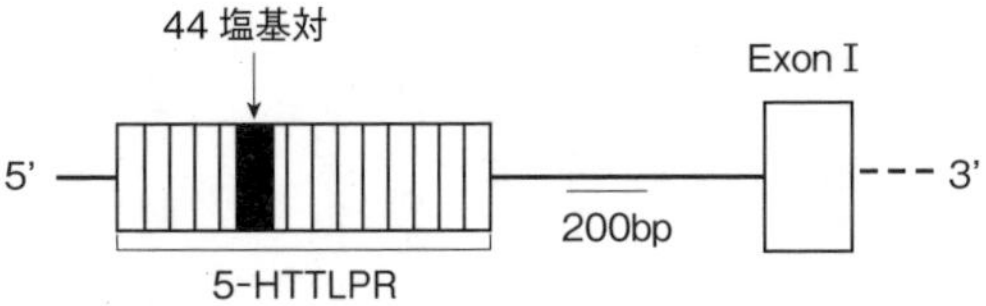

図1　5-HTT遺伝子の精進

(Lesch KP, et al.: Association of anxiety-related traits with a polymorphism in the serotonin transporter gene regulatory region. Science, 274: 1527-1531, 1996)

違いによる治療反応性も検討されているが、その結果については、治療反応性に差があるとする報告や、差がないとする報告もある。

アルツハイマー病とファルマコゲノミックス

パーキンソン病やレビー小体病、アルツハイマー病のシナプス変性においてCYP2D6B変異アレルの関与が報告されたこともあったが、その後多くの研究によりアルツハイマー病とCYP2D6の関連は否定されている。

ドネペジルやガランタミンはCYP2D6、3A4、1A2により代謝されることから、これらの多型によりアルツハイマー病の治療反応性が変化しうる。スペインのアルツハイマー病患者において2D6多型EM（八十五・三％）、PM（七・三五％）、UM（七・三五％）の頻度である[5]。この結果は十五％のアルツハイマー病患者では適切なコリンエステラーゼ阻害薬の濃度が維持されておらず、半数のUMでは十分な治療有効濃度に達しないために治療反応性が得られず、また半数のPMではその血中濃度が高くなりすぎて副作用のために十分な治療反応性が期待できないことを示唆している[6]。

アルツハイマー病の薬物力学的検討も進められている。わが国ではアルツハイマー病治療薬としてドネペジルのみが認められていた時期が長かったが、現在世界ではドネペジルに加えてガランタミン(galantamine)、リバスチグミン(rivastigmine)、メマンチン(memantine)が広く使用されている。これらの治療薬剤の効果はすべての患者に認められるのではなく、一般的には、最大でも六十％の患者にしか有効ではない。多くの患者が副作用あるいは有効性のなさのために治療の継続ができていないとする報告もある。したがって個々の患者にあわせた治療薬の選択と使用が必要とされる。

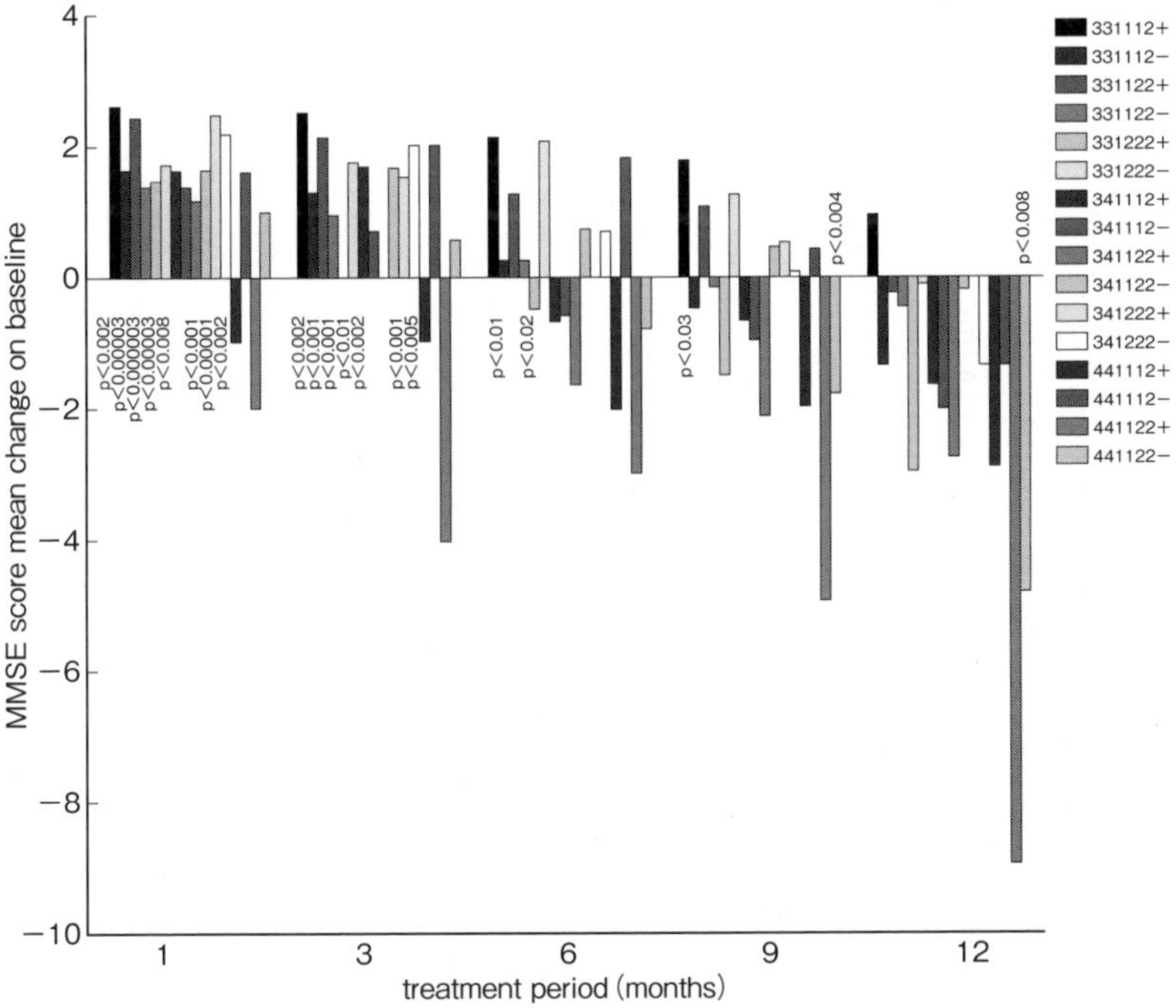

図２　アルツハイマー病の治療反応性における ApoE，PS-1，PS-2 遺伝子多型の比較
(Cacabelos R, Takeda M：Pharmacogenomics, nutrigenomics and future therapeutics in Alzheimer's disease. Drugs of the Future, 31〔Suppl.〕：5-146, 2006)

アポリポ蛋白Ｅ４（apolipoprotine E4：ApoE4）はアルツハイマー病のリスク遺伝子として知られているが、ApoE4の薬物療法に対する反応性について多くの検討がなされてきた。とくに最初のコリンエステラーゼ阻害薬であるtacrineに対してApoE4キャリアーはその反応性が悪いことが報告されている。[12] ガランタミンについての前向き研究では、その治療反応性はApoE4の有無によってヨーロッパ[1]でもアメリカ[13]でも差がないと報告されているが、CDP-cholineに対する反応性は明らかにApoE4に依存している。[2]

アルツハイマー病に関与する遺伝子として、ApoE、プレセニリン-1(presenilin-1：PS-1)、プレセニリン-2(ＰＳ-２)があるが、Cacabelosら[6]は、これらの遺伝子多型についての治療反応性を調べて報告している。ApoE4については２／３と３／４を有する患者に反応性がよく、４／４を有する者が最も反応性が悪いこと、ＰＳ-１あるいはＰＳ-２多型については、明らかな差異が認められないこと、これら３つの遺伝子多型について比較すると、331222-、341122-、341222-、441112-に反応性が高く、441122＋で最も反応性が悪いことを報告している(図２)。

おわりに

向精神薬についてのファルマコキネティクスの知見は集積しつつあるが、ファルマコダイナミックスの知見はいまだ十分ではない。本稿で示したように、多くの向精神薬がＣＹＰ酵素により代謝されていることを考えると、ファルマコゲノミックスはまず向精神薬のテイラーメイド薬物治療に応用されるべきである。アルツハイマー病治療薬に関するファルマコダイナミックスの知見は集積しつつあり、その先駆的な知見を紹介して、アルツハイマー病に対するテイラーメイド薬物療法の時代が間近に迫っていることを概説した。

文献

1) Aerssens J, Raeymaekers P, Lilienfeld S, et al.：APOE genotype：no influence on galantamine treatment efficacy nor on rate of decline in Alzheimer's disease. Dement Geriatr Cogn Disord, 12(2)：69-77, 2001
2) Alvarez XA, Mouzo R, Pichel V, et al.：Double-blind placebo-controlled study with citicoline in APOE genotyped Alzheimer's disease patients. Effects on cognitive performance, brain bioelectrical activity

and cerebral perfusion. Methods Find Exp Clin Pharmacol, 21(9) : 633-644,1999
3) Bertilsson L : Metabolism of antidepressant and neuroleptic drugs by cytochrome p450s : clinical and interethnic aspects. Clin Pharmacol Ther, 82(5) : 606-609, 2007
4) Bocchio-Chiavetto L, Miniussi C, Zanardini R, et al. : 5-HTTLPR and BDNF Val66Met polymorphisms and response to rTMS treatment in drug resistant depression. Neurosci Lett, 437(2) : 130-134, 2008
5) Cacabelos R, Alvarez A, Fenández-Novoa L, et al. : A pharmacogenomic approach to Alzheimer's disease. Acta Neurol Scand Suppl, 176 : 12-19, 2000
6) Ramón Cacabelos and Masatoshi Takeda : Pharmacogenomics, nutrigenomics and future therapeutics in Alzheimer's disease. Drugs of the Future, 31(Suppl. B) : 5-146, 2006
7) Collier DA, Stöber G, Li T, Heils A, et al. : A novel functional polymorphism within the promoter of the serotonin transporter gene : possible role in susceptibility to affective disorders. Mol Psychiatry, 1(6) : 453-460, 1996
8) Gonzalez FJ, Skoda RC, Kimura S, et al. : Characterization of the common genetic defect in humans deficient in debrisoquine metabolism. Nature, 331(6155) : 442-446, 1988
9) Home Page of the Human Cytochrome P450(CYP) Allele Nomenclature Committee. http://www.cypalleles. Ki.se/ (accessed on Sep 9, 2009)
10) Kubota T, Yamaura Y, Ohkawa N, et al. : Frequencies of CYP2D6 mutant alleles in a normal Japanese population and metabolic activity of dextromethorphan O-demethylation in different CYP2D6 genotypes. Br J Clin Pharmacol, 50(1) : 31-34, 2000

11) Nelson DR, Koymans L, Kamataki T, et al. : P450 superfamily : update on new sequences, gene mapping, accession numbers and nomenclature. Pharmacogenetics, 6(1) : 1–42, 1996

12) Poirier J, Delisle MC, Quirion R, et al. : Apolipoprotein E4 allele as a predictor of cholinergic deficits and treatment outcome in Alzheimer disease. Proc Natl Acad Sci U S A, 92(26) : 12260–12264, 1995

13) Raskind MA, Peskind ER, Wessel T, et al. : Galantamine in AD : A 6-month randomized, placebo-controlled trial with a 6-month extension. The Galantamine USA-1 Study Group. Neurology, 54(12) : 2261–2268, 2000

14) Serretti A, Kato M, De Ronchi D, et al. : Meta-analysis of serotonin transporter gene promoter polymorphism (5-HTTLPR) association with selective serotonin reuptake inhibitor efficacy in depressed patients. Mol Psychiatry, 12(3) : 247–257, 2007

15) Yokoi T, Kosaka Y, Chida M, et al. : A new CYP2D6 allele with a nine base insertion in exon 9 in a Japanese population associated with poor metabolizer phenotype. Pharmacogenetics, 6(5) : 395–401, 1996

（武田雅俊、江副智子：老年精神医学雑誌二十（九）：九五九–九六七、二〇〇九より）

精神疾患の時間軸

はじめに

医学部学生への講義では「疾患ごとに時間軸が異なっており、外科系疾患は時間単位、内科系疾患では日単位で症状が変化するが、精神疾患は症状の経過がゆっくりしていて週単位ぐらいで変化する」と説明しています。精神疾患の時間軸は長く、身体疾患と比較してその対応に時間がかかることは、多くの臨床家の実感だと思いますが、どうして精神疾患の症状の変化や回復に時間が必要なのか、どの程度の時間が必要なのか、さらには精神疾患の時間軸とは何かを考えてみたいと思います。

時間軸を考えるにあたって、始めに近年の生物学的研究が明らかにしてきた生物時計の分子メカニズムについて説明します。決まった時間に同じ行動パタンを呈する動物の行動は、多くの生物学者の興味をひき、その分子基盤を説明するものとして、生物時計の研究が進められてきました。生物時計の理解は、周期的運動パタンに限らず、日内周期（サーカディアンリズム）、性周期、月内周期、季節性周期、年内周期など規則的に繰り返される生物現象を理解する分子メカニズムの解明への道を開いてきました。この生物時計の理解は、人の行動パタンの理解にも役立っており、このような行動の分子生物学的理解は、精神疾患の理解にも役立つものです。

このような周期性時間軸とは別に、もう一つの時間軸があることも忘れてはなりません。個々の生物は、すべからく生を受けて死を迎えるまで一回きりの時間を経験するのですが、動物に規定されている寿命を基準とした時間の流れは、出生から成長・成熟・老化の段階を経て死へと向かう一方向性の時間の流れです。主体的な一回きりの人生を営むヒトにとっては、このような方向性の時間軸の方がより重要なのかもしれません。このような二つの時間軸をどのように精神医学が使い分けることができるかについて考えてみたいと思います。

しかしながら時間という概念は扱いにくいものです。古来多くの哲学者が時間は実在するかという基本問題にさまざまな取り組みをしてきたことは承知の通りです。このようなことを考えながら、まず最近の時間生物学の研究成果を説明し、それがどのように精神医学の臨床に応用できるかを説明いたします。そして最後に方向性の時間軸の重要性と、精神医学への適応について考えてみたいと思います。

生物時計の分子機構

藻類、植物、動物を含めた生物は、一定時間になると時間を知っているかのように同じ行動や反応を繰り返します。アカパンカビ（Neurospora）は一日の決まった時間に胞子を形成し、決まった時間に突起を伸長させます。ショウジョウバエ（Drosophila）はきまって夜明の時間帯に蛹から孵化します。成虫になっても活動パタンは時間によって決まっており、飛び回り餌を求め交尾するのは日中であり、夜間には活動が穏やかになり刺激に対する反応性も低下します。このようなサーカディアンリズムは活動パタンだけでなく、生理、代謝、消化などあらゆる活動や生体反応において見られます。マウス、ハムスターなどの哺乳動物においても、睡眠覚醒、食事、行動、内分泌、代謝などの活動や生体反応にサーカディアンリズムが認められます。人において確認されている代表的なサーカディアンリズムを示します（表1）。

生体活動の周期性を規定している機構についての研究が始まり、アカパンカビ、ショウジョウバエ、マウスにおいて行動異常を呈する突然変異体が集積されて調べられてきました。ショウジョウバエのperiod変異やアカパンカビのfrequency変異は生物活動の観察から同定された生物時計遺伝子です。その後分子遺伝学的手法により生物時計を構成する遺伝子が次々に明らかにされてきましたが、どうやらすべての生物種に共通した生物時計が存在しているらしいことがわかってきました。

生物時計の基本要素は、オシレーター本体、入力系、出力系に分かれています。オシレーター本体は、周期性のリズム活動を生み出す機構であり、生物時計の基本ユニットです。入力系とは、オシレーター本体の周期を外部からの情報に合わせて調整しリセットする機構であり、出力系とは、オシレーター本体からの周期的活動を生物活動や生体反応の周期性として発現する機構のことです(図1)。

オシレーションを生成する機構として、代謝経路、イオン流入、転写・翻訳、ヒステリシスなどいろいろなメカニズムが考えられてきましたが、必要な機構は、オシレーターが減衰しないように駆動するための正の因子とオシレーターを減速し規則正しいリズムを生み出すための負の因子との間のフィードバック機構であり、最近の生物時計研究により、生物種に共通する生物時計としての正の因子と負の因子とのループからなる転写・翻訳のフィードバックループが明らかにされました。それぞれの生物種により構成要素は異なっていても、転写・

表1　ヒトのサーカディアンリズム

松果体におけるメラトニン分泌
副腎におけるコルチゾル分泌
成長ホルモン分泌
甲状腺刺激ホルモン分泌
K, Na, Ca, 水などの排泄
血圧
体温
血液成分指標(ヘモグロビン量、ヘマトクリット値など)
脳波(EEG)
覚醒-睡眠のリズム
など

翻訳におけるフィードバックループによりオシレーター本体が構成されていること、これらのフィードバック機構が一つの細胞内で構成されていること、一つの細胞のオシレーションが集まって全体のオシレーションに同期することなどが明らかにされています。**図1**にそのシェーマを示しますが、生物時計とは結局のところ、転写・翻訳のフィードバックループが基本であると考えられるようになりました。ここでは、理解しやすいようにショウジョウバエの生物時計と人を含めた哺乳動物の生物時計の機構について説明します。

ショウジョウバエの生物時計

一九七〇年代は分子遺伝学の黎明期であり、さまざまな行動異常を呈するショウジョウバエの突然変異体が集積されました。この頃、Konopkaは、ショウジョウバエの孵化時間に注目し、孵化までの時間が長くなる変異（ｐｅｒL）、短くなる変異（ｐｅｒS）、周期がなくなる変異（ｐｅｒ0）を見いだし、孵化周期が一つの遺伝子により規定されていることを発見しました[1]。その後、ｐｅｒ遺伝子は孵化周期だけでなくいろいろな活動の周期にも関与していることが明らかになり、ｐｅｒ遺伝子が生物時計として機能している可能性が示唆されました。一九八四年にｐｅｒ遺伝子がクローニングされ[2,3]、ＰＥＲ蛋白は千二百のアミノ酸からなる蛋白であり、

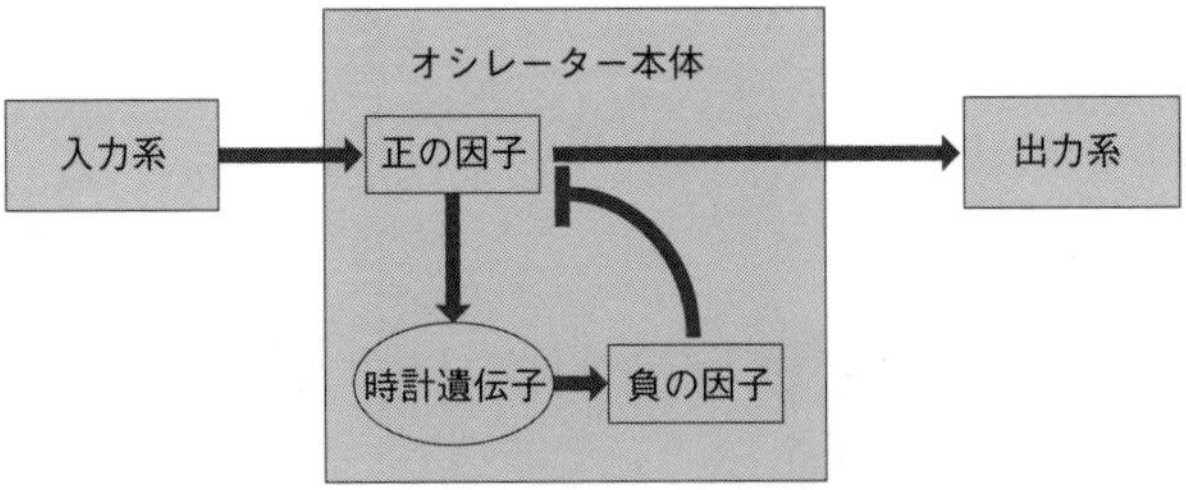

図1　サーカディアンリズムを発生する生物時計の基本構造

転写因子としての特徴的な構造を有していることがわかりました。遺伝子操作によりｐｅｒ遺伝子のコピー数を増加させ、ＰＥＲ蛋白レベルを増加させせると、その動物の活動周期が短くなることが示され、ｐｅｒメッセージ（per mRNA）あるいはＰＥＲ蛋白レベルにより生物周期が規定されていることがわかりました。正常な周期を示す野生型では per mRNA やＰＥＲ蛋白レベルは二十四時間周期の変動を示しています。一方、突然変異体であるｐｅｒＳでは per mRNA とＰＥＲ蛋白レベル変動の周期が短く、ｐｅｒＬでは周期が長く、そしてｐｅｒ０では周期性変動が消失していました。ショウジョウバエにおけるサーカディアンリズムの本体は脳内の二十〜三十個の lateral neuron に発現している per mRNA とＰＥＲ蛋白の周期性変動に求められるようになりました。

続いて timeless（ｔｉｍ）変異が見いだされ、ｔｉｍ遺伝子変異により短周期、長周期、無周期が表現されること、さらに無周期を示すｔｉｍ変異ではＰＥＲ蛋白の細胞内レベルの周期性変動が見られず上昇したままであることも明らかにされました。ポジショナルクローニングによりｔｉｍ遺伝子が同定され、ＴＩＭ蛋白と tim mRNA レベルはｐｅｒと同様に周期性を持って変動していることが明らかになり、さらにＴＩＭ蛋白とＰＥＲ蛋白とは互いに結合することがわかりました。このような発見によりｐｅｒ遺伝子とｔｉｍ遺伝子を主要な要素とする生物時計の分子レベルでの仕組みが明らかになり、転写フィードバックループによる生物時計が提唱されるようになったわけです。

ＰＥＲ蛋白とＴＩＭ蛋白はともにＰＡＳドメインを持つ転写因子です。ＰＡＳドメインとは、ショウジョウバエの single-minded（ｓｉｍ）遺伝子によりコードされるＳＩＭ蛋白と哺乳動物のＡＲＮＴ蛋白（aryl hydrocarbon nuclear translocator）とＰＥＲ蛋白に共通してみられるＤＮＡ結合配列のことであり、ＰＥＲ、ＡＲＮＴ、ＳＩＭの頭文字からＰＡＳドメインと呼ばれています。ｐｅｒ遺伝子とｔｉｍ遺伝子のプロモーター領域にｂＨＬＨ蛋白が結合する領域（E-box）があることがわかり、ＰＥＲやＴＩＭは自分自身のプロモーターに作用してその発現を抑制する転写因子であることが明らかにされました。そして、後に同定されたdClock（ｄＣＬＫ）とcycle（ｃｙｃ）の二つの遺伝子産物もｂＨＬＨドメインとＰＡＳドメインとを有しており、これらはｐｅｒやｔｉｍのプロモーターのE-boxに作用して転写を活性化することが示され、このような遺伝子発現に関する転写・翻訳過程の正の因子と負の因子の組み合わせでオシレーションが生成されていることが明らかになりました。

　サーカディアンリズム生成の仕組みは次のようなものです（**図2**）。ｔｉｍとｐｅｒのメッセージレベルは午後の早い時刻にピークを有する周期性を示します。ＰＥＲ蛋白とＴＩＭ蛋白はメッセージから数時間遅れのピークを示しますが、一定量の蛋白が合成されると細胞質内でヘテロダイマーを形成します。夕暮時になり細胞質内ＰＥＲ／ＴＩＭヘテロダイマーのレベルが一定量に達すると、ＰＥＲ／ＴＩＭヘテロダイマーは核内に移行します。ＰＥＲ／ＴＩＭヘテロダイマーは自分自身の転写を抑制するので、ＰＥＲ／ＴＩＭが結合した後のこれらの蛋白の転写・翻訳は抑制されることになります。

　ｄＣＬＫとＣＹＣもbHLH-PASドメインを持つ蛋白であり、そのヘテロダイマーはｐｅｒ／ｔｉｍプロモーターのE-boxに直接作用してｐｅｒ／ｔｉｍの転写活性を活性化することが知られています。このｄＣＬＫ／ＣＹＣによるｐｅｒ／ｔｉｍプロモーターの転写活性上昇が正の駆動力となり、オシレーターを駆動しているのですが、ＰＥＲ／ＴＩＭヘテロダイマーはｄＣＬＫ／ＣＹＣの転写活性を抑制する働きがありますので、ＰＥＲ／ＴＩＭヘテロダイマーレベルが一定量に達すると、ＰＥＲ／ＴＩＭの発現が抑制されます。ＰＥＲ／ＴＩＭは夜明けまでには分解代謝されるので、夜明け時には再びｄＣＬＫ／ＣＹＣの作用が活性化され、再びＰＥＲ／ＴＩＭの生合成が開始され次の周期が始まることになります。

さらに、ショウジョウバエにおいて double time（ｄｂｔ）、shaggy（ｓｇｇ）、vrille（ｖｒｉ）の三つの遺伝子が同定されました。ｄｂｔは哺乳動物の casein kinase Iε（ＣＫＩε）のホモログで蛋白リン酸化酵素として働いています。ＤＢＴ蛋白はＰＥＲあるいはＰＥＲ／ＴＩＭに結合し、ＰＥＲ蛋白をリン酸化することが示されています。ＰＥＲ蛋白はＰＥＲ／ＴＩＭへテロダイマーを形成しているときは安定ですが、単体で存在しているＰＥＲ蛋白がリン酸化されるとプロテオゾーム系で分解されますので、ＤＢＴによるリン酸化によりＰＥＲ蛋白レベルが規定されていることになります。

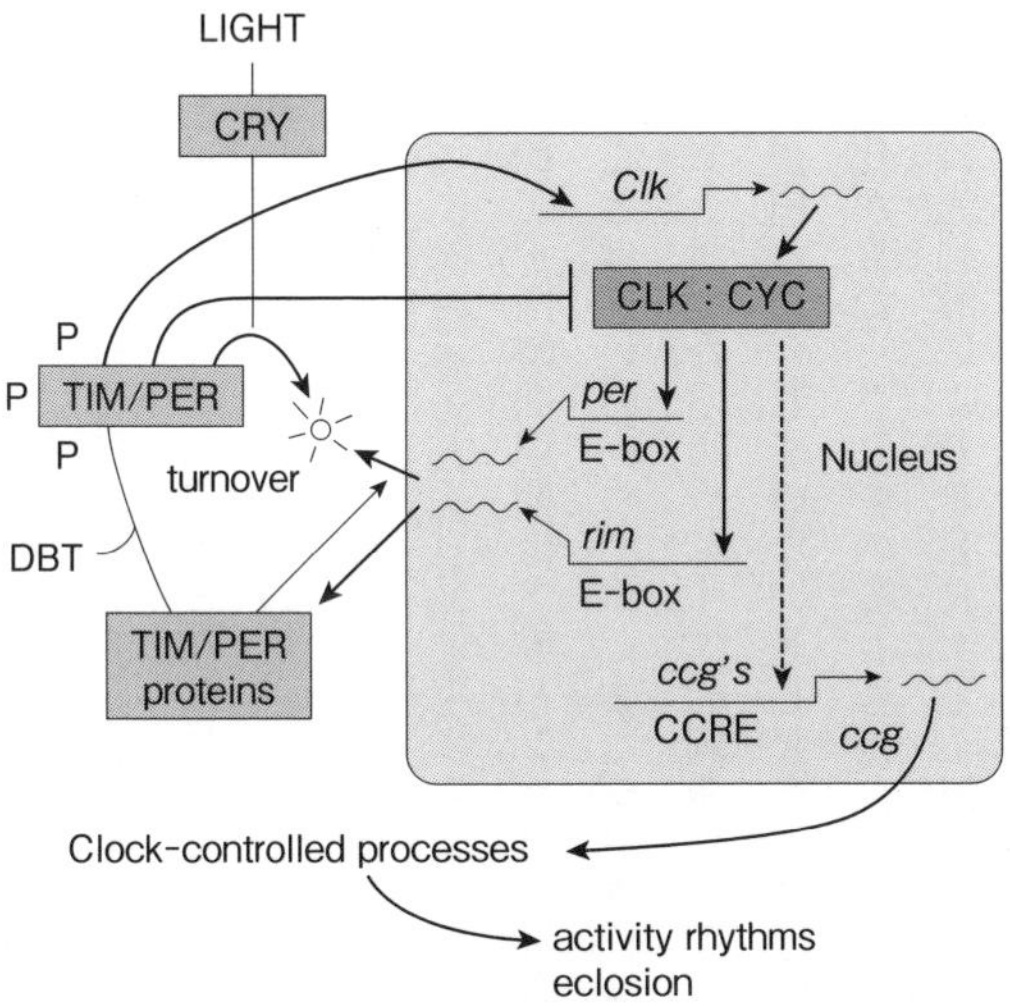

図2　ショウジョウバエの生物時計

ショウジョウバエの生物時計は以下のような機構でときを刻む。CLK と CYC のヘテロダイマーは *per* 遺伝子あるいは *tim* 遺伝子のプロモーター領域にある E-box に結合して転写因子として作用し、*per/tim* の発現を活性化する。DBT は TIM から外れた細胞質内 PER をリン酸化することにより分解させる。TIM 蛋白が蓄積すると、PER 蛋白と結合する。TIM 蛋白と結合した PER 蛋白は DBT によるリン酸化を受けずに細胞質内に蓄積される。核内に移行した複合体から TIM 蛋白が離れると CLK/CYC の働きを抑制する。TIM 蛋白がないと DBT は核内の TIM 蛋白のリン酸化と分解を進めることとなり CLK/CYC の作用を抑制し新しいサイクルが始まることとなる。CLK は PER によって転写が活性化されること、自分自身が転写抑制因子として作用することが知られているが、そのプロモーターはいまだ解明されていない。

(Dunlap JC：Cell 96：271-290, 1999 より改変)

Shaggy（SGG）は周期的な変動を示しませんが、これもTIM蛋白のリン酸化に関与すると考えられており、TIM蛋白のリン酸化によってPER／TIM複合体の核内移行のタイミングを規定すると考えられています。Vrille（VRI）は basic leucine zipper（bZIP）転写因子であり、VRIレベルはPERやTIMと同期して変動していますので、perやtimの抑制因子として働くと考えられています。

以上述べた生物時計の基本的なメカニズムはすべての生物種を通じて共通していると考えられていますが、細かい部分については異なる部分があることも明らかにされています。ショウジョウバエのサーカディアンリズムの約二十四時間周期はアカパンカビの場合とは異なり、核内移行する前の蛋白の蓄積により規定されていることは違いの一つです。またショウジョウバエに見られる光による強化（entrainment）機構はアカパンカビとは異なるようです。光刺激はTIM蛋白の急激な分解を引き起こしますが、前に述べたようにTIM蛋白と結合していないPER蛋白は分解されやすいので、この両者の蛋白レベルが減少することにより強化がもたらされていると考えられます。夕暮れ時にPER蛋白とTIM蛋白のレベルが上昇している時期に光刺激によりPER／TIMの代謝分解が促進されるとサーカディアンリズムの周期が後戻りすることになり、逆に早朝のPER／TIMのレベルが下降中に光刺激が入ると、光はPER／TIMの分解を進めることとなり時計の周期を早める作用を持つことになります。

哺乳動物の生物時計

哺乳動物において最初に同定された生物時計に関係する遺伝子は、ゴールデンハムスターの回転車運動周期の短縮を示すtau変異でした。視交差上核（suprachiasmatic nucleus：SCN）の破壊により動物の活動周期が乱れること、周期異常を呈するハムスターからのSCNを正常動物に移植すると移植された動物に周期異常が惹起されること、培養したSCN細胞にもサーカディアンリズムが認められることなどの知見は、哺乳動物において視交差上核に生物時計の本体があることを示しています。

マウスにおいても、ショウジョウバエのCLKに対応する遺伝子CLOCK（circadian locomotor output cycle kapit）や、CYCに対応す遺伝子としてBMAL1/MOP3がクローニングされています。CLOCKとBMAL1/MOP3は、CLK／CYCと同様にヘテロダイマーを形成し、E-boxに結合することによりその下流の遺伝子発現を活性化することがわかっています（図3）。

E-boxにより発現が調節されている時計関連遺伝子（clock-controlled gene）として三種類のPeriod遺伝子per1、per2、per3と、二種類のcryptochrome遺伝子（Cry1、cry2）と、Rev

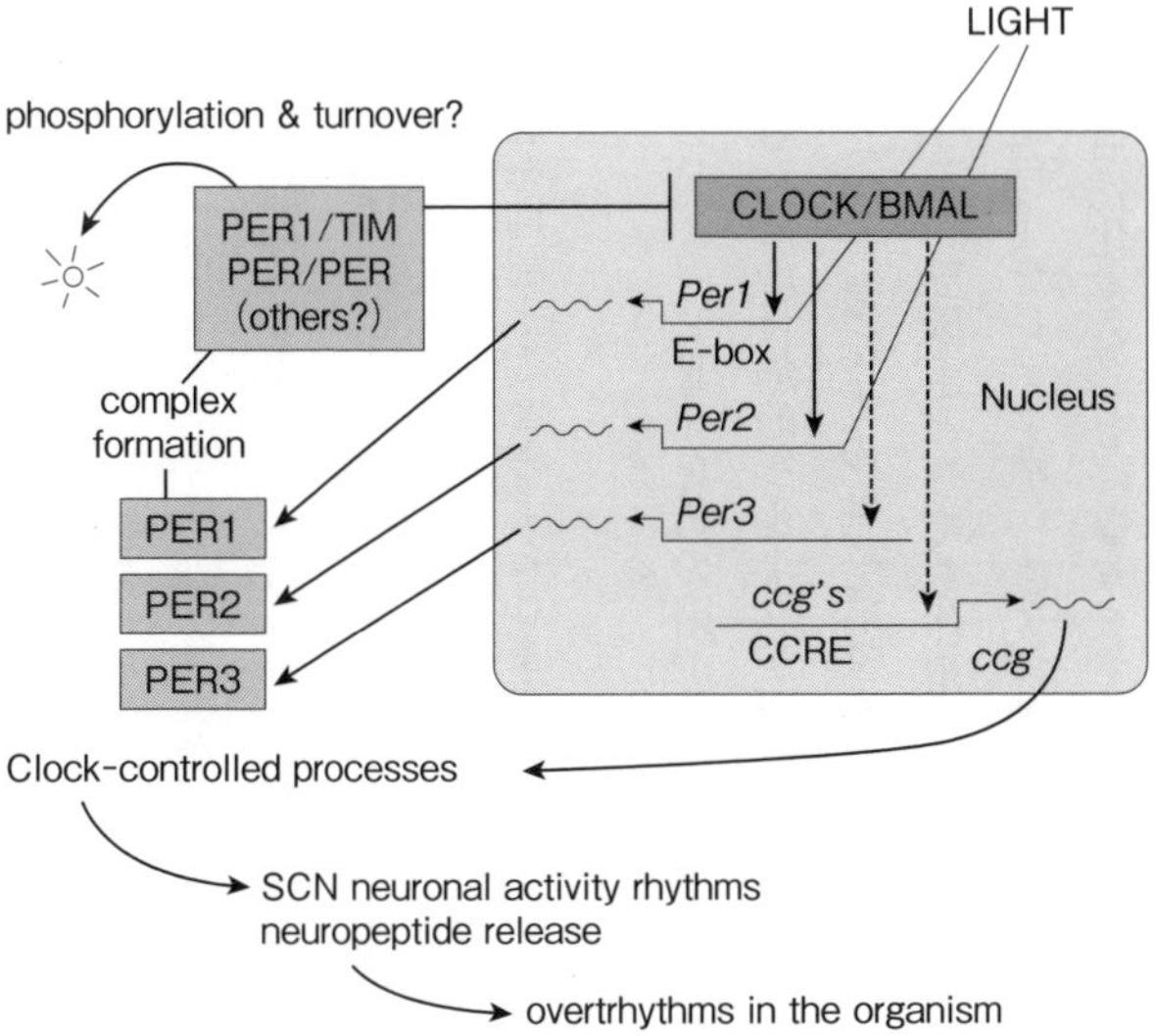

図3　哺乳動物（マウス）の生物時計

CLOCKとBMAL1のヘテロダイマーは*Per*遺伝子と*Cry*遺伝子のプロモーターのE-boxに結合し、転写因子として作用する。CKIεは細胞質内PER蛋白をリン酸化しその分解を促進する。3種類のPER蛋白は2種類のCRY蛋白と結合し核内に移行する。CRY蛋白はCLOCK/BMAL1活性を抑制し、PERは*Bmal1*の転写を活性化する。*Bmal1*レベルは周期性を示すが、そのプロモーターに作用する因子は不明である。
(Dunlap JC：Cell 96：271-290, 1999より改変)

-erb α が同定されました。ＣＲＹ蛋白は細胞質内でＰＥＲ蛋白とヘテロダイマーを形成し核内に移行してCLOCK/BMAL1 の転写活性を抑制しています。CLOCK/BMAL1 自身が強力な転写活性を有すること、CLOCK/BMAL1 により活性化されるプロモーターにより発現が調節されているＣＲＹ／ＰＥＲのヘテロダイマーがCLOCK/BMAL1 の転写活性にネガティブフィードバックをかけることが哺乳動物の生物時計のオシレーターの本体と考えられます。ショウジョウバエにおけるＰＥＲ蛋白の機能を考えると、マウスのPER1-3 蛋白も核内に移行し、そのＰＡＳドメインを介してBMAL1/CLOCK による活性化を抑制することにより、ＰＥＲ自身の生合成を抑制すると考えられますが、ＰＥＲ２にはbmal1 の転写を活性化している可能性も指摘されています。

　CLOCK/BMAL1 を正の因子とし、ＣＲＹ／ＰＥＲを負の因子とする基本的なオシレーターに加えて、哺乳動物では時計機能を細かく調節するための付加的なループが形成されています。CLOCK/BMAL1 は前述したようにE-Box を介してRev-erb α 遺伝子の転写活性を高めますが、REV-ERB α はBmal1、Clock、Ｃｒｙ1遺伝子の発現を抑制する転写因子としても作用します。従ってＰＥＲ／ＣＲＹによるCLOCK/BMAL1 活性の抑制はＰｅｒ遺伝子やＣｒｙ遺伝子を抑制するだけでなく、Rev-erb α 遺伝子をも抑制し、間接的にBmal1 やClock を活性化することになります。

　この周期はネガティブフィードバックをかける蛋白のリン酸化、蛋白分解、核内移行の時間により規定されているのですが、Casein kinase1 δ/ε はＰＥＲ1、ＰＥＲ2、ＣＲＹ1、ＣＲＹ2、BMAL1 をリン酸化することが知られており、このリン酸化により標的蛋白をユビキチン化、プロテオゾーム分解へと導くことで蛋白レベルを調整するものと考えられます。ＰＥＲ蛋白はリン酸化を受けると分解されますが、ＰＥＲの消失により再び発現されるようになるBMAL1/CLOCK のヘテロダイマーがｐｅｒを再び活性化することにより周期が回っていくという機構が想定されます。

マウスの三種のｐｅｒ遺伝子（ｐｅｒ1、ｐｅｒ2、ｐｅｒ3）の発現はサーカディアンリズムを呈しながら変動していますが、それぞれの位相は異なっています。ｐｅｒ1メッセージは深夜から夜明けまでの間に上昇し、早朝（circadian time：CT4-6）の時間帯にピークとなります。ｂＨＬＨドメインはｐｅｒ1プロモーターのE-boxに結合することが知られていますので、ｐｅｒ1の上昇はCLOCKとBMAL1のヘテロダイマーが転写因子としてｐｅｒ1プロモーターの転写活性を高めることによると考えられます。ｐｅｒ1メッセージレベルが上昇すると、続いてｐｅｒ3とｐｅｒ2レベルが上昇しますが、それぞれのメッセージのピークは異なる時間帯にあり、そのピーク幅も異なっています。ｐｅｒ3はｐｅｒ1とほぼ同時刻からCT4-6にかけての幅広い時間帯にピークを示し、ｐｅｒ2はＣＴ６の時間帯にピークを示します。ｐｅｒ2のレベル変動がｐｅｒ1やｐｅｒ3と異なる周期性を示すことは、CLOCK/BMAL以外の転写調節因子が関与している可能性を示唆しています。

clock遺伝子変異によりｐｅｒの転写が抑制されること、また、その動物における周期が延長することが知られています。bmal1遺伝子変異ではｐｅｒの発現が抑制され、それとともに動物の周期性が消失することも知られています。またｐｅｒ1あるいはｐｅｒ2の変異では、周期の異常が起こり、両遺伝子のノックアウトにより周期性が完全に失われることが知られています。このような知見を考え合わせますと、それぞれの種により保存されている蛋白の働きが異なっていると考えられます。BMAL1レベルは周期性を示しますがCLOCKレベルには周期性が認められません。したがってＰＥＲがCLOCK/BMAL1の産生を正の向きに調節している点においてはショウジョウバエもマウスも同じですが、マウスでは主としてBMAL1レベルにより調節されていると考えられます。**表2**にそれぞれの動物種において同定されている生物時計の正の因子と負の因子として作用している蛋白を示します。

生物時計と神経系

哺乳動物の生物時計は視床下部前部の視交差上核（SCN）にあることは前にも述べました。視交叉上核は視交差直上の第三脳室側壁にある一対の神経核で、解剖学的には二つに区分されます。網膜からの光信号は網膜視床下部路を通って腹外側部に入力していますが、ここにはガストリン放出ペプチド（GRP）や血管活動性腸管ペプチド（VIP）作動性ニューロンがあります。背内側部には外部からの入力はなくアルギニンバソプレシン（AVP）やソマトスタチン（SS）作動性ニューロンがあります。SCNを破壊すると運動や睡眠などのサーカディアンリズムが失われること、SCNを破壊した動物にSCNを移植するドナーのサーカディアンリズムが見られるようになることなどから、SCNが哺乳動物のサーカディアンリズムのセンターであることは間違いありません[4)]。

SCNニューロンのサーカディアンリズムは自律性であり外部からの入力を必要としないことは、その生物時計としての性質を示していますが、生物時計のフリーランニング周期は正確な二十四時間ではなく二十五時間程度です。すなわち、正確な二十四時間周期を維持するためには外部からの刺激に同調してリセットされる必要があります。時間を刻みSCNの生物時計を同調させる外部刺激は retino-hypo-

表2　生物時計の転写/翻訳のフィードバックループ

	正の因子	負の因子
菌類	kal A	kal C
アカパンカビ	WHITE COLLAR-1 WHITE COLLAR-2	FREQUENCY
ショウジョウバエ	CLOCK (*clk*) CYCLE (*cyc*)	PERIOD (*per*) TIMELESS (*tim*)
哺乳類	CLOCK BMAL1 (*MOP3*)	PER1, PER2, PER3 TIMELESS?

(Dunlap JC：Cell 96：271-290, 1999 より改変)

thalamic tract を通る網膜からの光刺激です。視覚を失った人でも生物時計の同調には問題ないことが知られており、網膜に入力した光は視覚系とは別の経路を介してＳＣＮに伝えられると考えられており、その入力系として視床下部に信号を伝える一群のガングリオン細胞が想定されています。生物時計の同調のための光刺激の受容体は未だ正確には同定されていませんが、melanopsin などのオプシン分子の一種や、ＣＲＹ1やＣＲＹ2と名付けられた cryptochrome 分子が考えられていますが、これら以外にも光刺激に対して誘導される多くの遺伝子が知られています。

ＳＣＮには脳の他の部位からの入力があり intergeniculate leaflet からの neuropeptide Y、median raphe nucleus からのセロトニン系の入力などが知られています。

ＳＣＮからの出力は視床下部への投射によりさまざまな器官への周期を発生させるのですが、睡眠覚醒リズムは dorsomedial hypothalamusposterior hypothalamic area への投射により発生し、自律神経系のリズムは Paraventricular nucleus への投射を介して調節されます。生物時計は、このような神経系を介する調節だけでなく、液性物質を介する調節にも関与しています。ＴＧＦαはＳＣＮにおいて周期性にレベルが変動しており、このようなシグナル分子を介して周期性活動が伝えられている可能性が考えられています。

ＳＣＮに存在する中枢時計と末梢時計との関係も少しずつ明らかにされています。たとえば CLOCK/BMAL1 へテロダイマーが直接に標的遺伝子であるバソプレシンを活性化すること（Jin, 1999）、肝臓のｄｂｐ（D box-binding protein）がＳＣＮと肝臓の両方の場所で周期性を持って発現されておりｄｂｐ遺伝子を破壊すると肝臓におけるアルブミン合成のサーカディアンリズムが消失することなどが示されています。

入力系とオシレーターについてはその分子レベルでのメカニズムがかなり明らかにされていますが、中枢の生物時計がどのように成体各部分の時計をコントロールしているかについての理解は未だ不十分です。SCNに存在する中央のオシレーターからのリズム情報は各器官のオシレーターを駆動し同調させ、それぞれの器官でのリズムを生成するのですが、リズム情報を中心とした生体システム全体についての理解は不十分です。中心となる生物時計がどのような機構により末梢の生物時計を制御しているかは未解決ではありますが、現在までの知見は、精神医学を理解するために大きく役立つものです。

動物の時間軸

生物時計は、生物種が進化の過程を経て備えるようになった適応のための機構です。生物が外界に対する自分の適応力を高めるために、生物時計が利用されており、時間を知り、外界の変動を予期してそれに合わせた反応を準備することは、生物の生存に有利に働いているのです。

前述の通り、生物は共通して生物時計を有しており、サーカディアンリズムにしたがってその活動が規定されていますが、動物種によって一日の持つ意味は大きく異なっています。地球上には多くの生物種が存在していますが、それぞれの種によって寿命は規定されており、一日の長さがもつ意味合いは、その動物の寿命との比較により大きく異なっています。たとえば、寿命が一日の昆虫にとっては、一日の時間経過はその寿命とほぼ同等ですが、最長寿命が百二十年のヒトにとっての一日は、一年の三百六十五分の一の時間を意味するに過ぎません。

動物には一定の寿命があることはよく知られています。寿命は生物種により規定されており、一般に体重の大きい動物では寿命が長く、体重の小さな動物では寿命は短いようです。動物種によっては、脳が不釣り合いに発達しており、寿命は脳を中心とした神経系により規定されている部分もあります。脳重量による補正をすることにより実際の値に近づくのですが、一般的に寿命と体重とは比例関係にあります。経験則として、多くの生物種について体重と寿命とを比較してみると、寿命は体重の約四分の一乗に比例しています。

寿命は、その個体にとっては絶対的な意味をもつ時間軸であり、少なくとも主観的な時間について考えるときには基準となります。それぞれの動物にとって意味のある時間軸は、それぞれの寿命を基準としたものであり、絶対的な時間により規定されるものではないのかもしれません。このような意味で、意味のある時間軸とは絶対的な時間の長さというよりも、その動物の寿命を基準にした時間を基準としたものでしょう。われわれの生命活動は、このような時間軸に沿って営まれており、一個一個の個体が、生まれたときに始まり死ぬ瞬間に終了するまでの間、時間軸に沿って一方向に流れていくものでしょう。

寿命だけでなく動物のさまざまな時間はおおむね体重の四分の一乗に比例しています。たとえば胎児が母体内に留まる時間、大人のサイズに成長するまでの時間、生殖能力を有するに至るまでの時間などは全て体重の四分の一乗に比例しています。心臓の拍動周期、呼吸の周期、腸管の蠕動運動の周期なども、大きい動物ほどゆっくりしており、おおむね体重の四分の一乗に比例しています。このようなサイズと時間との関係は、生物の運動速度にも認められており、大きい動物ほど動きがゆっくりしており、小さい動物ほどきびきびと早く動くようです。

動物の重量はそのサイズ（体積）に比例します。体型が大きくなればそれだけ体重は大きくなります。体型（サイズ）は、縦・横・高さの三次元の積で表され、体積は体長（長さ）の三乗に比例しますので、結局のところ寿命は体重の四分の一乗に比例するともいえるし、体長の四分の三乗に比例するともいうことができます。このような事実は、動物において「時間と空間とは一定の関係をもって存在している」と表現することができるかもしれません。

体の小さな動物は動作も機敏で激しく動き回りますが、体重の大きな動物は動作も動きもゆっくりしておりゆったり生活を送っているように見えます。体のサイズと時間の間に何らかの関係がありそうであり、体重が増加すると時間は長くなるのです。体重の四分の一乗に比例するとの経験則は、体重が十六倍になると時間が二倍となるという計算です。時間軸の変化は体重の変化よりも緩やかではありますが、しかしながら体のサイズの増加に見合ってその動物の時間軸は長くなります。つまり体重の大きな動物ほど時間の流れがゆっくりとしているといえるのです。ヒトが主観的に感じる時間の流れは、アリが感じる時間の流れよりも長いものであり、ゾウの時間と比較すれば速く経過しているでしょう。このような相対的な主観的時間があり、それぞれの生物にとっては、絶対的な時間経過よりも主観的な時間経過の方に大きな意味があるものと思われます。

筆者が主張したいことは、動物が感じる主観的時間は、生物活動に認められる周期的現象の繰り返しの周期として理解される時間とは本質的に異なるという点です。言葉を替えて言えば、時間生物学が進展し生物時計の機構が解明されたとしても、このような時の刻みとは独立した主観的時間軸が存在するという立場を主張したいのです。生物時計の分子機構が明らかになり、一日、一月、一年の周期で繰り返される生物学的事象の理解が進み、これらの生物学的現象の理解が進んだとしても、生命体の寿命を基盤とした、おそらく生命体が主体的に感じている時間の流れの理解にはつながらないのではないかと考えています。

寿命を基準にした時間軸のもう一つの大きな特徴は、一方向に流れ去るものであり、繰り返されることがないという事実です。生命体は生まれてから死ぬまで分化・発達・成長・生殖・老化などの言葉で表現されるそれぞれの時期に合わせて、特定の反応を示しながら寿命を終わります。いったん分化した細胞はもとの未分化な状態に戻ることはないし、発達した器官は特別なことがない限りもとに戻ることはありません。個体の体の成長は一方向であり、体長や体重は増加し続けます。そして老化の過程も一方向であり、この時間軸に沿って起こる生命現象は、基本的に繰り返されることのない一回だけの生命現象の連続であるという事実があります。

生物時計により規定されている時間を「周期性をもった時間軸」と呼ぶことにすれば、ここでいう寿命を基準とした時間は「方向性をもった時間軸」と呼ぶことができるでしょう。

人生の時間軸

脳内には時間を刻む時計があります。地球上の生命は地球の自転に伴う二十四時間の明暗サイクルの中で生活しており、この明暗サイクルに伴った周期に従って生活しています。サーカディアンリズムは、生物が主観的に認知しているかどうかに関わりなく、地球の二十四時間サイクルにあわせて生体反応を調整するという意味で、生物の生存に有利に作用しています。二十四時間の周期に基づいて、そのリズムが再び訪れることを予想して準備することができるからです。このような周期性に合わせた生体反応は、日内リズムに限らず、月内リズム、季節リズムにも当てはまります。

しかしながら、われわれが主観的に体験する時間軸はこのような周期性だけではありません。我々は個人個人がそれぞれ異なる一回きりの人生を生きており、いったん過ぎ去った時間は二度と戻らない時間軸を生きていることを了解しています。人はすべからく生まれてから死ぬまで自分の人生を生きていくのです。幼児期、学童期を経て、思春期や青年期の経験を積み重ねて成人となり、さまざまな体験をしながら

JCOPY 88002-857

年老いて死ぬ。この時間の流れは一方通行であり、過去から未来に向かって流れて行き、決して後戻りすることはありません。このような一方向の流れ去る時間軸は、周期性の時間とどのような関係になっているのでしょうか。

このような方向性をもつ時間軸に沿って流れていく時間の推移は、必ずしも絶対的な時間の流れと直接対応するものではありません。方向性をもつ時間軸からみた意味のある時間とは、各個人の人生史の中に刻まれる時間です。ヒトの一生の時間軸の中で遭遇するライフイベントがそれぞれの一生の中で重要な意味をもつようになります。人生はこのようなさまざまなライフイベントにより彩られています。ここでいうライフイベントとは、単にある年齢になれば、学校に行き、就職して家庭を築くというような出来事の流れではなく、むしろその年代の成長段階に応じて解決すべき課題が次々に生じてきて、それらの課題に取り組みながら人生が営まれるという意味です。

Erickson は社会文化論と発達自我心理学論を統合して、今では古典的ともいわれるライフサイクル論およびアイデンティティー理論を完成させました[5)]。Erickson は、人間を精神・身体的、対人関係的、社会・文化的、歴史的な多次元的存在とし、自我をそれらを総合する主体ととらえて、民族・時代・経済活動を共有する人々には、その社会の歴史全体に織り込まれている倫理を反映した共通のライフサイクルがあると考えました。個人の生活はこのサイクルに従って階層的に発達していくのですが、各発達段階にはその時期に固有の中心的課題（危機）が存在しており、その心理的危機を克服しなければ自我の発達は次の段階に進むことはできないという考え方でした。

Erikson による人生の発達段階では、人生を八段階に区切り、それぞれの時期において人が経験する発達段階と乗り越えるべき人生の課題を表わしています（表3）。われわれの人生における時間軸とは、

表3　Eriksonによる人生の発達段階

発達段階	A 心理・性的な段階と様式	B 心理・社会的危機	C 重要な関係の範囲	D 基本的資質	E 中核的病理 基本的な不協和傾向	F 関連する社会秩序の原理	G 統合的儀式化	H 儀式主義
Ⅰ．乳児期	口唇-呼吸器的、感覚-筋肉運動的(取り入れ的)	基本的信頼 vs. 基本的不信	母親的人物	希望	引きこもり	宇宙的秩序	ヌミノース的	偶像崇拝
Ⅱ．幼児期初期	肛門-尿道的、筋肉的(把持-排泄的)	自律性 vs. 恥・疑惑	親的人物	意志	強迫	「法と秩序」	分別的(裁判的)	法律至上主義
Ⅲ．遊戯期	幼児-性器的、移動的(侵入的、包含的)	自主性 vs. 罪悪感	基本家族	目的	制止	理想の原型	演劇的	道徳主義
Ⅳ．学童期	「潜伏期」	勤勉性 vs. 劣等感	「近隣」、学校	適格	不活発	技術的秩序	形式的	形式主義
Ⅴ．青年期	思春期	同一性 vs. 同一性混乱	仲間集団と外集団：リーダーシップの諸モデル	忠誠	役割拒否	イデオロギー的世界観	イデオロギー的	トータリズム
Ⅵ．前成人期	性器期	親密 vs. 孤立	友情、性愛、競争、協力の関係におけるパートナー	愛	排他性	協力と競争のパターン	提携的	エリート意識
Ⅶ．成人期	(子孫の生産)	生殖性 vs. 耽溺・停滞	(分担する)労働と(共有する)家庭	世話	拒否性	教育と伝統の思潮	世代継承的	権威至上主義
Ⅷ．老年期	(感性様式の普遍化)	統合 vs. 絶望	「人類」「私の種族」	英知	侮辱	英知	哲学的	ドグマティズム

(Erikson E：Life Cycle Completed. A review, Norton WW, New York, 1982[5]より改変)

Ericksonのいう各段階を通り過ぎるまでの時間であり、各段階ごとに規定されているものであり、絶対的な時間というよりも相対的な時間のことでしょう。

乳幼児の心理的危機は、基本的信頼 vs. 基本的不信の葛藤とされています。空腹を訴えて泣くと母親により乳房が与えられ常に欲求が充足されるならば、自分が世界に受け入れられているという基本的な安心感が得られることになり、以降の人生における希望の基礎となりますが、十分な満足感が得られない場合には、世界に対する基本的な不信感が根付くことになります。

幼児期初期の危機は、自律性 vs. 恥・疑惑とされています。排泄の自立的制御により親との対人関係における交渉を経験し、以降の人生における意志力の原形を形成しますが、うまく調節できずに失敗の経験を重ねると無防備に相手の視線に晒されるという恥の意識や自らの行為に対する疑惑を残すこととなります。

遊戯期の危機は自主性 vs. 罪悪感とされています。この段階は家族との協同的な遊戯を通じて自律意識や自主性を獲得する時期に当たりますが、自らの知的あるいは運動能力から得られる快楽を追求するあまりに共同作業者に対する罪悪感が芽生えます。

学童期の心理的・社会的危機は勤勉性 vs. 劣等感とされています。家族以外の社会において自らの能力が試される時期であり、社会的規範として勤勉に勉学にいそしむことが期待され、このような作業を通じて社会活動における適格性についての自己評価のコアが形成される時期です。学校などでの秩序にうまく適応できない場合には劣等感を残すことになります。

青年期の危機は、アイデンティティー vs. アイデンティティーの混乱とされています。養護的環境から離れ、単独で仲間や外部の社会に参加して、そこでの自らの位置と役割を模索する時期です。他者の目を通して自らを対象化し、自我が時間的に連続していて他者とは異なる唯一無二の存在であり、また指導者への忠誠を通じて他者からもそのように見なされ、期待されているという統合された認識を獲得します。この段階は前段階までの養育的環境における自我の発達が、改めて社会において相互的な試練に晒される時期であり、自らの多方面の可能性を現実の限界性の中で吟味する作業が求められます。しかし、有効にこの試練に対処できない場合には、自己と環境を統合する確固たる主体を形成することができずに、前段階までの発達過程の矛盾を露呈し、現実からの撤退、空想的な自我の肥大や退縮、対人的距離における過度の接近や孤立、未来への展望の喪失、非現実的で飛躍的な対象への同一化などの混乱を表すことになります。

前成人期の危機は親密 vs. 孤立とされています。互いに自立した特定の異性や同性との交渉の中で、有意義な妥協や自己犠牲を通じて相手の中に自らの存在の可能性を見いだしうるか、あるいは排他的競争的な関係しか結ぶことができずに孤立してしまうかが問われています。

成人期の危機は、生殖性 vs. 耽溺・停滞とされています。家族や社会での生殖、生産、文化の造出などの労働を通して、自我の影響力の拡大とその限界を体験することから、次世代の養育や世話という役割に新たな可能性を見いだすか、あるいは挙措的に自らの権威や影響力に固執するかが課題となります。

老年期の危機は統合 vs. 絶望とされています。終焉を予感しつつも冷徹な英知によって自らの人生を価値あるものとして意味づけることができるか、自己と世界を軽蔑して無意味に帰してしまうかが課題となります。

ライフサイクルにおけるこれらの危機において、個体は肯定的あるいは否定的な一方だけではなく、必ずさまざまな割合でブレンドされた両者の体験を経験するものであり、それゆえにこそ、現実的な行動を選択しうる能力がはぐくまれるのですが、何らかの生得的あるいは環境的な問題によって、一方の傾向が極端に現れた場合には、さまざまな精神的問題を抱えることになります[6)]。

Erickson のいう人生の発達段階は、それぞれの段階における課題をクリアして初めて次の段階に進むことができるという意味で方向性を持った時間軸であり、また、一つの発達段階をそれぞれの経験を通じて乗り越える過程において、たとえ最初の経験で乗り越え得なかったとしても、次の経験に対して自分なりに工夫して対応することにより乗り越えることができるという繰り返しの可能性を持つという意味においては、完全な一方向性の流れだけではありません。しかしながら、われわれが唯一無二の人生の発達段階として一つひとつのステージを順番に経験していくという意味では、一方向性の時間軸であるということができます。

精神医学の時間軸

精神医学は、その成り立ちの当初から、そして、今でも、いわゆる心脳問題（brain-mind problem）を内包し続けています。精神科が対象とする精神症状は、脳の問題なのか、心の問題なのかという基本問題であり、精神医学全体の流れが、この基本問題のために振り子のように大きく揺れ続けてきました。

私たちは、精神症状を理解するためのモデルとして bio-psycho-social model の有用性を教えられてきました。George Engel による bio-psycho-socio-ethical model のシェーマを示しますが（図4）、このシェーマでは、精神疾患を理解するためには人間の心理過程だけでなく、その上部にある人間関係に関する社会的因子も重要であり、また、その下部におかれた生物学的因子も重要であることが指摘されています。精神症状を理解するためには、生物学的視点、心理学的視点、社会学的視点のいずれも重要であり、いずれかの要因だけで理解することは困難であるとの指摘はそのとおりでしょう。しかしながら、このモデルの大きな問題は個々の患者についてそれぞれの要因がどのように関与しているかを明らかにはしていないという点にあります。bio-psycho-socio-ethical model はいずれもが重要であることを指摘はするものの、いずれの要因がどのように重要であるのかについては教えてくれません。このモデルが教えることは、精神症状を見るときにはすべてのレベルの要因を漏らさず考慮しなければならないとの重要な指摘とはなり得ても、個々の患者について、どのレベルが重要であり、どのような診断を進めるかのガイドラインとはなり得ないのです。生物学・心理学・社会学的要因をどのように組み入れるかの指針が示されていないことは大きな欠点でしょう。生物学的議論と心理学的議論との接点が乏しい現状において、個々の患者について異なる見方がどのように統合されるべきかの指針を与えているものではありません。

bio-psycho-socio-ethical model は一九八〇年代からの操

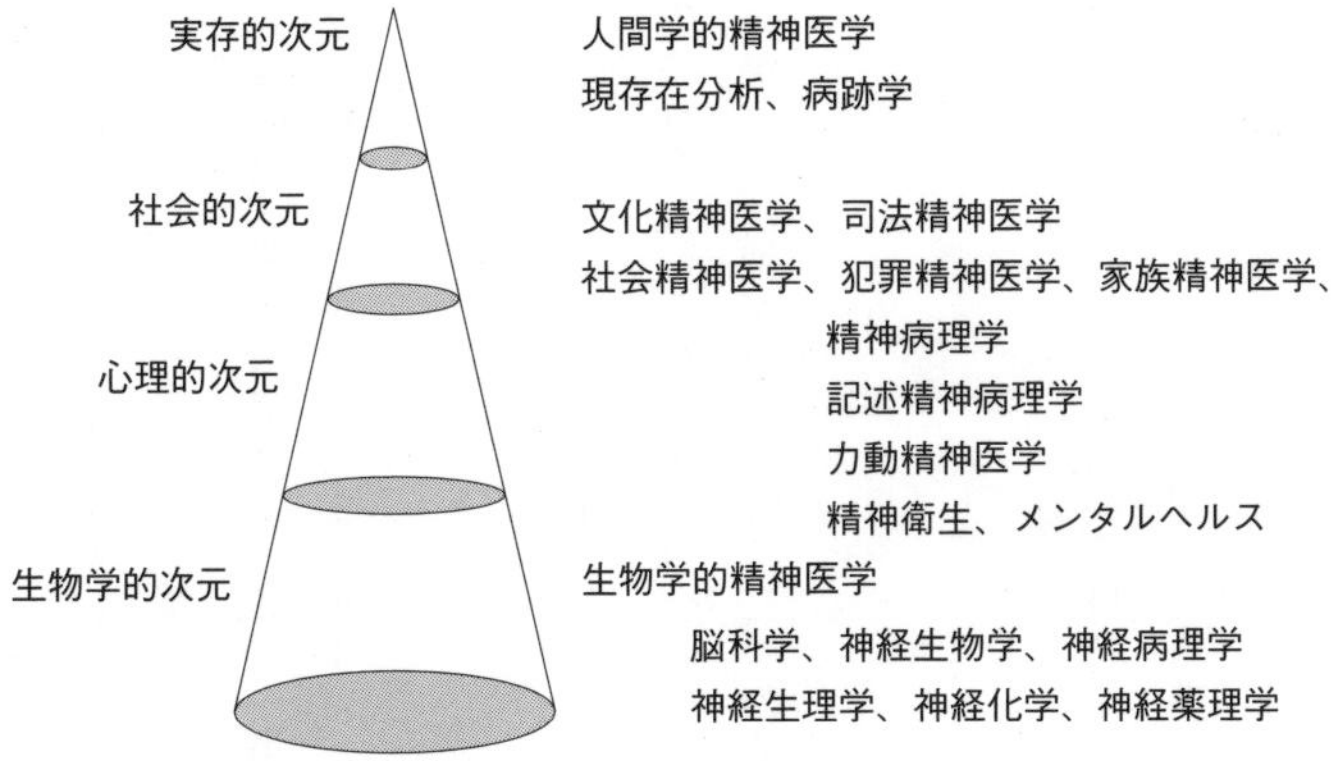

図 4　bio-psycho-socio-ethical としての精神医学

作的診断体系としてのDSMの導入と歩調を合わせているように思います。ご承知のようにDSMは、障害の成因については極めて無機的に公平な態度で貫かれています。DSMにより分類診断される精神疾患の原因を何処に求めるかについては細かく規定することなく、脳に原因がある場合、心理過程に問題がある場合、人間関係に問題がある場合のいずれによっても同様の精神症状が惹起されうるとの立場に基づくものです。このような立場は、ある意味では医学本来の「疾患」概念を大きく逸脱するものであり、精神医学は医学でいう疾患の枠を越えたさまざまな問題や精神症状を取り込むことになってしまいます。

精神医学の4つの視点と時間軸

McHughらは精神症状を理解するために必要な視点として、疾患、ディメンジョン、行動、人生史の四つの視点をあげています。そして、それぞれの精神症状に対してこのような複数の視点を組み合わせて考えることを提唱しています[7]。ここでは、McHughの視点に乗っ取りながら、精神疾患の理解に二つの時間軸がどのように絡んでいるかを述べてみたいと思います。

「疾患」としての視点

精神症状は「疾患」により惹起されます。身体疾患と共通する理解であり、特定の脳の疾患は特定の精神症状を引き起こすものと考える立場です。医学的「疾患」の視点からは、疾患により惹起される精神症状に対して、疾患の治療が試みられるべきことはいうまでもありませんが、同時に、精神障害を有する患者の全体像を理解しようと努めなければなりません。疾患により惹起される症状や徴候は、以下に述べるような患者の行動、量的異常、生活史の視点から見た異なる要因によりその表現に差異があり得るからです。しかしながら、疾患としての診断がつけられると、患者の対応はその疾患分類に従って割り振ることができます。「疾患」を有するということは、身体器官の障害がありその機能が障害されていることを意味しており、その対応は身体器官あるいは臓器の修復に向けられるべきであることは当然です。医学の身体諸科における「疾患」を成立させる要因として、一定の特徴的な症状を呈すること、対応する病理過程があること、その原因が同定されることとされてきました。精神科領域にあっては、このような条件をすべて満たす「疾患」の代表は、器質的精神障害として分類されてきたものでしょう。たとえば、多彩な精神症状を伴う意識障害としてのせん妄、認知障害を呈する認知症、記憶障害を中心としたコルサコフ症候群などがその代表的な疾患でしょう。また、近年は統合失調症や感情障害についても脳の変化が解明されつつあり、ある程度まで疾患モデルが適応されうると考えています。

疾患として理解するということは生物学的に理解できるという意味であり、基本的には周期性時間軸に基づいてその疾患を理解することにもつながります。せん妄におけるサーカディアンリズム、アルツハイマー病の日没現象、パーキンソン症状の日内変動などは、既に時間生物学の重要なテーマともなっています。てんかん患者のけいれん閾値は覚醒レベルにより大きく変動することが知られていますが、覚醒レベルの日内変動を理解することによりてんかんの脆弱性を説明することができるともいわれています。またこのようなてんかん脆弱性の日内変動がリチウム投与により変化するという報告もあります。多くの神経変性疾患で睡眠覚醒リズムが変化していることが知られていますが、このような神経活動の日内変動はサーカディアンリズムの表現として理解することが可能でしょう。精神症状を呈する器質的脳疾患の原因は、生物学的な研究手法により解明されていきますが、疾患により惹起される精神症状の日内変動の理解に、生物時計を基礎にした日内変動の分子メカニズムを理解することにより進展するものとも考えられます。

JCOPY 88002-857

行動異常の視点

人は行動を通して対人関係を成立させ、行動を通じてお互いの存在を認め合います。人は行動を通じて社会生活を営むといってもいいのですが、人の行動には生理的欲求により駆動される摂食、飲水、睡眠、性欲などの行動もあれば、社会生活の中で習得したより複雑な目標を設定した行動、たとえば仕事、学習、昇進、有名になること、社会から尊敬を得ることなど、まとまった目的を思考する行動もあります。社会においては一定の行動が期待されており、それぞれの文化圏にはそこに属する人に共通する行動のパタンがあります。人が社会で生活する上で、行動は最も重要であり、その異常は精神医学の対象となり得ます。

代表的な行動異常としての視点からとらえられる精神障害として、アルコール依存症、薬物依存症、摂食障害などがあります。このような行動異常は、身体的異常によっても起こり得ますが、また同時に社会生活上のひずんだ学習や条件付けによっても起こります。

このような行動異常の発生メカニズムについて生物学的な理解ができるようになりつつあることは大事な視点です。アルコール依存症は、アルコールの長期連用の結果として依存、乱用、耐性が形成され、多量のアルコールによる脳障害の結果としてアルコール精神病、アルコール脳症が惹起されます。同様のメカニズムは薬物依存症についても当てはまることであり、コカイン、アンフェタミンによるドパミントランスポーター阻害によりドパミン過剰の過剰興奮を惹起するとともに脳機能が傷害されます。程度はいくぶん緩やかではあるとしても、アデノシン拮抗薬としてのカフェインの長期連用によりアデノシン受容体のアップレギュレーションが起こりカフェインの依存を引き起こすこと、ニコチンの長期連用によりニコチン性アセチルコリン受容体のアップレギュレーションが起こり、ニコチン依存が形成されることも知られています。このような脳内の受容体やトランスポーターの変化は行動異常の基盤となっているはずであり、細胞内情報伝達系の異常として理解することができます。このような病態の理解には「周期性時間軸」を基礎とした生物学的理解が適当でしょう。たとえば、アルコール依存患者におけるCSF中のパラメーターの日内変動を調べると、5-HIAAレベルの低下が衝動性と関係しており、テストステロンの高値が攻撃性や暴力行為と関係しているとの報告があります。しかしながら、このような異常行動は、その異常行動の故に人生の発達段階においてさまざまの障害を惹起します。このような観点からは方向性時間軸に則った見方も重要な役割を果たすことになります。ことに多くのアルコール依存や薬物依存がその物質のために人生の主たる契機において人生滋養の失敗を繰り返すことによりその後の人生が決定されていくという現状を見ている者にとっては、人生の時間軸における障害の出現をまざまざと見せつけられる思いがするものです。

量的異常の視点

精神症状は、人が有する精神特性の量的異常としても出現します。ヒトが示す精神機能には一定の幅がありますが、多くの特性は一定の分布を示しており、平均的な値を中心にばらついています。そのばらつきが平均集団の値からはずれることによって精神症状として観察される場合のことです。たとえば、知能はもともと一般人口の平均的な値を基準としており、平均値から大きくずれる場合を精神発達遅滞としています。不安や緊張についてもおおむね一般の人が不安を感じたり緊張したりする状況は予想できますが、人によっては些細な事柄に対して不安を感じたり緊張したりしやすい人もいます。当然のことながら反対に少々のことでは不安・緊張を呈さない人もいます。各個人の不安の程度や緊張度の程度は集団の中で一定の位置に位置づけられるものであり、また特性によっては、同一人においても環境によって変化しうるものです。

発達遅滞はWAIS-4などの知能検査で量的異常として診断されますが、その原因は、脳性麻痺、出生時低酸素状態、代謝異常、遺伝子異常、染色体異常などさまざまです。知的能力の低下を原因として、人生のさまざまな段階での発達課題を克服することが困難となります。もちろん発達遅滞の原因を解明するためには生物学的理解が必要であり、このようなアプローチについては「周期性時間軸」に立った理解が必要であることはいうまでもありません。しかしながら個別の患者については知的障害を有しながら豊かな生活を営むためにどのような方策が可能であるかを考えることが必要です。このような観点に立てば、知的障害者への対応に際しては、生物学的に理解するというよりは人間としての生活機能を維持するという対策が探られるべきであり、このような立場からは、方向性時間軸がより重要な見方となるでしょう。


ヒトの性格について、Cloningerは、性格傾向を表現する軸として、新規探求性、危険回避性、報酬依存性を指摘しています[8]。新規探求性は中脳から全納へ投射されるドパミン系を基礎とする行動系であり、危険回避性は脳幹からのセロトニン系を想定した抑制経路であり、報酬依存系には橋から視床下部・辺縁系へと投射するノルエピネフリン系が想定されています。生物学的に規定されるこれらの因子に加えて、固執性を加えた四因子で表現することが可能であるとしています。さらに、より環境からの影響を受けて形成される性格因子として、自己志向性、協調性、自己超越性という三因子を加えて、これらの七因子でヒトの性格傾向を表現したものです[9]。

このような性格傾向について、神経受容体あるいはトランスポーターの遺伝子多型との関連が示されており、新規探求性の傾向の強いものはドパミンＤ４受容体の多型と関係しているらしいこと、危険回避性の性格傾向がセロトニントランスポーター多型と関係しているらしいことなどが報告されています。このような性格傾向は、もちろんその傾向性だけで精神的な問題があるわけではなく、たとえば衝動行為あるいはギャンブルに対する依存などが新規探求性の強い人には起こりやすいという意味であり、量的な偏倚が問題行動と結びつきやすいという理解です。性格傾向を規定する因子を有すると同時に、そのような傾向を極端な形で表現する契機が引き金となり問題行動を呈するようになります。

このような特性が平均値から偏倚している個人にとっては、その特性をさらに大きく偏倚させる刺激に遭遇すると、容易に量的破綻を来しうると考えられます。集団の平均値から極端にずれることが問題なのであって、平均値からずれた状態で社会生活を営むことにより問題と精神症状を抱え込みやすいものです。このようなパーソナリティ障害などの場合には、方向性時間軸により規定される人生上のイベントが重要な役割を果たすのでしょう。

発達遅滞、感情障害、パーソナリティ障害などは、量的異常の視点から理解するのが適当な精神障害の代表です。このような精神症状の理解は、もともと量的な偏倚がありそれに対するさらなる偏倚を促す因子が加わることにより極端な反応が惹起され、精神症状を形成すると考えられます。周期性時間軸とともに方向性時間軸も同じ程度に重要な鍵となるでしょう。

人生史の視点

精神症状の理解には人生史の視点が必須です。それぞれの人が生活を営む中でいろいろな体験をしながら人生を送っていくのですが、多くの場合、人生はストレスに満ちたものであり、決して平坦ではありません。多くの人が人生上の困難さに遭遇しながら生活しています。愛する人を失えば悲嘆にくれるし、災難に遭遇すれば恐怖が起こり、希望を失う事柄に会えば自信を失います。このような出来事について、背景、成り行き、結果について語り合い、治療者が共感できる範囲で患者の精神状態を安定化させる。患者を癒し、治癒への自然の過程に導き入れることが治療者の役目であるはずです。このような人生史の視点から見た精神障害の理解には方向性時間軸が適していることは言うまでもありません。

精神医学における時間軸

疾患、行動、量的異常、人生史というそれぞれの視点から見た精神症状の理解について述べましたが、それぞれの視点との二種類の時間軸との関わりを表にまとめました（表4）。

疾患としての視点に立てば、主として生物学的理解が中心となるでしょうし、精神疾患の神経生物学的研究には、生物時計あるいは時間生物学の研究成果が貢献できることは間違いありません。周期性時間軸に則った理解を押し進めることにより、多くの精神疾患の病態や成因を明らかにすることができるでしょう。

感情障害について言えば、双極性障害では躁とうつを周期的に繰り返しますし、単極性障害であれば、うつあるいは躁の周期を繰り返します。感情障害のリスク遺伝子としていくつかの時計関連遺伝子が候補として同定されています。また周期性をもって変動する病態の一例として季節性感情障害（seasonal affective disorder：SAD）がありますが、季節性感情障害は、冬季あるいは夏期に決まってうつ病を呈する疾患としてその周期性のメカニズムには時計関連遺

表4　精神症状の視点と時間軸

	周期性時間軸	方向性時間軸	代表例
疾　患	＋＋＋	−	認知症
量的異常	＋＋	＋	性格異常
行動異常	＋	＋＋	依存症
人生史	−	＋＋＋	PTSD

PTSD：外傷後ストレス障害.

伝子の関与が推定されています。うつ症状に加えて炭水化物摂取の渇望、体重増加、過眠、エネルギー低下なども周期性の変動を示します。このような病態の理解には周期性時間軸を基本とした理解が役立つことは明らかですが、季節周期性の機構では、サーカディアンリズムにおいて説明しましたように、光や温度などの外部情報に基づいたリセット機構を利用しながら、その規則性を維持していると考えられており、生物時計研究が季節性周期を呈する病態の解明に役立つと考えられます。

量的異常の視点から理解出来る精神症状については、その原因の説明として生物学的理解は重要であることはいうまでもありません。量的異常を説明する多くの生物学的治験が集積されていることは前に述べたとおりでありますが、このような病態は疾患としての対応よりも、その結果として起こる精神症状にどのように対応するかが問題であり、また、量的変異に加えて精神症状を惹起するにいたった契機について理解することも重要です。このような観点から言えば、量的異常の視点から見た精神症状については、主として周期性時間軸に乗っ取った理解を中心とするものの、方向性時間軸の関与も少なからず考えなければならないでしょう。

行動異常の視点から見た精神症状は、行動異常の基盤となっている生物学的メカニズムの理解が必要でありその意味では周期性時間軸の立場は忘れることはできないものの、やはり、行動異常は社会生活における異常であり、人生の中で異常と見なされる行動は、その人が生活する社会の文化的・歴史的背景を踏まえて決定されるものであることを考えると、周期性時間軸以上に方向性時間軸の見方がより重要になると考えられます。

人生史の視点から見た精神症状は、方向性時間軸により規定されたイベントと密接に関係しており、その理解には人生の流れ、人生におけるイベントの意味づけが重要であり、方向性時間軸の立場が重要であることは当然であります。

文献

1) Konopka RJ, Benzer S : Clock mutations of Drosophila melanogaster. Proc Nat Avad Sci USA 68 : 2112-2116, 1971

2) Bargiello TA, Jackson FR, Young MW : Restoration of circadian behavioural rhythms by gene transfer in Drosophila. Nature 312 : 752-754, 1984

3) Reddy P, Zehring WA, Wheeler DA, et al. : Molecular analysis of the period locus in Drosophila melanogaster and identification of a transcript involved in biological rhythms. Cell 38 : 701-710, 1984

4) Cermakian N, Boivin DB : A molecular perspective of human circadian rhythm disorders Brain Res rev 42 : 204-220, 2003

5) Erikson E : Life cycle completed. A review, Norton WW, NY, 1982

6) 西川　隆、武田雅俊：精神病の「未病」Progress Medicine 22 : 2281-2286, 2002

7) McGugh PR, Slavney PR : The Perspectives of Psychiatry. Johns Hopskins Univ Press, 1998

8) Cloninger CR : A systemic method for clinical description and classification of personality variants. Arch Gen Psychiatry 44 : 573-588, 1987

9) Cloninger CR, Svrakic DM, Przybeck TR : A psychobiological model of temperament and character. Arch Gen Psychiatry 50 : 975-990, 1993

（新世紀の精神科治療10　慢性化防止の治療的働きかけ．中山書店、東京、三-二十三頁、二〇〇四より）

JCOPY 88002-857

ヒトの行動パタンと性格
—精神医学はどのように関与しうるか—

一九五三年二月二十八日、ケンブリッジのベネット通りのパブ「イーグル」にフランシス・クリックとジェームズ・ワトソンが飛び込んできました。DNAの二重らせん構造が発見されたときであり、遺伝子の本体が明らかにされた時のことです。彼らの発見は生命の秘密に迫るものであり、このとき以来、分子遺伝学は、そのセントラルドグマ（中心命題）として、遺伝子はDNAからなること、一遺伝子が一蛋白質をコードすることを認めるようになりました。分子遺伝学は二十世紀後半を通してめざましい成果を上げつづけ、医学・生物学領域だけでなくサイエンス全体をリードしつづけてきました。二重らせん構造の発見から五十年後の二〇〇三年までに、ヒトゲノム計画はヒトDNA配列の大部分を明らかにし、ヒトの全遺伝子配列を解明するものと期待されています。

この間、分子遺伝学は多くの技術を可能とし、人類社会に貢献してきました。遺伝子工学技術により、ヒトの病気の治療に役立つ蛋白質を人工的に産生できるようになりました。たとえば、血友病Aの治療に必要な第八因子を産生するブタがつくられました。六百匹の牝ブタの乳汁中から精製される第八因子は世界中の血友病患者の治療に必要な第八因子を供給することができます。また、最初の体細胞からのクローン哺乳動物として話題になったロスリン研究所のヒツジ「ドリー」はその乳汁中に嚢胞性線維症という遺伝病の治療に必要な蛋白質を産生させるために利用されています。

このような遺伝子技術は、人間社会のシステムにも大きな影響を与えるようになりました。今や、個人

JCOPY 88002-857

の同定に「ＤＮＡ指紋」はいたるところで使用されています。米国海兵隊は遺体の損傷がひどく個人の同定などが不可能な場合を想定して、すでに約三百万人の血液サンプルを保存しています。英国や米国ではすでに犯罪者のＤＮＡデータベースが整備され、犯罪者の特定に利用されています。このような遺伝子技術の応用はもはや個人の識別に限られてはいません。ヒトの遺伝子情報は、ヒトの遺伝病、疾患への脆弱性、さらにはヒトの行動までも規定している可能性があるからです。ＤＮＡチップ技術により、ヒトの遺伝子情報の全体が検索できるようになり、このような個人情報がどの程度保護されるべきかというプライバシーの問題が起こっています。

氏か育ちか

分子遺伝学・遺伝子工学・遺伝子技術の発達は、脳科学にも大きな影響を与え、ヒトの行動科学・行動医学について新たな知見が得られるようになりました。

ヒトの行動はすべて遺伝子により決定されるとの議論があります。ヒトは長い時間をかけて進化してきた霊長類に属する生物種であり、進化の過程で選択された遺伝子によりプログラムされた複雑な中枢神経系を完備しています。この中枢神経系の活動によってヒトの行動が規定されているならば、究極的にはヒトの行動はすべて遺伝子により制御されているのではないか、とする議論です。すなわち、生物としての寿命・食欲・性欲・睡眠など、ヒトという生物種に本能として付与されている行動が遺伝子により規定されていることは明らかですが、ヒトが自らの判断の結果として主体的に行動しているとされている行為・行動についても、遺伝子により規定されているのではないかとの議論です。ヒトの日常生活での行動パタン、社会活動、経済活動などが個々のヒトの遺伝子により規定されているとすれば、世界の経済状況、株価の変動までが遺伝子により規定されることになります。

一方、ヒトの大きな特徴は、学習能力にあります。ヒトを進化させてきた最大の要因は、道具の使用を考案し、自らの考えにより新たな行動を学習するという能力にあります。ヒトは生活の中で多くのことを体験し学習し、その結果を自分の体験に組み入れることにより、自己の行動パタンを決定します。個人は、生まれてからの生活体験の中でさまざまな環境からの刺激を受け、その刺激を自分の中に取り入れながら、個人の人格・性格・行動パタンを形成していく。このような環境との相互作用によりヒトの行動パタンが決定されるとの議論もあります。古くから議論されてきた氏か育ちか（nature or nurture）の議論です。

現在の脳科学が教えるところでは、基本的な脳構築は遺伝子のプログラムにより形成され、脳の大まかな構造と機能が決定されます。そして、出生後の経験を取り入れながら環境との相互作用の中で精緻な脳機能形成が促されて、個人個人に特徴的な脳機能が完成するとされています。

脳の分化と発達

ここで、遺伝子によるプログラムがどのように精緻な脳の構築を完成していくかをお話ししましょう。ヒトの大脳新皮質は六層構造からなりますが、その形成過程は遺伝子により厳密に規定されています。各層のニューロンはそれぞれに似通った形態をもち、それぞれ特異的な線維により結合されています。各層のニューロンはいずれもほぼ同時に脳室壁に誕生しますが、最終的にはそれぞれの場所に配置され、それぞれの機能を担うことになります。この大脳の層構造の形成は遺伝子により厳密に規定されています。

マウスの大脳新皮質の発達を例にとって説明しましょう。マウスでは、最初のニューロンが胎生九日目頃に脳室壁に誕生します。この細胞を神経上皮細胞と呼びますが、この細胞は細胞分裂の周期に一致して上下に運動しており、細胞分裂時期には内側に移動し脳室壁に位置します。したがって、新たな神経上皮細胞は、脳室壁近くから細胞分裂により誕生します。最初に誕生したニューロンは直ちに辺縁部に移動して、胎生十一日目から十三日目にかけて一過性のプレプレート層を形成します。このプレプレート層の細胞は、さらに分かれてカハール・レチウス細胞とサブプレートニューロンとに分化します。その後に誕生するニューロンは、脳室壁から外側に向かってのびて配置されている放射状突起にそって辺縁部へと移動し、カハール・レチウス細胞とサブプレートニューロンとの間に順番に配置されます。これらに遅れて誕生するニューロンが皮質プレートを形成します。この皮質プレートを形成するニューロンは誕生の早い細胞ほど内側に、誕生の遅いものほど外側へと配置されます。すなわち、新しく誕生したニューロンほど、古く誕生したニューロンを乗り越えて外側に配置されます。

このような大脳の発達分化には、遺伝子プログラムに従って発現される多くの因子が関与しています。発生分化の時間軸に従って、適切な時期に細胞を分化させる因子、ニューロンを移動させる因子、放射状突起からはずれて移動を終了させる因子などが必要なときに必要な場所で発現されることが必要であり、多くの遺伝子が、厳密なプログラムに従って発現しています。このような遺伝子群の下流では、細胞接着因子、サイトカイン、神経栄養因子などがそれぞれの機能を発現しています。

母親の胎内で発生・分化が無事に終了し大脳皮質の形態的構築が完成されると、動物は外界に出生します。誕生した後は、外界からのさまざまの刺激を受けて、大脳構築の機能的な形成過程へと進むわけです。

シナプスの可塑性

ニューロンは互いにシナプスを形成して神経回路を形成します。シナプスを介した神経回路は、一定の性質を持った固定した回路と考えられていた時期もありましたが、近年は、シナプスにおける伝達効率はダイナミックに変化していることが明らかにされています。どのニューロンとどのニューロンとがシナプスを形成するのかというシステム回路の構築は、遺伝子により規定されていますが、それぞれのシナプスにおける伝達効率は、そのシナプスが受け取る刺激の量により変化します。これをシナプスの可塑性と呼びます。

シナプス結合が刺激の量によりダイナミックに変化しうることは、一九七三年の長期増強現象（long term potentiation : LTP）の発見により示されました。側頭葉・梨状皮質の錐体細胞からのグルタメイト作動性ニューロン軸索は、海馬歯状回の顆粒細胞へシナプスを形成していますが、シナプス前線維に一定時間の高頻度刺激を与え続けると、より大きなシナプス後電位変化が起こることが見出されました。一定時間以上の刺激が続けられるとシナプス伝達効率が高まり、後シナプスの電位（ＥＰＳＰ）が上昇するというもので、ＬＴＰと呼ばれています。その後、海馬のほかの部位や大脳皮質においてもＬＴＰが普遍的に観察されることが知られるようになりました。

逆に低頻度刺激を繰り返すとシナプス後電位の抑圧が起こること（long term depression : LTD）も明らかにされました。興奮性グルタメイトニューロンだけでなく抑制性のＧＡＢＡニューロンにおいてもＬＴＰやＬＴＤが観察され、このようなシナプス可塑性の実体が明らかにされつつあります。この事実は、神経活動によりシナプスの可塑性が与えられていることを示しており、経験すなわち外来性刺激に対する反応によりダイナミックに脳の回路が変更されうること、外界からの刺激により機能的回路が形成されることを示唆しています。

シナプス伝達効率のダイナミックスは、ＬＴＰとＬＴＤとの組合せにより、シナプス前後の神経細胞の活動の変化との相関に基づいて形成されます。このようなダイナミックな変化をコバリアンス可塑性と呼びます。シナプスに入力する線維が複数ある場合に、両者の細胞が同時に発火すれば正のコバリアンスとなり、そのシナプスにはＬＴＰが生じます。逆に、一方の線維からの活動が増加しているのに他方の活動が減少しているときには、コバリアンスは負となり、そのシナプスにはＬＴＤが生ずるとするものです。すなわち、同時に活動すればそのシナプスは強化され、異なるときに活動することが続けば、そのシナプスは減弱するという原則により、シナプスの伝達効率がダイナミックに変化すると考えられています。このようなシナプスの伝達効率のダイナミックスにより学習が形成されます。

大脳皮質の中でも視覚野はもっとも詳細に神経回路形成過程が調べられています。ハーバード大学の神経生理学者であるヒューベルとウィーセルは、ネコの視覚野について微小電極法を用いて調べて、生まれたてのネコの視覚野には、眼有意円柱、方位円柱、色円柱などの視覚野の反応選択性がきわめて規則的に配置されていることを明らかにしました。彼らの仕事は、遺伝子で規定されたプログラムにより、視覚野の機能的円柱がある程度まで形成されることを示したものです。その後の研究により、視覚野の発達過程が学習により形成されていくプロセスも明らかになってきました。すなわち、基本的な回路は遺伝子のプログラムにより決定されるのですが、柱状構造などの微細な機能的構築は出生後の学習により獲得されるのです。

生物・心理・社会・倫理モデルとしての精神医学

行動は、遺伝子により決まるか、環境により決まるか、という長年の議論に、精神医学がどのような立場をとっているかを論じてみたいと思います。精神医学はいうまでもなく、精神疾患を対象とする学問です。現在の精神医学が採択するモデルは、生物・心理・社会・倫理モデル（Bio-psycho-socio-ethical model）であり、精神疾患の理解には、生物学的な理解、心理学的理解、社会学的理解、そして倫理性の理解が重要であるとしています。

アルツハイマー病を例に挙げて説明しましょう。アルツハイマー病は老年期に発症する認知症性疾患であり、六十五歳以上の約六～十五％に発症します。その発症のメカニズムは完全には解明されていませんが、脳の老化についての生物学的理解が必要であることはいうまでもありません。生物学的精神医学のアプローチは、アルツハイマー病脳の神経細胞の変性脱落が、どのような病理過程により起こるかを解明することにあります。アルツハイマー病の神経細胞変性過程について、アミロイドβ蛋白質、タウ蛋白質の過剰リン酸化、プレセニリン蛋白質の関与などが明らかにされており、アルツハイマー病の生物学的研究は、診断のための検査法の開発、治療薬の開発へと進んでいます。

しかし、アルツハイマー病は、生物学的精神医学だけで理解できるものではありません。アルツハイマー病患者が呈する妄想・幻覚・徘徊・拒絶・攻撃性などの精神症状や多くの問題行動は、個々の患者の心理特性を抜きにして理解することはできません。このような精神症状は、家族や介護者との間に摩擦を生じさせ、生活の質（Quality of Life：QOL）を大きく低下させます。疾患に対するだけでなく、患者を「病気を有する人」として理解すること、すなわちその心理学的理解が求められます。このような心理的理解の重要性は、精神疾患全般についていえることであり、身体疾患以上に重要です。

アルツハイマー病患者がよりよい社会生活を営むためには、人間関係を含めた社会の適切な対応が必要です。わが国のアルツハイマー病患者への対応として、公的介護保険が導入され、社会全体の疾患患者への対応がいままで以上に重要視されるようになったことは喜ばしいことです。社会として精神疾患を理解し、その中にどう位置づけるかは、これまでも大きな課題であったし、これからも社会の大きな問題であることはいうまでもないでしょう。

倫理的観点が重要とされる理由は、多くの精神疾患により患者の判断能力が障害される可能性があるからです。アルツハイマー病患者は、高次判断能力が障害されているために、現実見当識が障害されており自分にとって最適な判断をなしえないことがあります。自分に及びうる危険性を確実に判断できない場合もあります。アルツハイマー病患者が夜間に徘徊するからといって、不必要にベッドに縛り付けることは許されません。アルツハイマー病を含めた精神疾患患者はさまざまな問題行動を呈するのですが、このような場合に強制的に身体拘束を加えることについては高い倫理性が要求されます。人間としてなすべきこと、なすべからざることを判断するために、現在の科学を越えた判断が必要とされているのです。

精神医学が準拠している生物・心理・社会・倫理モデルは、より高いレベルで統合されることが期待されています。現在の精神医学は、生物学的理解と心理学的理解との間の垣根を取り払うべく努力を続けていますが、脳科学の発達により近い将来新しい生物と心理の統合が可能となるでしょう。

変化する精神医学の守備範囲

精神医学は、もともと精神疾患を対象とする学問領域です。クレペリンやブロイラーにより展開された伝統的ドイツ精神医学は、精神疾患を規定し、その枠組みの中で診断体系を確立してきました。精神医学は精神疾患についての学問体系であり、精神疾患以外に起因するヒトの行動異常はその対象外でした。

それに対して米国精神医学会は操作的診断基準（Diagnostic and Statistical Manual of Psychiatry : DSM）を提唱しました。ＤＳＭにより精神疾患を診断しようとする試みは、内的精神活動の精神病理の理解とは無関係に、外から観察されうる言語・動作・行動の異常に基づいた操作的診断基準に従って精神疾患を診断しようとするものです。この立場は、ヒトの行動異常を、精神疾患であろうとなかろうとその守備範囲にしようとするものです。DSM診断体系は、精神疾患を他の身体疾患と区別せずに脳の疾患ととらえる立場と同一です。脳を一つの臓器としてとらえ、脳の疾患による異常も、他の身体臓器の疾患による異常もすべてを網羅し、精神機能、あるいは行動に異常があれば対象疾患としようとする立場です。このような考えは精神疾患と他の身体疾患との境界を取り外し、さらに重要なことは、精神疾患と健常との境界を取りはずすこととなりました。たとえば、ドイツ精神医学が規定した内因性うつ病は一つの疾患単位ですが、現在、DSMにより規定される感情障害は、その症状さえ完全に把握されていれば、内因性、神経症性、反応性のうつ病であっても、あるいは健常者のバイオリズムに伴う感情の落ち込みさえも、感情障害という広い枠で括ることになっています。

そのような精神医学の領域についての考え方の変化の中で、まず問題となるのが、性格異常、パーソナリティ障害です。ドイツ精神医学が、精神疾患と健常者との間に設定してきた、行動異常の領域です。DSMを受容するかどうかは、換言すれば、精神医学が精神疾患の中に留まるか、精神疾患という枠組みから外に拡大してヒトの行動異常をすべてその守備範囲としうるかという問題提起でした。この問題に対して、精神医学は、大きく精神疾患の枠から外に向かってその領域を拡大することを宣言したのです。このような状況を踏まえて、ヒトの行動異常と性格とについて考えてみたいと思います。

依存と行動

精神医学はヒトの行動を対象とし、ふつうの人が行わないような極端な行動を呈する場合を「疾患」として取り扱います。逆にいえば、ヒトの行動には平均的な反応が予想され、多くのヒトは平均的な行動をします。ヒトの行動は、意識された行為と無意識になされる行為とに分けられますが、ここで取り扱うのは、意識的になされる行為です。意識的な行為は、各個人の主体的な判断により規定されています。意識的な行為であっても、生物学的な影響を受けている場合があります。このような例としてコーヒーとたばこへの「依存」があります。

コーヒーと依存

コーヒーの起源は約千年前のアラビアにさかのぼります。コーヒー豆の成分であるカフェインの刺激作用は古くから気づかれており、昔は特別な薬物として宗教家や医師により用いられ、しだいにコーヒーやお茶として一般の人びとに広くゆきわたるようになりました。とくに一八〇〇年代からは、カフェインを含むコカコーラ、ペプシコーラなどのソフトドリンクは若い世代に愛飲されるようになりました。

最近は日本人も朝起きてコーヒーを飲む人が多く、その習慣性により日常生活を損なうことが起こると、精神医学は「カフェイン依存症」と診断します。「依存症」になると、コーヒーを飲まないと頭がさえないとか、疲れがたまるとかの身体の不調を呈します。また、コーヒーを飲むためには規則や約束を破ることもでてきます。もちろん、コーヒーを飲むことは非難されるものではありませんが、コーヒー摂取のために日常生活での障害がみられる場合には、精神医学の対象となりうるという意味です。

コーヒーの成分であるカフェイン（物質名：1,3,7-トリメチルキサンチン）は、アデノシンに拮抗する薬理作用をもっています。アデノシンは脳内で抑制的に作用する神経伝達物質の一つであり、アデノシン投与により、鎮静・抗不安・抗けいれん作用が惹起されます。

カフェインはコーヒー一杯に百五十mg、お茶一杯に五十mg、コーラ一杯に五十mg含まれています。このほかにも多くの薬剤、頭痛薬、滋養強壮薬、チョコレートにも含まれており、世の中で最も常用されている精神作用薬物といえます。経口摂取後三十~四十五分で脳内に到達し、さまざまな作用をもたらします。その多くは前述したアデノシン拮抗作用によります。すなわち、アデノシンの代わりにアデノシン受容体に結合し、アデノシンの鎮静作用および抗不安作用が作用しないようにします。アデノシンには血管拡張作用があり、PET研究によると、カフェイン二百mg投与により脳血流が三十%低下するとのことです。これもアデノシン拮抗作用のためです。

カフェインを連用すると依存が生じます。このメカニズムはカフェインの長期使用によりアデノシン受容体数の増加が起こることにより説明できます。すなわち、脳内のアデノシン受容体の増加によりアデノシン作用が増強することを拮抗するために、日常的にカフェインが必要となるわけです。カフェインがないと、カフェインを連用していなかったときと同程度の活動性を維持することができなくなります。これがカフェインの依存につながるわけで、自分の嗜好としてコーヒーを嗜んでいるのではなく、カフェインの連用により脳内アデノシン受容体の増加が起こり、そのためにカフェインを求めるという「依存」が形成されているのです。ヒトが自分の判断で主体的に行動していると思っている場合でも、生物学的レベルでコントロールされている一例です。

このような、無意識のうちに行動の変化をきたしうる精神作用性を有する薬物は禁止すべきとの議論もあります。米国の食物や医薬品を管理する機関であるFDAは、一九七八年までカフェインを安全なものと見なし、GRAS(generally recognized as safe)として分類していましたが、一九七八年からは、その評価をいちだんと厳しく判定するようになり、現在は継続審議事項とされています。ちなみに、現代のアメリカ人の六十%が、カフェインを毎日摂取しているとのことです。

DSM-IVには、カフェインによる精神障害として、カフェイン中毒、カフェインにより惹起される不安状態、カフェインによる睡眠障害などを区別しており、カフェイン中毒症、あるいはカフェインからの離脱症状も定義されています。カフェインは依存を形成するという意味では脳に影響を与える薬物であり、私たちが自分の嗜好として嗜んでいるのではなく、脳の変化がそうさせているのかもしれません。

たばこと依存

たばこは人類が長い間常用してきた薬物の一つですが、ごく最近まで、たばこの有害性はさほど注目されませんでした。一九八〇年代に入ってから、米国ではたばこを有害とする認識が急速に広まりました。たばこは米国人の死亡の四分の一に関与するともいわれています。たばこは、慢性閉塞性気管支疾患の八十一%、肺癌の九十%、心筋梗塞の三十五%の原因になっているとされており、これはニコチンへの「依存」によります。

ニコチン依存はこれまでさほど注目されていませんでした。ニコチン摂取による中毒症状がはっきりしていないことと、長い間、社会的に容認されてきた物質であり、その摂取により人の活動性が損なわれることはないとされてきたからです。アメリカでは一九八八年にたばこによるニコチン依存が公的に認定され、有害物質であるとの決定がなされ、いまやニコチンはヘロインやコカインと同列に論じられるようになりました。

ニコチンの薬理作用は、ニコチン性アセチルコリン受容体への作用です。ニコチンがニコチン性アセチルコリン受容体に結合すると、心拍数や血圧の上昇、覚醒レベルの上昇、筋肉群の活動亢進を起こします。

ニコチンのアセチルコリン受容体への作用は、他の神経伝達物質も変化させます。ノルエピネフリン（NE）の上昇により注意覚醒反応が惹起され、コルチゾールの上昇によりストレス反応が惹起されます。内在性オピオイド（β-エンドルフィン）は不安の軽減に作用し、ドパミンの上昇は脳内報酬系を活性化します。

たばこの量がしだいに増加するのは、ニコチンの連用によりその受容体への結合度が弱くなるからです。そして、ニコチンに感作され続けると、脳内のニコチン性アセチルコリン受容体が新たに産生（アップレギュレート）されます。新たに再生されたアセチルコリン受容体数が増加すると、それに見合うだけのニコチンが必要となり、ニコチンがないと十分なアセチルコリン受容体の活動がなされなくなります。これが依存形成のメカニズムです。たばこの摂取はもちろんヒトの主体的判断による嗜好であり、ヒトの主体的な行動パタンの一つですが、その連用の理由の一部は、生物学的な依存により説明できます。

いったん依存が形成されると、摂取の中断により二十四時間以内に不機嫌（気分の落ち込み）、不眠、焦燥感、不安、注意集中困難、イライラ、心拍数低下、食欲増加などが出現します。このような症状は数週間以内に自然に消失します。たばこはなかなかやめられないとされていた時代がありましたが、現在では多くの薬物依存の中でも容易にやめることができる薬物の一つとされています。

行動パタンと生活習慣病

このように考えてみますと、生活習慣は、意識されるにしろ意識されないにしろ、その多くの部分が生物学的過程により規定されていることが理解できると思います。

肥満、高血圧、動脈硬化症、糖尿病などは、代表的な生活習慣病です。一定の年齢以上になると発症する慢性の疾患であり、その有病率もずば抜けて高い疾患です。

一九九七年頃から、成人病という呼び方から生活習慣病という呼び方に変更されました。この意味するところは、成人病が一定の年齢以上になると避けることのできない疾患というのに対して、生活習慣を変更することにより避けることが可能な疾患ということです。がん、認知症、脳卒中などの疾患も生活習慣病としての側面を持っています。このような疾患は生活習慣の改善により予防できるのではないか、というメッセージです。

精神医学が期待されている領域として、このような疾患の予防があります。ヒトの行動パタンを理解しその悪い影響を直すことが、これからの精神医学が大きな貢献をなすことができるのではないかと考えられています。

ＤＳＭの多軸診断と性格傾向

ヒトの行動パタンや習慣の組み合わせを性格と呼びます。精神医学は性格をどのように理解しようとしているのでしょうか。

精神医学が人格・性格をどのように取り扱うかという観点から見ますと、ＤＳＭの導入は画期的でありました。ＤＳＭは第一軸に疾患名、第二軸に性格、第三軸に身体疾患、第四軸に環境因子、第五軸に全体の機能評価を診断するのですが、ＤＳＭによる多軸診断が導入され、第一軸の精神疾患と共に第二軸のパーソナリティ障害が記述されるようになり、性格そのものに大きな関心が払われるようになりました。

パーソナリティ異常についてドイツ精神医学は、古くは、シュナイダーによる精神病質人格の十分類、クレッチマーの気質分類などのカテゴリーによる分類がなされてきましたが、精神疾患（第一軸）との重複やパーソナリティ障害カテゴリーどうしの重複などが問題となり、ＤＳＭの導入と時期を合わせてディメンジョンモデルによる理解が主流となりました。性格のカテゴリーモデルから、ディメンジョンモデルへと大きく変化したわけです。ディメンジョンモデルの代表として、よく知られているものにパーソナリティの五因子モデルがあります。パーソナリティを表現するあらゆる言葉を数え上げて因子分析することにより五因子が抽出されました。すなわち神経質、外向性、開拓性、愛想のよさ、誠実さの五因子です。この五因子モデルに則り作成された一八一項目の五段階評価からなる自己記入式ＮＥＯ性格質問紙は広く用いられています。

クロニンジャーは、より生物学的次元に注目し、刺激‐反応行動モデルと神経科学的行動モデルとを取り入れた新たな気質と性格を表現する軸を定めました。気質は、生物学的次元に大きく依存していると考え、新規探求性、危害回避性、報酬依存性の三軸を想定しています。新規探求性は、中脳から前脳へ投射されるドパミン系に基礎をもつ行動系であり、危害回避性は、脳幹からのセロトニン放射系を想定した抑制経路であり、報酬依存系は、橋から視床下部・辺縁系へと投射するノルエピネフリン系を基礎としています。これに固執性を加えた四

表　Cloningerによる気質・性格の表現軸

気質（temperament）		
新規探求性	興奮性・衝動性	禁欲的・融通性のなさ
危害回避性	抑制的・警戒的	自信過剰・向こう見ず
報酬依存性	感情的・野心的	現実的・冷淡・頑固
固執性	無理をしない・自然に生活	必死で頑張る
性格（character）		
自己志向性	自分で選んだ目標を達成するために適切な行動を適切な形でコントロールしながら行動する能力	
協調性	他人との協調	
自己超越性	自分を忘れて精神世界に没頭する	

因子で気質（temperament）を表現できるとしたものです。そして、気質を調査するために三次元性格検査（tridimensional personality questionaire：TPQ）が考案されました。さらに、環境因子の影響をより受けやすいものとして性格（character）の三因子、すなわち自己志向、協調、自己超越を定め、この七因子でヒトの性格傾向を表現しようとしました（表）。

性格の生物学　―新規探求性とドパミン―

新規探求性（novelty seeking）は、探求心が旺盛であり、スリルを好み、興奮しやすく、衝動的な行動が多い気質をいいます。腹側中脳のドパミン系との関係が想定され、ドパミン受容体により性格が規定されているのではないかと推定されています。

一九九一年に、新たなドパミン受容体（ＤＲＤ４）の遺伝子が見いだされました。ＤＲＤ４受容体蛋白の細胞内第三ループには四八塩基を単位とする繰り返し配列の多型が存在します。代表的な繰り返し数は二回、四回、七回ですが、この多型には人種差が知られており、欧米人では四回、七回、二回の順に多く、日本人では四回、二回が多く、七回は少ないとされています。

ＤＲＤ４多型と人格傾向との相関を調べた結果、イスラエルでは、七回繰り返し型を持つ人には新規探求性のスコアが高いこと、また、アメリカからも、繰り返し数が多い（六～八回）アレルを有する人は、少ない（二～五回）アレルを有する人よりも新規探求性が高いことが報告されています。これらの報告は、新規探求性の性格とドパミンＤ４受容体多型との関係を示唆するものであり、大きな注目を集めています。

ＤＲＤ４受容体蛋白の多型と性格との関係だけでなく、他のドパミン受容体（ＤＲＤ２やＤＲＤ３）についても調べられています。ドパミン系ニューロンの活動は、受容体のドパミンとの結合の強さにより規定されますが、同時にシナプスに遊離されるドパミン量によっても調節されます。シナプスにおけるドパミンを再取り込みする蛋白としてドパミン・トランスポーターがありますが、このドパミン・トランスポーター遺伝子の多型と喫煙との相関が報告されています。これらのことから、外的刺激による新規性や報酬を必要とする程度がドパミン系により規定されており、この違いにより性格が形成されていると仮定が提唱されています。

不安とセロトニン

セロトニンは不安と関係することが知られています。

近年、セロトニン・トランスポーター遺伝子多型と感情障害や強迫性障害との相関が大きな話題となりました。セロトニン・トランスポーター遺伝子の多型は、短（S）型と長（L）型とに分けられます。二〇-二三塩基対が、S型では十四回繰り返しを、L型では十六回繰り返しをもっています。S型を持つ人はL型を持つ人よりも性格検査で神経質得点が高いことが報告されました。S型を有する人はL型を有する人よりもセロトニン量が少ないために、ストレス状況下では不安になったり悩んだりしやすいとの解釈です。

セロトニン自己受容体（5-HT1B）遺伝子の多型についても、攻撃性・衝動行為の多いアルコール症の人は特定の多型と相関が高いとされています。

トリプトファン・ハイドロキシラーゼ（TPH）はセロトニン合成の律速酵素です。フィンランド人についてTPH活性と自殺とが関係するとの報告がありましたが、TPH遺伝子の多型と自殺・アルコール症・社会性と相関があるとした報告があります。このようにセロトニン系と、攻撃性・強迫・自殺・危害

JCOPY 88002-857

回避との関係が調べ始められています。

脳科学と精神医学への期待

これまで述べてきたように、人の行動は、精神疾患により大きく障害されますが、そのほかにも性格(personality)や気質(temperament)により規定されています。人の行動を規定するものは、氏(nature)か育ち(nurture)か、遺伝因子(heritable factor)か環境因子(environmental factor)かとの議論について、現時点で得られている知見を概説してきました。もちろん、ヒトの行動は多次元で規定されているものであり、すべてが遺伝子により規定されているものではありません。遺伝と環境との相互作用によりどのような行動をとるかが、時間と共に決定されるものであることはいうまでもありません。

このようなヒトの行動を規定する原則を解明することが、精神医学に期待されています。精神機能の病理過程は性格や気質の単なる極端な表現と理解するのはおそらく適当ではないでしょう。性格や気質は複数の遺伝的要因と固有の環境因子とにより説明されるものであり、さまざまな遺伝子との連鎖、関連研究は行動学的な表現型をある程度までは説明するのでしょうが、やはりヒトの生き方そのものの問題である以上、なにか別の原理原則が求められるべきと思います。

筆者は、このようなヒトの行動の原理原則がどのようなセントラルドグマになるのかはわかりません。しかし、ヒトの性格の三十~六十%が遺伝子で規定されているとのおおかたの見方は、遺伝子発現と環境因子との相互作用によりヒトの行動が規定されているとの推論を支持します。

ヒトの人生は行動パタンの集大成であり、音楽にたとえると一つの楽曲です。人生には壮大な音楽もあり、こじんまりした音楽もあります。さまざまな楽器による曲目もあります。ピアノ曲を例にとると、そ

JCOPY 88002-857

れぞれの遺伝子はピアノの一つひとつのキーにたとえられるでしょう。ピアノのキーの中にはそれぞれの楽曲でしばしば使われるものも、ただ一回しか使用されないものもあります。しかしながら、ピアノのどのキーもきちんとチューニングされている必要があることはいうまでもなく、たった一つのキーの変調が楽曲を損なう場合もあります。それぞれのキー（遺伝子）が機能することは、いい音楽にとっては必須条件ですが、どのようなすばらしい音楽になるかは、作曲者と演奏者にかかっています。このような作曲の技法、演奏の技法に相当する原則があり得るのではないでしょうか。

（宮西正宣、畑田耕一編：科学技術と人間の関わり2．大阪大学出版会、二二七–二四九頁、二〇〇一より）

神経経済学と精神医学

はじめに

ヒトは行動を「通貨」として社会生活を営む。人の行動は社会の中における自分の意思表示であり、また、自分の行動に対して引き起こされる他人の行動を認知することにより、次の自分の行動を決定する。このように個人と社会の間の双方向の関わりは、行動と認知によってなされている。

ヒトの行動は、意識的になされるものと無意識的になされるものとに区別されうるが、両者は連続的なものであり、意識的になされている行動の中にも、無意識的に生物学的な影響を受けているものが多いことを知っておくべきである。例えば、児童青年期に受けた教育はその人の行動に影響を及ぼす。教育経験に応じて、視野の広い行動パタンを取る人もいるし視野の狭い行動パタンを取る人もいることは広く知られている。さまざまな環境により人の行動パタンは変化する。うるさい騒音の中の会話では、無意識のうちに大きな声で話すであろうし、静かなところで話す場合には無意識のうちに小声になってしまうだろう。また、人の行動は気分・情動により大きく影響される。気分のよいときには大胆な行動を選択するが、気分が落ち込んでいるときには悲観的な考えに基づいて消極的な行動をする。より直接的な影響が明らかにされているものとして、中枢神経に作用する薬物がある。幻覚を生じさせ薬物、覚醒剤、意識状態を変化させる物質など多くの中枢神経系に作用する薬剤の影響下では、人は普段はしないような行動をとる。恒常的にその人らしい行動パタンを決定するものとして性格が知られている。同じような状況であっても人により異なる行動パタンを示すのは、それぞれの性格が異なるからと理解されている。

人の性格と行動パタン

古来、ヒトの性格はいろいろな分類がなされてきたが、精神医学において受け入れられているものは、Cloninger による分類である。これは、神経生物学的な知見を反映しており臨床場面での有用性が示唆されているからである。ドパミン系、セロトニン系、ノルエピネフリン系それぞれのモノアミン系に起因する性格パタンとして新規探求性、危害回避性、報酬依存性が想定されている。これに固執性を加えた四因子によりヒトの性格を規定しようとするものである。新規探求性の強い性格傾向の人は衝動的で興奮しやすい。これに対して新規探求性の低い人は禁欲的で融通性のない行動パタンを呈しやすい。危害回避性の高い人は、抑制的、警戒的であり、反対に危害回避性の低い人の行動には自信過剰で向こう見ずな行動パタンが多い。報酬依存性についても、この価が高い人は野心的であり、反対にこの価の低い人は現実的、冷淡な行動パタンを呈する。また最後に加えられた固執性については、

パーソナリティ障害のタイプ		気質		パーソナリティ障害のタイプ
反社会性	興奮・衝動	新規探求性 novelty seeking	禁欲・融通性のなさ	強迫性
境界性	抑制・警戒	危害回避性 harm avoidance	自信過剰 向こう見ず	演技性
依存性	感情・野心的	報酬依存性 reward dependence	現実的・冷淡・頑固	シゾイド
強迫性	必死で頑張る	固執性 persisitence	無理しない・自然	受動攻撃性

── 亢進　── 低下

図 1　Cloninger の気質（temperament）とパーソナリティ障害

どの程度それぞれの傾向を追求するエネルギーがあるかを評価したものであり、この価が高い人はなにごとにも頑張る傾向があり、反対にこの価が低い人は無理をしないで自然体で行動するパタンが多い。

このような行動パタンの偏りは、多くの場合には正常ノルムからの一定の幅以内に収まっている。このばらつきはおおむね正規分布を示しており、多くの人では標準偏差の範囲内に収まっているが、偏りが極端な場合にはパーソナリティ障害として理解されている。人の行動が社会的規範から大きくずれてしまう場合には、Cloninger の性格分類に基づいて**図1**に示したようなパーソナリティ障害の理解がなされている。

神経経済学

前述の性格は、さまざまな場面において共通する行動パタンを指摘したものであった。このような行動パタンを理解するだけではなく、もっと限られた選択場面において、特定の課題に対してどのような選択決定をするかという問題を解決しようとする学問領域として、神経経済学が位置づけられる。人の行動は、各場面での選択決定の過程の集合であり、特定の決定選択過程の機序を理解することにより、最終的に人の行動の全体を理解しようとする学問領域である。

経済学においては人の行動は最大の利得を上げるための理性的な判断により行動が決定されていると考えられている。誤解を恐れずに単純化して言えば、経済学のドグマでは人の行動はその有用性を最大にするような原理に則って決定されるという考え方が受け入れられている。可能な選択肢について吟味して、その選択肢の中から価値（value）と確率（probability）とを考えて適切な選択肢が決定される。経済学の定理では、ヒトは価値と確率の掛け合わせにより算出される期待有用度（expected utility：EU）を最大にするような行動をとるという理解がなされる。このような原理原則を基本としながら、原則に合わない選択決定について、どのような機序が作用しているのかを明らかにしていこうとする学問領域である。

実際には、現実社会における人の行動には原則を破るものがしばしば見られる。基本的なEU原理だけでは解釈できない人の行動パタンについて、その決定機序を解明することにより、ヒトの行動パタンを理解することが必要となる。現実社会におけるヒトの行動は、多くの決定・選択の集合とみなすことができるとしても、多くの場合の選択は、不確定な状況下での選択決定であり、ヒトがどのような脳機構によりその選択決定をなしているかについて研究が進められるようになった。このような神経科学、心理学、経済学の学際融合領域として神経経済学が位置づけられている。

自律行動と制御行動

ヒトの行動には、自律行動（autonomic process）と制御行動（controlled process）との二種類を区別することができる。自律行動は、素早い効率的な行動であり、いくつかが並行して同時になされうるが、特定の領域にかかわる特化した行動であり、比較的固定した行動である。このような意味で、自律行動は、あらかじめ組み込まれたあるいは繰り返しにより組み込まれるようになった行動とも言える。

これに対して、人の認知機能を介した制御行動がある。制御行動は、柔軟に多彩な目的に対応できるものであり、比較的ゆっくりとなされ、同時に行われることは少ない。認知機能により内省や説明が可能な理知的な行動を言う。この両者は別々のものでなく、おそらくは連続したものであろう。ヒトにおいては二つの異なる過程により選択決定がなされており、第一のシステムにより自動的な本能的な問題に対する素早い決定が与えられて、続いて第二のシステムにより第一のシステムによる選択について十分に注意深く吟味してその評価に基づいて、修正と変更を加える決定機構なのであろう。第二のシステムは、理性的

JCOPY 88002-857

な汎用性を持つ決定機構であるが、日常の決定においてはしばしば第一のシステムの決定と一致しないことも多い[1]（図2）。

ヒトの選択決定の定理

すでに述べたように、経済学において人の行動は expected utility モデルあるいは discounted utility モデルで説明が可能であるとされているが、実際の場面において、ヒトはこのような原理原則だけでは説明のつかない決定をすることがある。

例えば、二万五千円をもらうか二万円を失うか、どちらも五分五分というギャンブルをするかどうかの選択をせまられると、多くの人はこのようなギャンブルにはのらない。このギャンブルのEUは明らかにプラスであり、EUモデルに基づいて行動するのならば当然ギャンブルをしてもいい（むしろ、すべき）はずであるが、多くの人はギャンブルをすることを選択しな

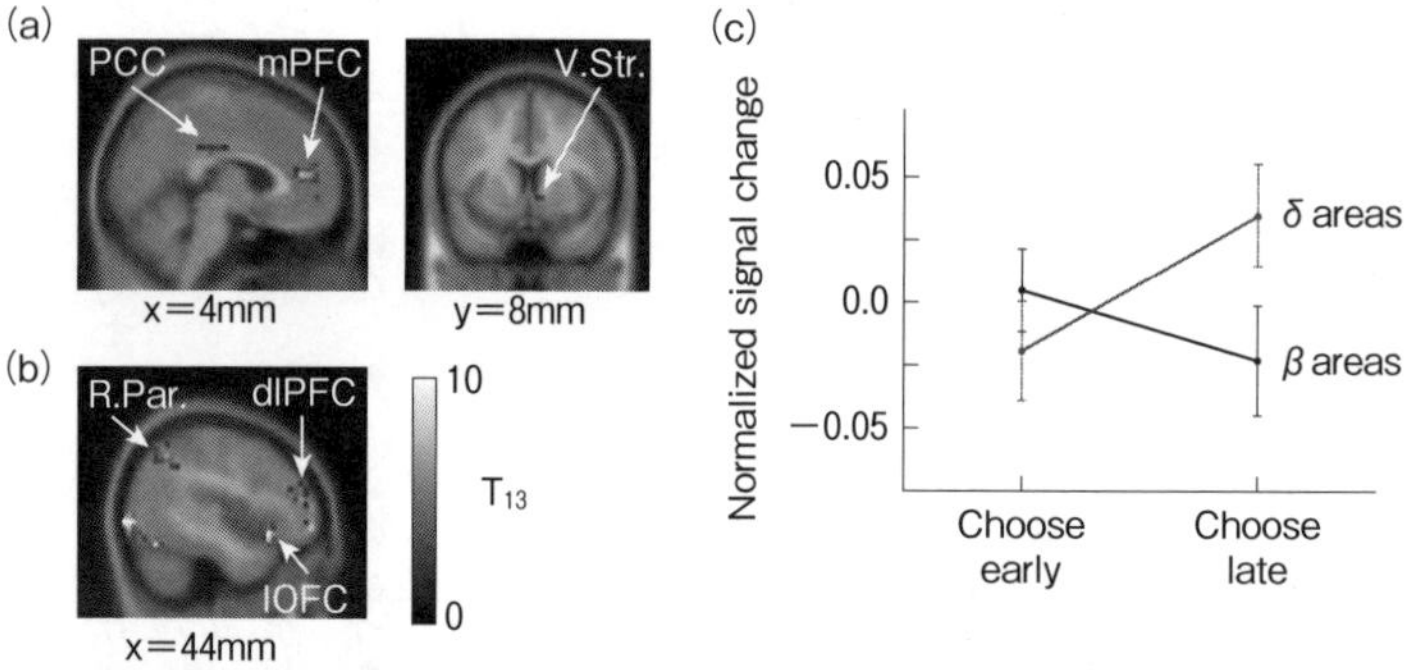

図2　時間的に速い決定と遅い決定には別の神経基盤が活性化される
ヒトが時間的に離れた報酬についての選択を迫られた場合には、別々の脳内システムがその決定に関与する。(a) 早期の報酬に対する決定（β システム）には、中脳ドパミン報酬系が関与しており、腹側線条体（V.Str.）や内側前頭前皮質（mPFC）の活動が賦活される、自律的な判断である。(b) 比較的遅くの判断の決定（δ システム）には、認知機能が関与しており背外側前頭前皮質（dlPFC）や右後頭頂皮質（R.Par.）が活性化される。時間的に早い決定と遅い決定には、2つの独立した神経回路が関与している。
(Sanfey AG, et al.：TRENDS in Cognitive Sciences 10：108-115, 2006[1] より)

い。これは、どのように理解できるのであろうか。また似たような例であるが、クイズ番組で勝ち残り百万円獲得したとしよう。そして、その百万円をかけて二つの箱のどちらかをあけることができるとする。箱には、五百万円か一万円かどちらかが入っている。あなたは、百万円をもらってよしとするか、それとも、五百万を獲得するチャンスを狙って百万円をかけて箱を開けることに挑戦しますか。この場合も、期待値は二百五十・五万円であるので、ＥＵモデルからいえば挑戦するほうが得である。しかしながら多くの人は、挑戦することなく、百万円を選ぶのはどうしてであろうか。このような状況は損失回避（loss aversion）として理解されている。損得が同じ程度であれば多くの人は損失回避の判断をすることが多いからである。

　多くの人が宝くじを買うのはどうしてなのか、多くの人が保険に入るのはどうしてなのか。これらの行動も単なる期待値の計算だけでは理解できない。ヒトは得する場合には不確定を嫌うが、損する場合には不確定を好むという原則が知られている。そして、可能性や価値が小さい場合には、この傾向が逆転することが知られていることから、同じ人が、大きな富を夢見て宝くじを購入するし、同じ人が可能性の低い危険を恐れて生命保険に入ることを理解することができる。

　ＥＵは時間軸と共に変化する。次の状況はhyperbolic time discounting modelの例である。今日なら一万円、一週間後なら一万一千円を与えるといわれた場合に、多くの人は今日の一万円を選択する。ところが、一年後に一万円か、一年と一週間後に一万一千円かとの選択の場合には、多くの人は一万一千円を選択する。このような状況は、有用性の評価が時間軸と共に変化しているから（discounted utility）と理解されており、その変化は直線的な変化ではなく、双曲線型になることが知られている。

　神経経済学は、このような例外を説明する定理を次々に説明していくのであるが、このような定理を積み重ねていくことにより、ヒトの行動を理解できるようになるのであろうか。

社会性とヒトの選択決定

ヒトは社会的な生活の中で選択決定を求められており、ヒトの行動決定には、他人との相互作用が関係してくる。神経経済学は、社会的な要因を考慮した選択決定に対する答えを求められている。個人のEUを最大にするという企てと社会全体のEUを最大にするという企てが一致しない場合がある。また、人には他者を思う気持ちがあり、自分の利益だけでなく、他人の利益を優先して行動を選択決定することも多い。ヒトの行動決定は必ずしも自己の利益を最大にするという原理だけではなく、他人との関係を考慮して決定がなされる場合が多い。

自己の利益と全体の利益が一致しない例として「囚人のジレンマ」を説明する。

二人の共犯者が取り調べを受けているとする。このまま両方が黙秘を続ければ両方とも三年の刑罰となる。片方が自白すれば、自白した囚人は一年、黙秘を続けた共犯者は十年の刑罰となる。両方とも自白すれば、両方とも五年の刑罰というシナリオを想定してほしい。このときに囚人はどうするかという問題である。すなわち、囚人は共犯者と協調して黙秘すべきか、それとも共犯者を裏切って自白すべきか、という課題である。囚人AはEUモデルに従って次のように考える。

①囚人Bが「協調」を選んだとする。このとき、もし自分がBと協調すれば自分は懲役三年だが、逆に自分がBを裏切れば懲役は一年ですむ。だからBを裏切ったほうが得だ。

②囚人Bが「裏切り」を選んだとする。このとき、もし自分がBと協調すれば自分は懲役十年だが、

逆に自分がBを裏切れば懲役は五年ですむ。だからBをやはり裏切ったほうが得だ。

	囚人B協調	囚人B裏切
囚人A協調	三年、三年	十年、一年
囚人A裏切	一年、十年	五年、五年

このようなEUに基づいた考えからは、Bが自分との協調を選んだかどうかによらずBを裏切るのが最適な決定であるので、AはBを裏切ることになる。もちろん囚人Bも同様の考えにより、囚人Aを裏切ることになる。したがってA、Bは互いに協調しあったほうが得であるにもかかわらず、互いに裏切りあって五年の刑を受けることになる。合理的な各個人が自分にとって「最適な選択」（裏切り）をすることと、全体として「最適な選択」をすることが同時に達成できないことがジレンマと言われる所以である。

実世界でも多くの「囚人のジレンマ」を見ることができる。例えば、価格破壊競争はその例である。A社とB社が両方とも値下げを止めれば利益を維持できるにもかかわらず、相手企業が値下げにより利益を奪う恐怖に耐え切れず、双方で値下げ合戦をして共倒れしてしまうことがある。また核開発競争もその例であり、A国とB国が両方とも核開発を止めれば平和が維持できるにもかかわらず、相手国が裏切って核開発を始める恐怖に耐え切れず、双方とも核開発を始めてしまう。

もう一つUltimatum game（最終通告ゲーム）を例にあげて説明する[1)]（図3）。このゲームは、第一者が提案する二人の分け前を、第二者が受け取るか拒絶するかを決めるという単純なシナリオである。拒絶すれば、両者とももらえないというところがみそなのであるが、経済学の原理からは、なにももらえないよりは幾分かでももらえる方がいいに決まっていることから、第二者が拒絶することは考えられない。しかしながら現実には、不公平な分け前の提案の場合には約半数の人が拒絶することが知られている。多くの文化圏では半分を与えることが多く、二十％以下の提案は拒否されることが多いことも知られている。また、どの程度の分配を受け入れるかは、遺伝的に規定されていることが双生児研究により示されている。

脳内神経基盤

ヒトの神経回路には、報酬に対して活動する部位がある。食物や金銭といった直接的な報酬でも、優越感や地位などの抽象的な社会的な報酬においても同様の部位が活動することが知られている。報酬系として賦活される代表的な脳部位として、眼窩前頭皮質（orbitofrontal cortex）、線条体（striatum）、後部帯状回（posterior cingulated cortex）が知られており、これらの領域のドパミンニューロンが報酬に

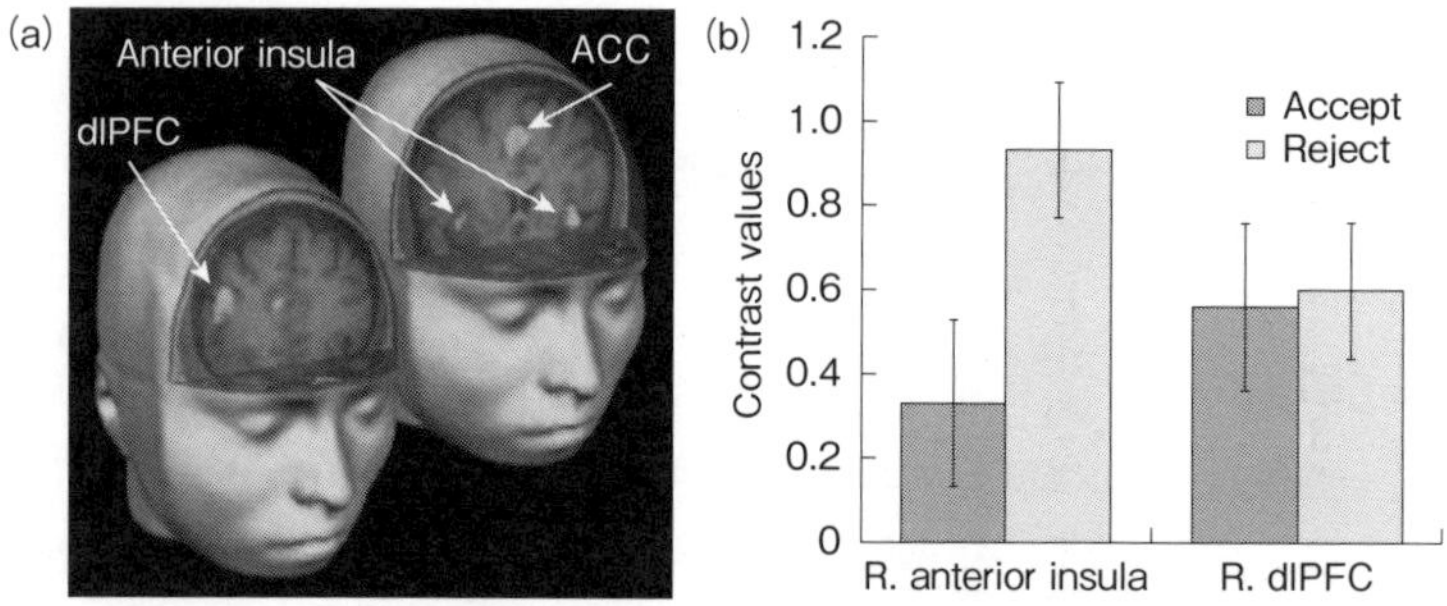

図3　最終通告ゲーム（Ultimatum game）における異なる活性化部位
Ultimatum game において不公平な提示をされて拒否する場合には、両側前島部（anterior insula）と前部帯状皮質（ACC）と右背外側前頭前皮質（dlPFC）が活性化される。橙色の部分は不公平な提示と公平な提示との間に有意差が認められる部位を示す（p<0.001）。(b) 右前島部（R.anterior insula）と右背外側前頭前皮質（R. dlPFC）の活性化の程度を占めすが、右前島部（R.anterior insula）は拒絶の場合により強く活性化される。
（Sanfey AG, et al.：TRENDS in Cognitive Sciences 10：108–115, 2006[1]より）

対応している。中脳のドパミンニューロンは報酬の評価、期待される報酬とのずれの学習などに関与していることも知られている。さらにノルエピネフリン（ＮＥ）系ニューロンは与えられた報酬の選択肢から最大の有用度を選び出す活用（exploitation）と新しい選択肢を探索する（exploration）との調節をしていることもわかり始めている。このような exploitation と exploration との間のバランスは注意と学習のメカニズムによると考えられる。

多くの人は、たとえ期待値がプラスであったとしても、リスクを避ける傾向（損失回避性）にあることを前に説明した。利益も損失もおそらく、報酬系にエンコードされていると思われるが、損失の際の賦活の方が強くエンコードされるようである。

人が安全な決定をする場合と比較して、危険な決定をする場合には、島皮質の活動が賦活されるという。例えば「二倍かゼロかのゲーム」を用いた fMRI による検討であるが、安全な選択と危険な選択とがあり、危険な選択をする場合に右側島皮質の前部が賦活されるという。また、この賦活は、性格テストでニューロティシズム、危険回避性の得点の高い人に顕著であるという。

先に例示した Ultimatum game における fMRI の結果は興味深い。不公平な分け前を提示された場合には前島部（anterior insula）と背外側前頭前野（dorsolateral prefrontal cortex：dlPFC）が賦活されているのであるが、前島部（anterior insula）の活動が大きい場合には拒絶し、dlPFC の活動が強い場合には受け入れるようである。そして前島部（anterior insula）は情動的な反応に、dlPFC は理知的な反応に対応して二つの選択決定過程が作動しているように思われる。

パーキンソン病と病的ギャンブル

パーキンソン病は、錐体外路症状を中心とした運動機能障害を呈する疾患である。実際に治療を受けているパーキンソン病患者にはさまざまな精神症状が観察されており、精神症状の有病率は十二〜九十%とも言われている。パーキンソン病における抑うつ、不安障害、あるいはドパミン補充療法に伴う軽躁状態は精神症状として広く知られている。[2〜4] 機敏性の低下、表情の喪失、精神運動速度の低下はパーキンソン病の初期症状の一つである。また記憶障害、注意障害、[5,6] ドパミン補充療法の副作用として幻視、[7] 軽躁状態、性的亢進も報告されている。[8] このような精神症状の発現には、中脳辺縁系、中脳皮質系のドパミン報酬系の関与が想定されている。[9,10]

病的ギャンブルは、DSM-IVにおいて以下のうち五項目以上で診断される。

①いつもギャンブルのことを考えている、②ギャンブルに多額のお金を使う、③ギャンブルを自分では止めることができない、④ギャンブルしないといらいらする、⑤ギャンブルのために違法な行為に手を出す、⑥家族や周囲に嘘をついてまでもギャンブルをする、⑦他の問題を処理するためにギャンブルに走る、⑧ギャンブルのために人間関係を危険に陥れる、⑨ギャンブルのためのお金を他人に依存する、の九項目である。

病的ギャンブルの有病率は一般人口の一・九三%とされている。パーキンソン病でも同様の有病率が報告されているが、[11] ドパミンアゴニストで治療を受けている患者には病的ギャンブルの高い有病率が報告されている。[12〜14] また、むずむず脚症候群のためにドパミンアゴニストで治療された病的ギャンブリングの三症例も報告されている。[15]

病的ギャンブルはドパミン報酬系の異常によるとされており、CSF中のドパミンの低下と代謝産物3,4-dihydroxyphenylacetic acid（DOPAC）とhomovanillic acid（HVA）の増加とからドパミン代謝回転の亢進が示唆されており、[16] 病的ギャンブルの患者脳ではドパミン放出の増加が示唆されている。[17] このような背景から、パーキンソン病患者においてドパミンアゴニストを使用することによりドパミン受容体を刺激することが病的ギャンブルを惹起するものと考えられる。[18] とくにpramipexoleやropiniroleなどの非エルゴット系のドパミンアゴニストは、ドパミンD3受容体に対する高い親和性を有することが知られているが、D3受容体は、動機、情動、報酬に関与するとされる中脳辺縁経路に密度が高いことから、このD3受容体に対する刺激により病的ギャンブルが惹起されるのではないかと考えられている。[19,20] 病的ギャンブルとして見られる常同的な依存行動を呈するパーキンソン病患者では、ドパミン報酬系の低下があり、ドパミンアゴニストの使用により中脳辺縁系のドパミン受容体が過剰刺激することで新規探求性が高まり惹起されるのではないかと考えられている。

おわりに

ヒトの行動パタンを理解することを目的として、神経科学、心理学、経済学の融合学際領域としての神経経済学（neuroeconomics）、および社会神経経済学（social neuroeconomics）の最近の知見を紹介した。最近の脳科学は、ヒトの選択決定、行動決定のメカニズムに迫ろうとしており、行動異常を担当する精神医学の臨床もその知見を少しずつ取り入れるようになった。いくつかの社会的な行動異常の理解の定理を説明して、最後にパーキンソン病患者に見られる病的ギャンブル症についての解説を加えた。

文献

1) Sanfey AG, Loewenstein G, McClure SM, et al.：Neuroeconomics：cross-currents in research on decision-making.TRENDS in Cognitive Sciences 10：108-115, 2006
2) Levin BE, Katzen HL：Early cognitive changes and nondementing behavioural abnormalities in Parkinson's disease. Adv Neurol 65：85-96, 1995
3) Hubble JP, Cao T, Hassanein RED, et al：Risk factors for Parkinson's disease. Neurology 43：1693-1697, 1993
4) Cummings JL：Depression and Parkinson's disease：a review. Am J Psychiatry 149：443-454, 1992
5) Appollonio I, Grafman J, Clark K, et al：Implicit and explicit memory in patients with PD with and without dementia. Arch Neurol 51：359-367, 1994
6) Malapani C, Pillon B, Dubois B, et al：Impaired simultaneous cognitive task performance in Parkinson's disease：a dopamine-related dysfunction. Neurology 44：319-326, 1994
7) Goetz CG：Hallucinations in Parkinson's disease：the clinical syndrome. Adv Neurol 80：419-423, 1999
8) Factor SA, Molho ES, Podskalny GD, et al：Parkinson's disease：drug-induced psychiatric states. Adv Neurol 65：115-138, 1995
9) Saint-Cyr JA, Taylor AE, Nicholson K：Behaviour and the basal ganglia. Adv Neurol 65：1-28, 1995
10) Menza M, Golbe LI, Cody RA, et al. Dopamine personality traits in Parkinson's disease. Neurology 43：505-508, 1993

11) Shaffer HJ, Hall MN：Updating and refining prevalence estimates of disordered gambling behaviour in the United States and Canada. Can J Public Health/Rev Can SantePubl 92：168-172, 2001
12) Dodd ML, Klos KJ, Bower JH, et al.：Pathological gambling caused by drugs used to treat Parkinson disease. Arch Neurol 62：1377-1381, 2005
13) Driver-Dunckley E, Samanta J, Stacy M：Pathological gambling associated with dopamine agonist therapy in Parkinson's disease. Neurology 61：422-423, 2003
14) Molina JA, Sainz-Artiga MJ, Fraile A, et al：Pathologic gambling in Parkinson's disease：a behavioral manifestation of pharmacologic treatment? MovDisord 15：869-872, 2000
15) Tippmann-Peikert M, Park J G, Boeve B F, et al.：Pathologic gambling in patients with restless legs syndrome treated with dopaminergic agonists Neurology 68（4）：301-303, 2007
16) Bergh C, Eklund T, Sodersten P, et al.：Altered dopamine function in pathological gambling. Psychol Med 27：473-475, 1997
17) Hutson PH, Sarna GS, Curzon G：Determination of daily variations of brain 5-hydroxytryptamine and dopamine turnovers and of the clearance of their acidic metabolites in conscious rats by repeated sampling of cerebrospinal fluid. J Neurochem 43：291-293, 1984
18) Gschwandtner U, Aston J, Renaud S, et al.：Pathologic gambling in patients with Parkinson's disease. Clin Neuropharmacol 24：170-172, 2001
19) Piercey MF：Pharmacology of pramipexole, a dopamine D3-preferring agonist useful in treating Parkinson's disease. Clin Neuropharmacol 21：141-151, 1998

20）Perachon S, Schwartz JC, Sokoloff P : Functional potencies of new antiparkinsonian drugs at recombinant human dopamine D1, D2 and D3 receptors. Eur J Pharmacol 366 : 293-300, 1999

21）Avanzi M, Uber E, Bonfa F : Pathological gambling in two patients on dopamine replacement therapy for Parkinson's disease. NeurolSci 25 : 98-101, 2004

（臨床精神医学三十八（一）：五-十二、二〇〇九より）

精神疾患と性差

はじめに

男女の性により、疾患の発症率、経過、重症度に差異があることはよく知られている。医療の個別化、テイラーメイドへの動きの中で、疾患の性差についての知見が積み重ねられ、「性差医学」の重要性も指摘されるようになった。男性に多いとされている疾患を思いつくまま挙げると、気胸、痛風、メタボリック症候群などがあり、一方、女性に多い疾患として、SLE、鉄欠乏性貧血などがある。

精神医学領域でも疾患の性差は広く知られており、男性に多い疾患として、アルコール依存症、薬物乱用、反社会性パーソナリティ障害、ADHD、Tourette's症候群、自殺(既遂)などがあり、女性に多い疾患としては、不安障害、うつ病、摂食障害、自殺(企画)などが知られている。とくにうつ病が女性に多いことは世界のいずれの地域でも認められており、男性の約2倍の有病率である。また、女性に不安障害が多いこともよく知られた事実であり、特に社会不安、恐怖症、パニック障害、全般性不安障害が女性に多いとされている。

米国のFramingham研究において心血管系疾患の頻度に性差が示されている。女性における心血管系疾患の頻度は、四十歳代前半までは年間千人あたり一・三人であり、男性における年間千人あたり五・七人に比べて低い水準にあるが、この女性における心血管系疾患の頻度は四十歳代後半から五十歳代にかけ

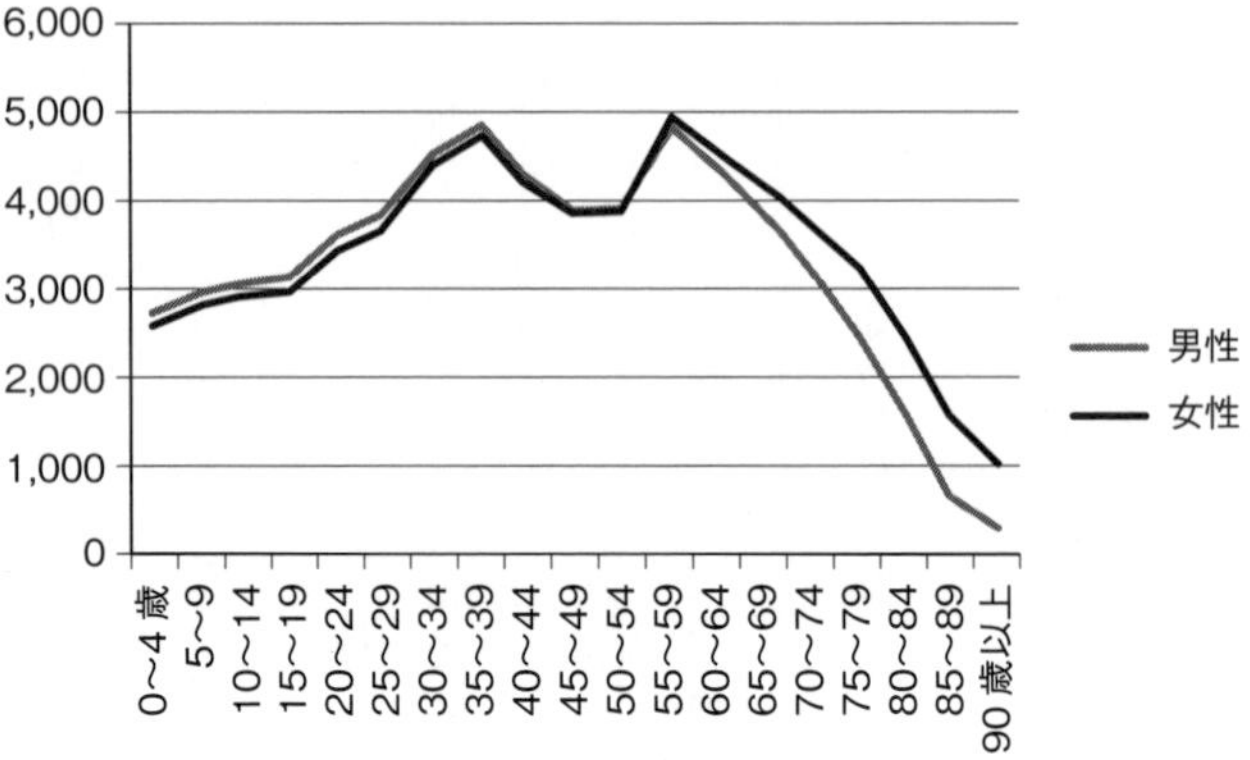

図1　平成20年度のわが国の人口の性差

て増加し、六十歳代後半では、女性では二十二・一人となり、男性の二十六・七人に匹敵するレベルに達する。心血管系疾患の中から心筋梗塞だけを取り出して比較しても同様の傾向であり、四十歳代前半までは女性における心筋梗塞の頻度は年間千人あたり〇・五二人であり、男性の三・八人と比べて非常に低い頻度である。この女性における心筋梗塞の頻度は、五十五歳以降に増加し、七十五歳以上では女性は十二・八人と男性の十一・三人を上回る頻度となっている。

わが国の久山町研究における心筋梗塞の発生率でも、Framingham研究と同様の結果が示されており、五十歳代までの女性では心筋梗塞が非常に少ないが、70歳代になると女性では年間千人あたり五・二人、男性では四・三人とほぼ同水準に上昇する。このような疾患の発症率の性差だけでも臨床的には重要な情報であり、さらに疾患の経過・重症度などについての性差には今まで以上に注意が支払われるべきであろう。

わが国の人口動態をみると、四十歳代までは男性の方がわずかに多いが、五十歳以降になると女性の方が多くなり、この差異は年齢が高くなるとともに大きくなる。六十五歳以上では、女性数は男性数の一・三四倍にとどまるが、七十五歳以上で比較すると女性は男性の一・六五倍、八十五歳以上では実に二・六六倍となる(**図1**)。このような人口の性差を考えると、特に高齢者の医療においては、疾患の性差についての留意が必要である。

大脳機能の性差

大脳機能の男女差については多くの報告がある。ベストセラーとなったピース博士夫妻による「話を聞かない男、地図が読めない女（Why men don't listen & women can't read maps）」には、男と女の感覚・行動パタンの違いについて書かれている。[1] 視覚については、女性は色を細かく区別でき周辺視野が広いのに対して、男性は正面視野が正確であり奥行きの知覚が優れていること、話し方については、女性は言葉以外の身振り、瞬き、表情などを総合したコミュニケーション全体の中で会話として捉えているのに対して、男性は会話は情報を正確に伝えるものとして捉えていることなどの男女の脳機能の違いが説明されている。一般的に、男性は、時間感覚、決断力、暗算、空間認知、三次元の視覚認知などに優れているといわれ、このことから、数学者、飛行機パイロット、ガイド、エンジニア、建築家、カーレーサーなどは男性に適する職業といわれている。一方、女性は、人間関係、他人の情緒的理解、情動・芸術的表現、美の評価、言語機能などに優れているといわれてきた。

このような、脳機能の性差について、以前は性差に基づく心理社会的要因が重視されていた。男性には男性らしさを、女性には女性らしさが求められ、社会的に期待される行動が性別によって異なっていることにその要因が求められ、大脳機能の生物学的差異というよりは、心理社会学的な要因により男女差が生み出されるという考えであり、性別に応じた育てられ方によりその性に合った行動パタンが育て上げられるという考えであった。しかしながら、その後の生物学的要因についての理解が進むにつれて、大脳機能の性差には生物学的な基盤があると考えられるようになった。生物社会学の父として知られるハーバード大学の Edward O.Wilson はその著書 Sociobiology の中で、女性は共感性、言語能力、社会的技術、安全を確保する能力が高く、対して男性は、独立、支配、空間と数字の操作、ランク付けを伴う競争などでより高い能力を発揮すると指摘している。

生物学的性差

前述のような大脳機能の性差について、脳イメージングによる知見が検討されてきた。多くの人には大脳半球の有意性があり、左半球は言語性機能に、右半球は空間処理機能に分化しているとされ、これらの機能分化に男女差があるのではないかと考えられている。多くの脳画像研究から、男性ではやや左半球が大きく非対称性があり、女性では大脳半球の容積に左右差がないことが指摘されていた[3,7,10]。また女性の方が脳梁容積が大きいことも指摘されているが[8,11]、必ずしも一致した見解までにはなっていない。Filipek ら[2]は若齢男女各二十名について検討し、白質容積については有意差があるものの灰白質容積については有意差がないことを報告し、Passe ら[5]も同様に灰白質の男女差はないことを報告している。Gur らは、十八～四十五歳の男女各四十名について灰白質、白質、脳脊髄液に分けてその容積を比較検討し、女性は灰白質容積が大きいこと、男性は白質および脳脊髄液容積が大きいことを報告している。男性では灰白質容積は左半球で大きく、白質は左右差なく、脳脊髄液容積は右半球で大きいが、女性では灰白質、白質ともに左右差が認められなかったという[6]。

女性は、社会認知課題において男性より優れた得点を示すことがいわれている。この社会認知能力の男女差は子ども時代からすでに存在しているが、成人になるにつれてその差異は拡大する。このことから、社会認知機能を担っているとされている腹側前頭前野の直回（straightgyrus）の容積について検討された。

社会認知課題の成績と直回の容積はよく相関することが知られているが、この領域の容積は女性の方が約十％大きいと報告されている[12)]。このような大脳機能の性差についての脳画像研究は数多くなされており、大脳各部位の構造に関して男女差があることが報告されている。

脳機能の性差については、疾患の発症率の差異だけでなく、疾患の表現型の差異についても知見が集積されている。例えばアルツハイマー病を例に説明すると、疾患の病理とその症状の発現に関して性差があることが理解できる。過剰にリン酸化されたタウからなる神経原線維変化はアルツハイマー病を特徴づける病理変化であるが、視床下部における神経原線維変化の出現率は男女で大きく異なる。男性では加齢とともに神経原線維変化の出現率が高まり、高齢者の九十％において視床下部に神経原線維変化が出現する。これに対して、同年代の女性での出現率は八〜十％程度である[4)]。しかしながらアルツハイマー病の発症率は女性に一・二〜一・四倍高いことは、周知の事実である。

実験動物にみる不安抑うつ反応の性差

げっ歯類の実験動物では、不安・抑うつ反応に雌雄差があることがよく知られている。実験動物を用いた不安状態の評価法として、オープンフィールド運動量、高架十字、明暗箱、社会性、侵入者の臭いへの反応などが用いられる。また、うつ状態の評価法として、拘束モデル、強制水泳、慢性軽度ストレスなどが用いられる。これらの方法による不安うつ状態の評価に対する動物の反応には雌雄差がある。

オープンフィールド法は、不安状態の評価によく利用されるが、不安の表現は雄と雌とで異なり、雄ラットは雌ラットと比較して不安状態における脱糞が多く運動が少ないことが知られている。不安の評価として、オープンフィールド運動量、高架十字テスト、Vogel 葛藤テスト、社会性などが使用されるが、雄ラットについては高架十字も社会性も不安の尺度としての有用性が確立されているが、雌については女性ホルモンのサイクルにより一定しないこともあり、標準化されていない。雌ラットは高架十字テストでは不安を示すことが少なく、Vogel葛藤テストでは不安が大きく、社会性では雌雄差がはっきりしない。

ヒトにおける不安抑うつ反応の性差

前述の実験動物の不安・抑うつ反応の性差は、性ホルモンによるHPA軸の反応の差異と考えられている。一般にげっ歯類の雌はストレスに対して雄より受動的な反応をすることが知られており、強制水泳や尾部牽引試験を含み、多くのストレスに対して雌は雄よりも無動時間が長い。

ヒトにおいては、思春期以前にはHPA軸の反応性に男女差がなく、うつ病も不安障害の発症率にも性差はない。しかしながら思春期以降になると、男性ではテストステロンの分泌とともにストレスに対する反応が鈍ること、そして女性では思春期以降にうつ病の頻度が増大することが知られている。女性においては、思春期以降閉経までの期間に精神疾患のリスクが高いという事実から、エストロジェン、プロゲステロンなど性ホルモンの精神疾患の発症に関与していることが示唆される。

エストロジェンやアンドロジェンは脳内に存在しており、これらの性ホルモンが脳の発達分化に影響していることが知られている。このような発達分化時期の性ホルモンの作用により男性脳と女性脳の構造が決定され、思春期以降の脳機能に性差が生じるものと考えられている。言葉を換えていうと、エストロゲンやテストステロンなどの性ホルモンの脳内作用により基本的な脳機能が規定され、それぞれの性ホルモンにより、男性と女性の特徴的な行動パタンが形成されると理解されている。

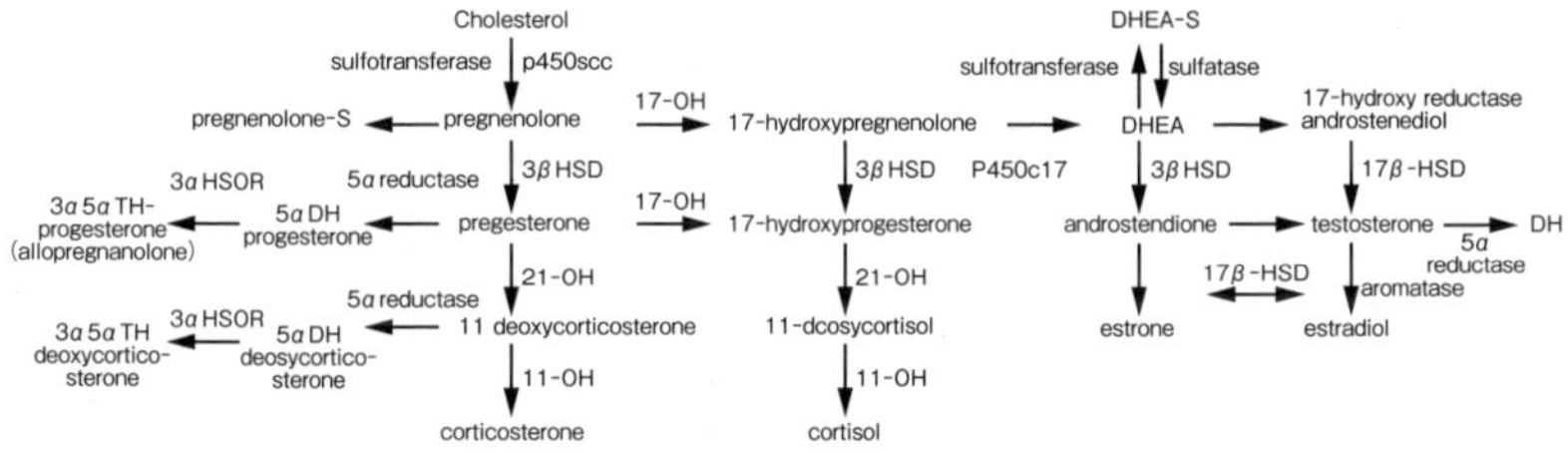

SCC=sidechain cleavage, OH=hydroxylase, HSD=hydroxysteroid dehydrogenase, HSOR=hydroxysteroid osidoreductase, TH=tetrahydor, DH=dihydro.

図２コレステロールからニューロステロイドの産生経路
（Maayan SR, Weizman A: The relevance of neurosteroids to clinical psychiatry. Eur Neuropsychopharmacol 16（3）：155-169, 2006より）

ニューロステロイド

近年、胎児期・小児期において脳の発達を阻害するものとしてニューロステロイドなどの内分泌撹乱物質の影響と発達期の脳障害への対策の必要性が指摘されている。一九八一年に脳内でＤＨＥＡなどのステロイドが産生されることが知られるようになりニューロステロイドと呼ばれるようになった。ディハイドロエピアンドロステロン（ＤＨＥＡ）、プレグネノロン（ＰＲＥＧ）はsulfotransferaseとsulfataseによりスルフォン化、脱スルフォン化され、それぞれの硫化物DHEA-S、PREG-Sを産生する。他にもニューロステロイドとしての活性を有するものには、プロゲステロン（ＰＲＯＧ）、デオキシコルチコステロン（ＤＯＣ）、それらの代謝物であるアロプレグナノロン（Allop）、テトラヒドロデオキシコルチコステロン（THDOC）などが含まれる。いずれのニューロステロイドもコレステロールからチトクロムＰ４５０酵素であるP450secとE450c17の作用により産生されるＤＨＥＡから作られる。ニューロステロイドの合成代謝経路を図に示す（図２）。

古典的なステロイドがゲノミック情報に従いその役割を果たしているのに対して、ニューロステロイドは遺伝情報に依存しない反応を規定していると考えられており、ニューロンの活動に応じて産生され、

表1　ニューロステロイドの神経伝達物質受容体に対する作用

Receptor	Steroid	Type of modulation
$GABA_a$	Progesterone, testosterone	
	Allopregnanolone, THDOC	Positive
	Pregnenolone-S, DHEA-S	Negative
NMDA	DHEA/S, pregnenolone-S	Positive
	17β-estradiol	Negative
AMPA	Pregnenolone-S, DHEA-S	Negative
Kainate	17β-estradiol	Positive
	Pregnenolone-S	Negative
Glycine	Progesterone, pregnenolone-S	Negative
Serotonin（$5HT_3$）	Estradiol, progesterone	Negative
	Testoterone	
Sigma type 1	DHEA-S, pregnenolone-S	Positive
	Progesterone	Negative
Nicotinic acetylcholin	Progesterone	Negative

（Maayan SR, Weizman A：The relevance of neurosteroids to clinical psychiatry. Eur Neuropsychopharmacol 16（3）：155-169, 2006 より）

膜内の神経伝達物質受容体の調節、ＭＡＰ２を介した微小管の調節などを介してその役割を果たしている。

ニューロステロイドはさまざまな受容体への調節作用が知られているが、とくにGABAa受容体に対するAllop、ＰＲＥＧ、THDOCの作用が知られている。**表1**にニューロステロイドの神経伝達物質受容体に対する作用を示す。

ＤＨＥＡはニューロンの軸索伸長に関与するが硫化物DHEA-Sにはその作用がない。ＰＲＯＧはミエリン鞘形成に関与しており、ＰＲＯＧとその前駆物質であるＰＲＥＧはシュワン細胞で産生される。多くのニューロステロイドは神経細胞のアポトーシスを抑制することが知られており、種々の疾患における防御因子として作用している可能性がいわれている。

ニューロステロイドには経年変化があり、GABAa受容体に作用するAllopは男性では四十歳以降に低下するが女性においては一定に維持されている。男性でも女性でもDHEA、DHEA-Sはともに加齢により低下する。このようなニューロステロイドの減少は、加齢によりコルチゾールに対する感受性が高まるという知見を支持するものであるが、男性と女性でニューロステロイドの動態が異なることは、ニューロステロイドにより疾患の表現型の性差を説明できるものと考えられている。以下に代表的な精神疾患に対するニューロステロイドの関与の可能性について概説しておく。

ニューロステロイドのうつ病に対する関与が推察されており、ニューロステロイドは、ノルエピネフリン系、セロトニン系、グルココルチコイド系を介してうつ病の発症に関与すると考えられている。Allopはマウスの強制水泳に対して抗うつ作用を示すこと、うつ病者の血清中およびCSF中のAllop値は低下しており、SSRI治療によりうつ症状の改善とともにAllop値が上昇することが報告されている。DHEAの抗うつ作用については、GABA系、NMDA受容体、シグマ受容体を介する作用が想定されている。ニューロステロイドには抗グルココルチコイド作用があり、DHEAはこのような系を介して血清コルチゾール値を低下させることにより、スタミナやリビドーを改善させると考えられている。

不安障害に対しては、多くのニューロステロイドがGABA受容体に対してベンゾジアゼピン以上に強い親和性を有しており、GABA系を介してストレス反応や不安障害に関与していることが想定されている。

前述したようにDHEA/DHEA-SはGABA系を抑制することから、DHEAには統合失調症の陰性症状を緩和する可能性が考えられている。NMDA拮抗薬のグリシンやD-サイクロセリンが陰性症状を改善するのと同様の作用が想定されている。また、DHEA-Sはシグマ-1受容体のアゴニストとして作用しNMDA受容体を賦活することも知られている。クロザピンやオランザピンには、AllopやTHDOCなどのニューロステロイドを上昇させる作用があることは、陰性症状の改善作用と関係して論じられている。

老齢ラットでの海馬におけるPREG-Sレベルと記憶能とが相関すること、ＤＨＥＡとDHEA-S投与により記憶の改善がみられることが報告されていることから、PREG-SやDHEA-Sには記憶維持作用があるものと推察されている。実際、ＤＨＥＡレベルは加齢により減少しており、七十歳代では二十歳代の二十％にまで低下している。また、アルツハイマー病における低下も報告されている。このような事実から加齢によるＤＨＥＡの低下が脳機能の加齢変化をもたらす可能性が示唆されているが、しかしながらＤＨＥＡ投与による認知機能の臨床治験では有意な成績は得られていない。

文献

1) Allan & Barbara Pease：Why men don't listen & women can't read maps(話を聞かない男，地図か読めない女). London, 1999

2) Filipek PA, Richelme C, Kennedy DN, et al.：The young adult human brain：an MRI-based morphometric analysis. Cereb Cortex, 4：344-360, 1994

3) Harasty J, Double KL, Halliday GM, et al.：Language-associated cortical regions are propor- tionally larger in the female brain. Arch Neurol, 54：171-176, 1997

4) Jazin E, Cahill L：Sex differences in molecular neuroscience：from fruit flies to humans. Nat Rev Neurosci, 11：9-17, 2010

5) Passe TJ, Rajagopalan P, Tupler LA, et al.：Age and sex effects on brain morphology. Prog Neuropsychopharmacol Biol Psychiatry, 21：1231- 1237, 1997

6) Ruben C Gur, Bruce I Turetsky, Matsui M, et al.：Sex Differences in Brain Gray and White Matter in Healthy Young Adults：Correlations with Cognitive Performance. J Neurosci ,15：4065-4072, 1999
7) Schlaepfer TE, Harris GJ, Tien AY, et al.：Structural differences in the cerebral cortex of healthy fe- male and male subjects：a magnetic resonance im- aging study. Psychiatry Res, 61：129-135, 1995
8) Steinmetz H, Staiger JF, Schlaug G, et al.：Corpus callosum and brain volume in women and men. NeuroReport, 6：1002-1004, 1995
9) Wilson EO：“Sociobiology”. Harvard University Press, Boston, 1992
10) Witelson SF, Glezer II, Kigar DL：Women have greater density of neurons in posterior temporal cortex. J Neurosci, 15：3418-3428, 1995
11) Witelson SF：Hand and sex differences in the isthmus and genu of the human corpus callosum. A postmortem morphological study. Brain, 112：799-835, 1989
12) Wood JL, Heitmiller D, Andreasen NC, et al.：Morphology of the ventral frontal cortex：rela- tionship to femininity and social cognition. Cereb Cortex, 18：534-540, 2008

（臨床精神医学四十(一一)：一三七一-一四一二、二〇一一より）

JCOPY 88002-857

精神疾患のレジリエンス

はじめに

ヨーロッパ共同体における調査では、精神神経疾患による損失が年間八千億ユーロに上っており（二〇一〇年）、がん・循環器疾患・糖尿病のすべてを合わせた以上の費用がかかっているという。Gustavssonらはヨーロッパ共同体加盟国の精神神経疾患に関わる費用を調べ、精神神経疾患の一人あたりの費用が千五百五十ユーロであること、疾患ごとの内訳では、気分障害（千百三十四億ユーロ）、認知症（千五十二億ユーロ）、精神病（九百三十九億ユーロ）、不安障害（七百四十四億ユーロ）、物質依存（六百五十七億ユーロ）、脳卒中（六百四十一億ユーロ）、頭痛（四百三十五億ユーロ）の順に損失が大きいことを報告している[9)]（**表1**）。二〇一一年十月六日号のNatureでは、このような大きな損失を呈する精神神経疾患に対する予算や研究費が、ほかの疾患と比較して極端に少ないこと、精神神経疾患に対する研究推進や施策の必要性が述べられている[17)]。

精神神経疾患は、疾患自体により死亡することが少ないことから、その重要性が軽んじられていた。以前は、疾病により失われる人命を救うことが優先され、疾病に起因する障害をもって生きることの損失にはさほどの注意が払われてこなかった。しかしながら、現代の医療においては、慢性疾患の占める割合が増加しており、慢性疾病による損失についての評価が必要とされるようになった。最近では、このような

表1　EU加盟国の疾患別費用
（一人あたり，2010年）

順位	疾患名	費用(€)
1	気分障害	113.4
2	認知症	105.2
3	精神病	93.9
4	不安障害	74.4
5	物質依存	65.7
6	脳卒中	64.1
7	頭痛	43.5
8	精神発達遅滞	43.3
9	睡眠障害	35.4
10	頭部外傷	33.0
11	パーソナリティ障害	27.3
12	児童・青年期の精神障害	21.3
13	身体化障害	21.2
14	多発性硬化症	14.6
15	パーキンソン病	13.9
16	てんかん	13.8
17	神経筋疾患	7.7
18	脳腫痕	5.2
19	摂食障害	0.8

慢性疾患の損失を評価するために、死亡率よりも障害調整年（Disability-Adjusted Life-Years：DALY）が用いられるようになっている。DALYでみた精神神経疾患による損失はほかのどの疾患よりも大きい。国連保健機構による日本人の疾患別DALY値を表2に示すが、精神神経疾患が第1位であり全疾患の二十五%を占めている。日本人の精神神経疾患によるDALYの内訳を表3に示すが、うつ病、認知症、統合失調症、双極性障害などが上位を占めている。このように、精神神経疾患による損失が大きいことから、その対策は急務であるが、精神疾患の生物学的研究はいまだ発展段階にあり、各疾患の原因・治療法・予防法については未解明のものが多い。このような状況下で精神疾患からの回復力の検討がなされるようになった。

精神疾患からの回復

人には疾病からの回復力があり、古くから自然治癒力と呼ばれてきた。外力による外傷や骨折は、自然治癒力により回復する。医療の役割は基本的には自然治癒を助けることにある。細菌・ウイルス感染による感染症も、医薬品などによりその起因菌・ウイルスを除去するのであるが、基本的には自然治癒力により回復する。精神疾患はその多くが慢性に経過するし、また、いったん治った(寛解)状態からの再発もしばしば経験する。長期の経過を示す精神疾患にあっては、このような自然治癒力についての理解がほかの疾患以上に大切である。疾病からの回復力を表す概念としてレジリエンス(resilience)が提唱された。

大きなストレスにさらされると人は精神障害を呈するが、レジリエンスを有する個人は、逆境にさらされた場合にも、適切な心理的あるいは生理的ストレス反応で対応することにより精神的破綻を免れることができる。レジリエンスとは、急性ストレス・外傷、さらには持続的ストレスに対抗して適応する能力のことをいう。このような適応状態をMcEwenはpsychobiological allostasisと呼んだが、精神・神経・内分泌系のホメオスタシスを外力に適応して新たな定常状態を作り出す能力のことである[4,14]。レジリエンスとは、ストレスに対抗して回復する能力のことであり、ストレスに対応して新たに適切な定常状態allostasisを維持することのできる能力のことである。別の言葉でいうと、レジリエンスとは不都合な状況においてポジティブな適応をもたらす力動的な過程ということができ、侵襲を被る受動状態におかれた局面で、これを乗り越え、新たな主体性を生み出す能動的な過程を意味する。レジリエンスの概念はいまだ十分な科学的理解のレベルまでは達しておらず、ポジティブな対処行動(positive coping)、自己治癒力(self healing)、可塑性(plasticity)などとも類似し

表2　日本人の疾患別DALY値
(10万人あたり，2004年)

順位	疾患名	DALY値
1	精神神経疾患	1,969
2	悪性腫瘍	1,153
3	心循環器疾患	960
4	呼吸器疾患	539
5	不慮の事故	512
6	感覚器疾患	480
7	自傷	443
8	神経筋疾患	407
9	消化器疾患	320
10	先天異常	200
11	糖尿病	172
12	伝染性疾患	164
13	伝染性呼吸器疾患	141
14	栄養不良	122
15	内分泌疾患	105
16	新生児疾患	94
17	口腔内疾患	83
18	生殖器疾患	69
19	出産母体疾患	40
20	他の腫瘍	35
21	皮膚疾患	7
合計	すべての疾患	8,015

表3　日本人の精神疾患のDALY値
（10万人あたり，2004年）

順位	疾患名	DALY値
1	うつ病	531
2	認知症	247
3	統合失調症	194
4	双極性障害	187
5	偏頭痛	136
6	アルコール性障害	118
7	パニック障害	97
8	睡眠障害	77
9	PTSD	55
10	強迫性障害	45
11	てんかん	44
12	パーキンソン病	41
13	多発性硬化症	21
14	薬物依存	2

た概念である。

レジリエンス研究の歴史

レジリエンス研究は一九七〇年代に児童の精神発達についての検討から始まった。逆境におかれた児童の中には、その逆境を原因として精神的破綻や発達障害を呈するものがいる一方、同様の逆境において、逆境に上手に適応して正常な発達を遂げるものもいることが注目され、このような要因を検討する研究が始められた。このような意味ではレジリエンスとはストレスに拮抗して正常発達を遂げる能力のことであった。初期の研究はこのような背景から主として社会心理的要因について検討され、ポジティブ情動(positive emotion)、自己制御能力、仲間とのつながり、養育者の支え、社会とのつながりなどがレジリエンスの要因として検討された。[12,16]

その後、レジリエンス研究の対象は、成人へと展開され、戦闘場面などの極限状態におかれた軍人が精神的破綻をきたさないための要因について検討されるようになった。[1,2] ストレスに拮抗してＰＴＳＤやうつ状態に陥らないための心理社会的要因がいくつか提唱されている。問題解決や十分な見通しをもつことによる能動的なコーピングスタイルはレジリエンスを増強する。能動的対処とは、恐怖に対面した場合に、拒否したり避けたり逃げたりしない対処法のことであり、このような能動的対処法によりレジリエンスが生じると考えられた。またレジリエンスを有する人には、楽天的な考え方やポジティブな思考がみられることが多いこと、社会的な能力、他人に助けを求める能力、生きがい、高いモラル、スピリチュアリティ、トラウマの中に意味を見いだす能力などもレジリエンスに寄与することが知られるようになった。

そして近年、生物学的研究の成果により、レジリエンスを説明する要因として情動刺激に対する神経回路反応に遺伝・生物学的要因が関与していることが明らかにされた[10,19]レジリエンス研究は、生物学的な要因の解明へと進展してきた。神経伝達物質、神経内分泌、神経回路などのレベルでレジリエンスのメカニズムが理解されるようになり始めており、モデル動物を用いて、うつ病やＰＴＳＤに対するレジリエンスの表現型を呈する神経回路や分子過程が研究されている[11]。以下にこのような代表的な生物学的研究の成果について概説する。

レジリエンスの精神生物学

視床下部・下垂体・副腎をつなぐＨＰＡ軸はストレス対応に重要な役割を果たしている。多くの研究により、発達時期に一定以上のストレスに暴露された人はＨＰＡ系に恒久的な変化が惹起され、このＨＰＡ系の異常により、成人してからＰＴＳＤ、不安障害、気分障害を発症しやすくなるという考えがある[3,6,7,8,13]。一方同程度のストレスにさらされた人の中には、ストレスによる影響を克服しこのような精神障害を発症しない人もある。このようなストレスに対する抵抗力をレジリエンスと呼ぶ。

心理ストレスは視床下部においてＣＲＨ（コルチコトロピン分泌ホルモン）の分泌を刺激することによりＨＰＡ軸を活性化しコルチゾルの産生と分泌を増加させる。コルチゾルは交感神経を優位に導き、エネルギーを稼働化して覚醒度・注意・記憶を増強し、反対に成長・生殖・免疫機能を抑制する。また、脳内のコルチゾルは海馬・扁桃核・前頭皮質に作用して扁桃核の CRH mRNA レベルを上昇させる。短期間のコルチゾルは身体に保護的に作用しストレス適応に役立つが、持続的なコルチゾル高値は生体にとってむしろ有害であることが知られている。過剰な持続性コルチゾル分泌は、高血圧、骨粗しょう症、免疫抑制、インシュリン抵抗性、脂質代謝異常、凝固異常、さらには動脈硬化や循環不全を惹起する。脳内では持続性のコルチゾル高値は海馬や扁桃体の形態変化や神経細胞の変性を惹起することが知られている。したがってCRHの低値とCRH受容体の変化はレジリエンスを増加させうる。

動物実験から、レジリエンスとはストレス反応の急速な活性化とその急速な抑制により説明されるとの仮説が提案されている。[5] ストレス反応としてのCRHとコルチゾルの分泌は、グルココルチコイドとミネラルコルチコイドのバランスを維持したネガティブフィードバック機構により調節されているが、コルチゾル上昇を伴うストレス反応を適切に抑制することを、レジリエンスのメカニズムとする考えである。

動物実験ではストレスに対して活動的な反応と受動的な反応がみられる。活動的反応を呈する個体は、受動的反応を呈する個体よりもグルココルチコイド反応が抑制されていることが示されているが、ヒトでもこのような異なる性格者の間ではストレス反応が異なっていると考えられており、その説明としてDHEA(dehydroepiandrosterone)値が検討されている。DHEAはストレスに反応して副腎から放出されるステロイドである。下垂体からのACTHによりコルチゾルとともにDHEAが分泌されるが、DHEAには抗グルココルチコイド作用、抗グルタメイト作用がある。軍隊での厳しい訓練後のDHEA/コルチゾル比率が高い人は、解離性障害を起こしにくいこと、そして訓練成績もよいことが報告されている。[15] PTSDを呈する退役軍人についてDHEA値が高い人は、PTSD症状の改善が認められやすいことも報告されている。[18] これらのことからDHEA低値によりレジリエンスを説明することができる。

ストレスにより青斑核からのノルアドレナリン(NE)が分泌され、情動に関与する扁桃核、側座核、前頭皮質、海馬におけるNEニューロンが活性化される。過剰なNE活動は不安を惹起すると考えられており、過剰なNE反応を抑制することはレジリエンスに寄与すると考えられる。セロトニンは放線核を起始核として脳内全体に分布している。ストレス反応にも大きく関与しているが、セロトニンと不安との関係は複雑であり、その部位により不安増強にも不安抑制にも作用する。

ニューロペプチドY(NPY)は神経ペプチドの一つであり脳内に広く分布しており、不安抑制作用と認知機能に関与する。NPYはCRHの不安惹起作用と拮抗することが知られており、レジリエンス獲得のためにはNPYとCRHのバランスが重要と考えられている。ストレス耐性の強い軍人ではNPY高値が報告されており、NPY高値の軍人はPTSDになりにくいことも報告されている。

BDNF(brain-derived neurotrophic factor)はうつ病やPTSDに関して最も研究されている神経栄養因子である。実験動物ではストレスにより海馬における BDNF mRNA レベルが低下することが示されているが、BDNFの動きは脳内各部位により大きく異なっている。実験動物では慢性ストレスにより側座核のBDNF発現は上昇するが、ストレス耐性の高い動物ではこのBDNF値の上昇が認められない。うつ病患者においても側座核のBDNF値が上昇していることが知られていることから、BDNFの変化は脳内部位によって異なることが推察され、BDNF値がどのようにレジリエンスに寄与しているのかについては今後の検討課題である。

おわりに

レジリエンスの生物学は、関与する神経伝達物質、ホルモン、神経栄養因子などを明らかにしつつあるが、これからは、恐怖や情動や報酬に関与する神経回路についての検討が進められるであろう。人に備わっている心理的な自己回復力、自然治癒力について生物学的な理解が進むことによりレジリエンス機構が解明されていくのであろう。レジリエンスの理解は、広く精神疾患の理解だけでなく、有効な心理療法の開発にも役立つものと期待されている。

文献

1) Alim TN, Feder A, Graves RE, et al.：Trauma, resilience, and recovery in a high-risk African-American population. Am J Psychiatry, 165：1566- 1575, 2008

2) Bonanno A：Loss trauma, and human resilience；have we underestimated the human capacity to thrive after extremely aversive events? Am Psychol, 59：20-28, 2004

3) Chapman DP, Whitfield CL, Felitti VJ, et al.：Adverse childhood experiences and the risk of depressive disorders in adulthood. J Affect Disord, 82：217-225, 2004

4) Charney DS：Psychobiological mechanisms of re- silience and vulnerability：implications for successful adaptation to extreme stress. Am J Psychiatry, 161：195-216, 2004

5) de Kloet ER, Joels M, Holsboer F：Stress and the brain：from adaptation to disease. Nature Rev Neurosci, 6：463-475, 2005

6) Dube SR, Anda RF, Felitti VJ, et al.：Childhood abuse, household dysfunction, and the risk of attempted suicide throughout the life span：findings from the Adverse Childhood Experiences Study. JAMA, 286：3089-3096, 2001

7) Felitti VJ, Anda RF, Nordenberg D, et al.：Relationship of childhood abuse and household dysfunction to

many of the leading causes of death in adults. The Adverse Childhood Experiences (ACE) Study. Am J Prev Med, 14 : 245-258, 1998
8) Gladstone GL, Parker GB, Mitchell PB, et al. : Implications of childhood trauma for depressed women : an analysis of pathways from childhood sexual abuse to deliberate self-harm and revictim- ization. Am J Psychiatry, 161 : 1417-1425, 2004
9) Gustavsson A, Svensson M, Jacobi F, et al : Cost of disorders of the brain in Europe 2010. Eur Neuropsychopharmacol, 21 : 718-779, 2011
10) Hasler G, Drevets WC, Manji HK et al. : Discovering endophenotypes for major depres- sion. Neuropsychopharmacology 29 : 1765-1781, 2004
11) Krishnan V, Nestler EJ : The molecular neurobiol- ogy of depression. Nature, 455 : 894-902, 2008
12) Masten AS, Coatsworth JD : The development of competence in favorable and unfavorable environ- ments. Lessons from research on successful chil- dren. Am Psychol, 53 : 205-220, 1998
13) McCauley J, Kern DE, Kolodner K, et al. : Clinical characteristics of women with a history of child- hood abuse : unhealed wounds. JAMA, 277 : 1362- 1368, 1997
14) McEwen BS : Mood disorders and allostatic load. Biol Psychiatry, 54 : 200-207, 2003
15) Morgan CA 3rd, Southwick S, Hazlett G, et al. : Relationships among plasma dehydroepiandrosterone sulfate and cortisol levels, symptoms of dissociation, and objective performance in humans exposed to acute stress. Arch Gen Psychiatry, 61 : 819-825, 2004
16) Rutter M : Resilience in the face of adversity. Protective factors and resistance to psychiatric dis- order.

Br J Psychiatry, 147 : 598–611, 1985
17) Smith K : Trillion-dollar brain drain. Nature, 478 : 15, 2011
18) Yehuda R, Brand SR, Golier JA, et al. : Clinical correlates of DHEA associated with post-traumatic stress disorder. Acta Psychiatr Scand, 114 : 187–193, 2006
19) Zhou Z, Zhu G, Hariri AR, et al. : Genetic variation in human NPY expression affects stress response and emotion. Nature, 452 : 997–1001, 2008

（臨床精神医学四十一（一一）：一三一一－一三一五、二〇一二より）

第六章

精神医学エッセイ

パーソナリティ障害と節約遺伝子

アメリカ精神医学会が提唱するＤＳＭ（Diagnostic and Statistical Manual of Mental Disorders）診断体系は、第三版（DSM-Ⅲ、一九八〇）、第三版改訂版（DSM-Ⅲ R、一九八七）を経て、第四版（DSM-Ⅳ、一九九四）となり、わが国においても広く受け入れられている。ＤＳＭ診断体系は、精神症状の主観的な了解よりも行動異常の客観的な評価を重視し操作的診断基準により診断する。従前の伝統的精神医学では、精神疾患の発症機序を概念化し、疾患における病理過程を想定して、反応性・神経症性・精神病性のいずれかに位置づけることを重視したが、ＤＳＭは精神症状や異常行動の発症原因についてはきわめて無関心である。伝統的精神医学が、概念化された疾患体系の中での診断作業に集中するのに対して、ＤＳＭでは、その原因によらず客観的に評価可能な行動異常をすべて対象にするようになったといえる。その結果、ＤＳＭ診断体系の導入は、精神医学の対象を広く外に向かって開放することになった。精神疾患という枠に捕らわれることなく、社会生活上の問題行動・異常行動をすべてその対象にしようとする立場である。伝統的精神医学では、精神疾患を対象とし、治療的効果が期待できない性格や人格の偏倚についてはその対象としないという嫌いがあったが、今の精神医学は、精神疾患であるかどうかの枠組みを越えて、広く性格・パーソナリティ障害をも含めて対象にしようとする立場をとる。

行動を規定する性格素因

人格とは、人の行動パタンを規定する性格素因をさすが、その三十～六十％は遺伝的に規定されているという。古来さまざまな性格の類型化がなされてきた。ヒポクラテスの四分類、イスラム世界から継承されたイニアグラムに始まり、数多くの性格論があるが、最近ではEysenckによるEysenck's Personality Questionnaire（ＥＰＱ）、CloningerによるTridimensional Personality Questionnaire（ＴＰＱ）、McCosta & CraeによるNEO-PI-Rなどが代表であろう。

Robert Cloningerは、性格素因を新規探求性、危害回避性、報酬依存性の三つの気質（temperament）で説明できるとして、これらの性格素因を測定する尺度としてＴＰＱを発表した。最終的には、報酬依存性から固執性を区別して四つの気質を区別することとし、これに三つの性格（character）を加えた七次元の評価を提案した（図１）。

気質（temperament）は、より生物学的基盤に基づく素因であり、脳内の主要な神経伝達物質の活動を反映する。新規探究性（novelty seeking）は、ドパミン（ＤＡ）系を反映する新しい刺激に反応する傾向であり、高いスコアは興奮・衝動を、低いスコアは禁欲・融通性のなさを特徴とする。危害回避性（harm avoidance）は、有害刺激に対

パーソナリティ障害のタイプ		気　質	パーソナリティ障害のタイプ	
反社会性	興奮・衝動	新規探求性 novelty seeking	禁欲・融通性のなさ	強迫性
境界性	抑制・警戒	危害回避性 harm avoidance	自信過剰 向こう見ず	演技性
依存性	感情・野心的	報酬依存性 reward dependence	現実的・冷淡・頑固	シゾイド
強迫性	必死で頑張る	固執性 persistence	無理しない・自然	受動攻撃性

亢進　低下

図１　Cloningerの気質（temperament）とパーソナリティ障害

JCOPY 88002-857

する抑制回避反応のことであり、セロトニン（5-HT）系による。高活動では抑制・警戒を、低活動では、自信過剰・向こう見ずを呈する。報酬依存性（reward dependence）はノルアドレナリン（NE）系により調整される報酬に対する前向きの行動を特徴としており、高いときには感情・野心的となり、低いときには、現実的・冷淡・頑固を特徴とする。固執性（persistence）は、高活動では必死の頑張りを示し、低活動では無理しない傾向を示す。より心理学的な要素として、自己志向性（目標達成のために適切に行動をコントロールする能力）、協調性（他人と調和する能力）、自己超越性（自分を忘れて精神世界に没頭する傾向）の三つの性格（character）を加えて、これらの気質・性格のディメンジョンにより人の行動パタンを理解しようとした。

節約遺伝子（thrifty gene）

人の行動パタンは環境に応じて変化する。環境は、人類が誕生した五百万年前から変化し続けている。人はその間に霊長類から進化し、直立歩行を始め、道具と言語を使用し、狩猟生活から農耕生活を始め、文明を持ち、現代社会を形成した。そして現代社会に生活する人類は、多くの生活習慣病を経験している。代表的な生活習慣病は、高血圧、糖尿病、高脂血症、肥満などであろうが、このような疾患は遺伝子と環境の相互作用により惹起されると理解される。そして節約遺伝子（thrifty gene）の概念が言われるようになった。

節約遺伝子とは、無駄な消費を抑えエネルギーを効率よく蓄えておき、エネルギーや食物不足に備えた準備状態を担う遺伝子という意味合いである。食物が制限されていた環境においては節約遺伝子を持っている人が生存に有利であったが、飽食の時代にあってはこれらの遺伝子はむしろ有害に作用しており、現代の物質過剰の環境にあっては、生活習慣病の原因となる遺伝的素因として作用するとの考えである。例えばＧＩＰ（gastricinhibitory polypeptide）遺伝子は、インシュリン分泌を促進し脂肪細胞への栄養素の取り込みを促進するが、高脂肪食を続けることによりＧＩＰの発現が高進する。脂肪摂取が少ない環境においてはエネルギーの蓄積のために機能するが、環境からの過剰な脂肪の摂取を続けるとＧＩＰの過剰分泌が起こり糖尿病や肥満を惹起する。

レニン・アンジオテンシン系は血圧調節に重要であるが、水分・食塩を体内に保持する作用により血圧を上昇させる。人が陸上生活を始めたときには、水分と食塩を保持するためのレニン・アンジオテンシン系の働きは必要とされていたであろうが、現代社会での食塩を過剰に摂取するような環境においては、むしろ高血圧を惹起してしまう。

肥満遺伝子レプチンは脂肪細胞から分泌されるホルモンとして視床下部に作用し満腹感を誘発し、レプチン受容体を介して摂食活動が抑制され、エネルギー代謝が高進し体重が減少する。肥満になるとレプチン抵抗性になり食欲の抑制ができなくなる。適切な食物摂取では正常に作動していたレプチンが過剰な食物摂取下では異常な肥満を惹起する。このような節約遺伝子は人の生活環境が大きく変化することにより、以前は生存に有利に作用していたが、今ではむしろ疾患の素因となり不利に作用していると理解される。

パーソナリティ障害の遺伝的背景

このような節約遺伝子の概念は、遺伝子と環境の相互作用を進化論的見地から理解しようとするものであるが、パーソナリティ障害についても同様の推論をすることができるかもしれない。

性格素因の生物学的理解により、性格をそれぞれの質的に異なる分類としてではなく、性格素因の量的な偏倚と捉える見方が支持されるようになり、性格傾向はカテゴリーとしてではなくディメンジョンの偏倚として理解されている。パーソナリティ障害は性格素因の量的異常であり、さまざまな環境に適応するための進化論的な戦略の一つとみなすことができる。

もともとパーソナリティ障害とは社会を構成するメンバーの行動パタンから大きく偏倚した行動パタンを呈することであり、必ずしも質的に異なるものとは考えなくてもいい。そして、異常行動と社会における障害は、それぞれの社会により規定されるものであり、社会が異なればその状況は大いに変化しうる。現在の社会で利益のない行動パタンも別の社会では利益のある行動パタンとなりうる。このような意味では、パーソナリティ障害は人類が環境に適応するために支払わなければならない代償といえるかもしれない。

反社会性パーソナリティ障害を、ドパミン系の高進による過度の新規探求性の表現とみなせば、このような新しい刺激に反応する性格素因は原始社会において獲物・自然・気候の変化により生じる微小な変化に対応する素因として有用であったろう。また境界性パーソナリティ障害は5-HT系の高進による危害回避性の極端な表現とみなすことができるが、弱肉強食の原始社会において外敵から身を守るためには有利な素因であったろう。またノルアドレナリン系の表現としてそのときどきの報酬に対して敏感に反応して成功を追い求める素因は、少なくとも短期間の生存には有利に作用すると考えられる。

このような観点から見ると、現代社会では問題とされている過度の不安、新規探求性、危険を顧みないこと、攻撃性の表出などは、人がその遺伝的素因として兼ね備えた節約遺伝子の発現であり、人類が全体として背負っていくべき遺伝的素因ともいえる。人類は、環境の変化に備えて、このような遺伝的素因を保存しているのであり、「種としての生存」の目的のために必要なことと考えられる。

Schizophrenie 概念の成り立ち

Schizophrenie 概念化の過程は、教科書改訂の作業から伺い知ることができる。Kraepelin は「精神医学」第一版を二十七歳時に出版し（一八八三）、第九版の途中に七十歳で倒れるまで改訂を続けた（一九二六）。早発性痴呆（dementia praecox）が初めて登場したのは第四版であったが（一八九三）、これは Morel BA の demence precoce（一八六〇）、Pick A の dementia praecox（一八九一）からの流用であったろう。第五版において早発性痴呆（dementia praecox）の概念を提唱し（一八九六）、第八版において、内因性鈍化（endogene verbloedungen）の分類の下に早発性痴呆と妄想性鈍化とを論じている。

彼の言う早発性痴呆は以下のようなものであった。「諸病像の相互の臨床上の関係は今日未だ明らかではないが、共通の特性を示し、認めうるような外的なきっかけなしに内的な原因から生じ、少なくとも大多数の症例において強弱の差はあるものの、著明な精神的荒廃に陥る。のみならずこの種の荒廃も、たとえば進行麻痺や老年痴呆やてんかんの終末としてわれわれが知っているような別種の鈍化の形に対して細かい点では異なっているものの、いくつかの共通な性質を示す。こういう理由からかかる諸病像を早発性痴呆という名称でまとめて記載した」（Kraepelin, 1913）

この疾患群の名称を Kraepelin はいろいろと考えたらしく、原初性痴呆、単純痴呆、解離性痴呆、切断性痴呆、離断性痴呆などの痴呆を含んだ用語、進行性錯調、ディスフレニー、アンブリノイア、アンブリティミーなどを考慮した結果、早発性痴呆の用語を選定したという。Kraepelin の概念化は、思考と感情と行為の内部統一性の喪失、高等感情の鈍化、意志障害、精神の自由の喪失と被影響性という妄想形成と、知識や技能の障害と比較して人格の崩壊が著しいことを共通基盤とする概念化であった。そして、同時代のBleuler Eが、その横断的症状に重点を置きSchizophrenieの用語を提唱したこと（一九一一）は広く知られている。

寿命の延長と高齢期の意味

「人間五十年、下天のうちを比ぶれば、夢まぼろしの如くなり。ひとたび生を得て滅せぬ者のあるべきか」。信長は天正十年六月二日に本能寺で四十九歳の生涯を閉じた。当時の死生観では人生五十年であったが、平成十二年のわが国の平均寿命は女性八十四・六二歳、男性七十七・六四歳であり、世界でトップクラスにある。世界の平均寿命は、一七五〇年代のスウェーデンで三十七歳、一九〇〇年のアメリカ合衆国で四十八歳であり、簡単に言えば産業革命までの人の平均寿命は五十歳であった。これが二十世紀になり大幅に延長したのは、ひとえに食が足りて、浄水・下水などの衛生環境が改善され、住居環境が改善され、乳幼児の死亡率差が大幅に低下し、抗生物質により感染症による死亡が激減したことによる。

図1に一八四〇年以降の最長寿国における女性平均

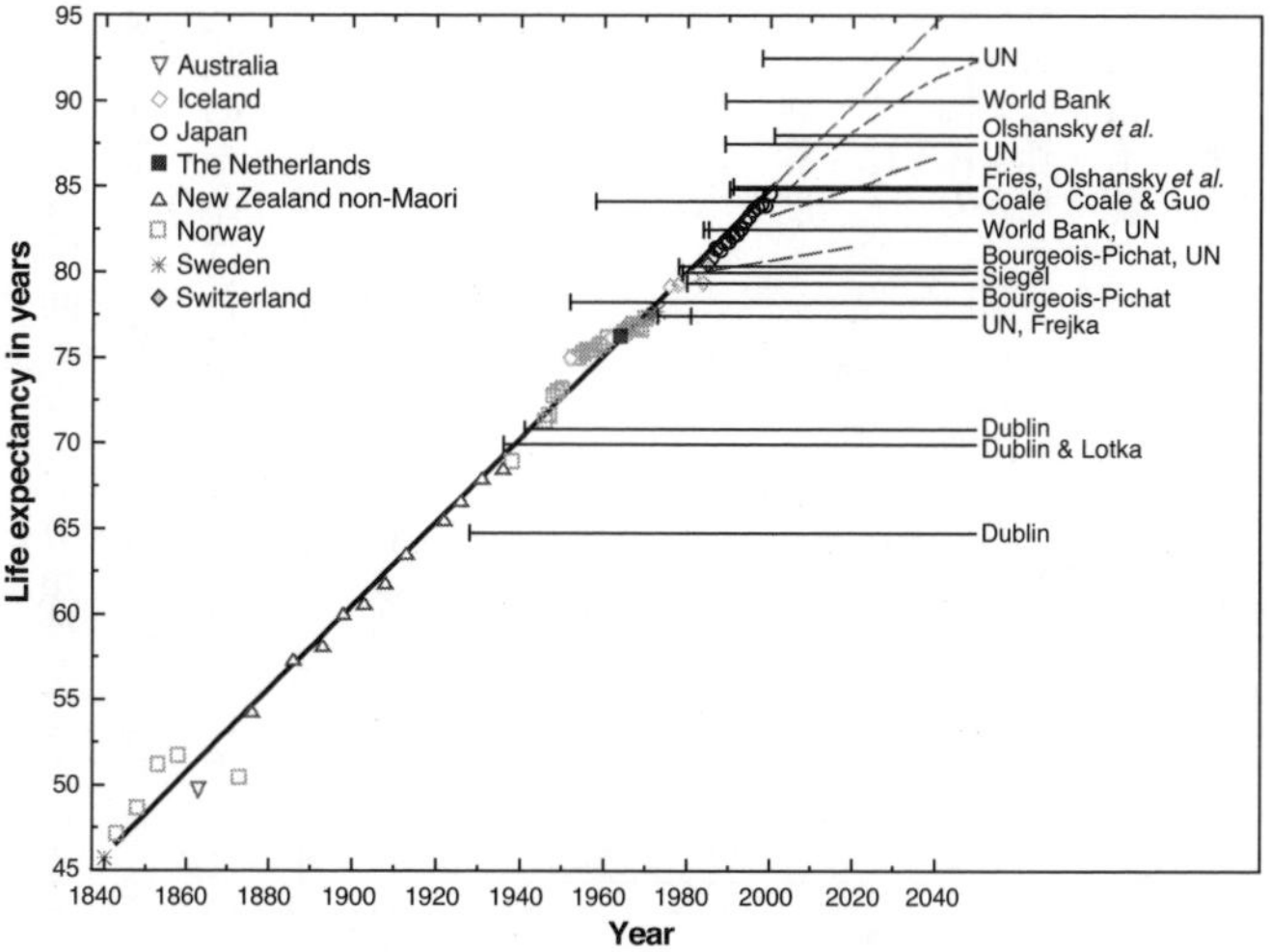

図1　1840 年以降の最長寿国における女性平均寿命

寿命を示す。この百六十年間に平均寿命は四十歳も延長したが、コンスタントに（四年ごとに一歳）寿命が延長しており、直線で近似することができることに注目していただきたい。人類の平均寿命は新しい発明や出来事により階段状に延長したというよりも、連続的に一定の傾向を持って人類社会（少なくともそのときどきの最長寿国においては）に備わった特徴とみなしうる。人口統計学者は今に平均寿命は頭打ちになるといい続けてきたが、ことごとく間違っていた。人類の寿命は社会を整備することによりこの直線に乗るべき筈であり、ある国や地域に見られる短い寿命は社会政策の不十分さによる。もちろん生物学的に規定された最大寿命があることは認めるが、二〇〇〇年現在、直線的延長が鈍化する傾向が見られないことに留意してほしい。

種の存続と固体の寿命

ヒトの寿命は他の動物種と比較して極端に長い。体重、脳重量、生殖年齢などから考えられる野生ヒトの寿命は二十五～三十歳程度であり、このような寿命が年々延長されてきた。チンパンジーは三十代で生殖期となり四十五歳で生殖能力を喪失するとともに個体の死が訪れる。ヒトに見られる二十世紀以降の直線的な寿命の延長は、主として老年期の死亡率の減少による。図2に示したほぼ直線的な生存曲線が、ふくらみを持つようになり高齢者の生存率が増加したことによる。

このような寿命の延長が、ヒトの種としての存続にどのような意

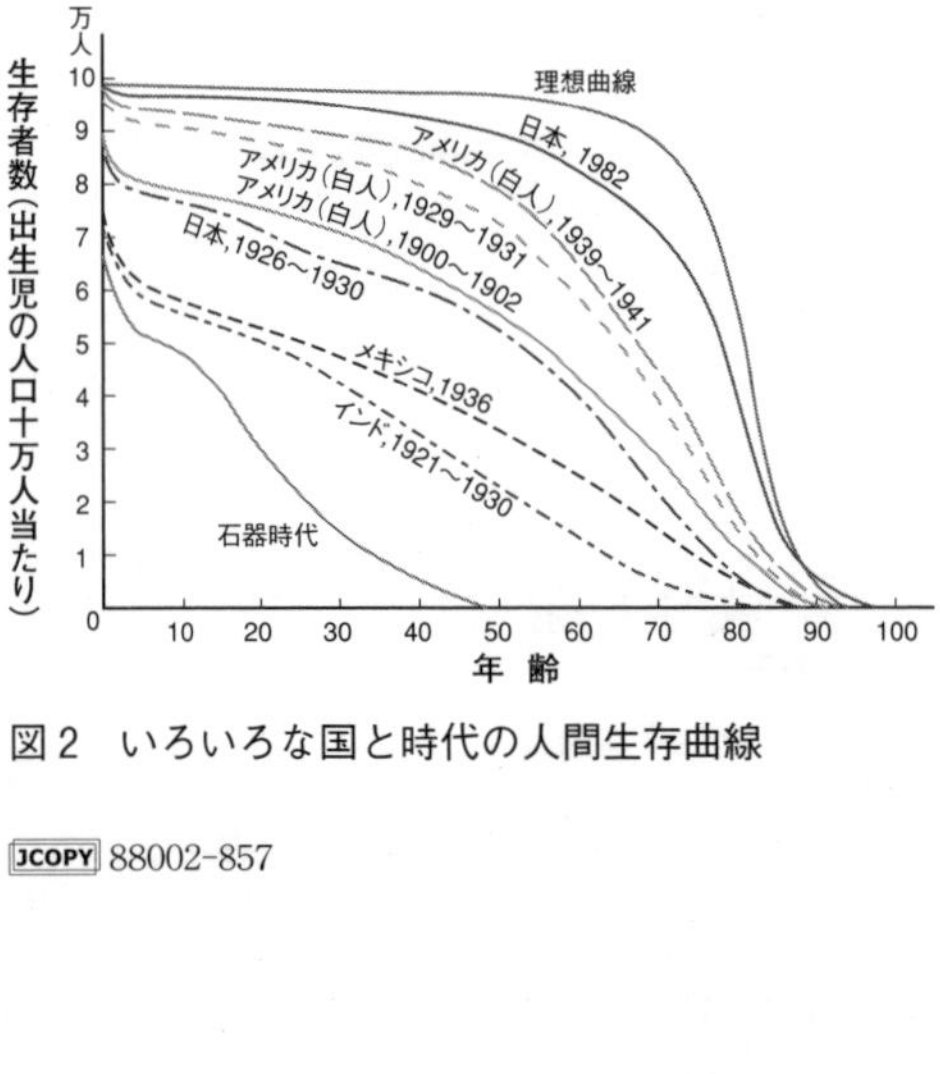

図2　いろいろな国と時代の人間生存曲線

味を持つかについて議論してみたい。動物種においては種としての存続と固体の生存とが微妙なバランスを持って維持されているからである。多くの動物種が生殖年齢の終了とともにその個体の死が訪れることを考えると、ヒトが、ことに女性が生殖年齢を終了した後も長生きすることをどのように理解したらいいのであろうか。

おばあさん仮説

Williams（一九五七）は、進化論の立場から、子どもの生育のために長期間にわたる母親の介助を必要とするヒトにあっては、母親がその生殖時期を人生の早い時期にシフトして人生の後半で子育てに専念することが有利であるという考えを提出した（stopping-earlyhypothesis）。しかしながらチンパンジー、バブーン、短尾ザル（macaque）など、ヒトと同様に長期間の母親の介助を必要とする霊長類においては、生殖年齢のシフトや生殖終了後の寿命の延長は見られない。ヒトにおいてのみ生殖終了後の長い生存が見られるのである。このようなことから、生殖終了後の生存に積極的な意味を見出すような考えとして登場したのが「おばあさん仮説（grandmother hypothesis）」である。ヒトは生理的未熟児の状態で出生する。生まれてから一年間は独力で食物を摂取することもできず立って歩くこともできない。このような子どもを育てるのに、生殖期を終了したおばあさんが娘や息子（母親や父親）の育児に手を貸すことが有利に作用するという仮説である。

平成十六年Natureに発表されたフィンランドの農漁村（一七〇二〜一八二三年生まれの女性五百三十七名）とカナダの村（一八五〇〜一八七九年生まれの女性三千二百九十名）について生存年齢と孫の数とを比較した論文を紹介する。調査結果は、両地域において五十歳を超えて長生きした女性には孫の数が多いことをはっきりと示していた。五十歳以上のおばあさんがいると、娘も息子もその子供の数が増加すること、最初の出産の年齢が低下すること、そして初めの三人の孫が生まれる間隔が短縮すること、十五歳以上まで成育する孫の数が増加すること、この孫数の増加は、同じ場所に住んでいるおばあさんにのみ認められ、離れた場所に住んでいるおばあさんでは効果がないことなどが示されている。(Lahdenpera M, et al. : Nature 428 : 178–181, 2004)

この報告は、ヒトにおいておばあさんが長生きすることが種としての存続に有利に作用していることを示唆しており、このような理由と必然性とでヒトは長生きするのかもしれない。

カロリー制限と最大寿命

生殖機能のほかに、動物の寿命に影響を与える要因としてカロリー摂取が知られている。生命体は代謝によりたえず活性酸素を産生し続ける。そして代謝産物としてのフリーラジカルの蓄積により老化や細胞死が惹起される。実際、ビタミンEなどの抗酸化作用を有する物質が老化防止に役立つとされている。摂取するカロリーを抑えて新陳代謝を遅らせることは体内の過酸化物の蓄積を抑制することになり、寿命が延長する可能性が考えられる。ラットやハエでは食餌量を三分の二に減らすと寿命が一・三倍程度延びることが観察されている。ヒトにおいても活発な代謝を続けるよりは必要最低限の代謝量を維持することにより長寿を果たすことが考えられよう。カロリー制限運動を提唱するグループでは、食事量をぎりぎりにまで減らして長寿を目指そうという運動が展開されているが、生活習慣の改善により、細く長く生きるか太く短く生きるかの選択を迫られているのかもしれない。

細胞死のシグナルとエネルギー代謝のシグナル

ここでアポトーシスとグルコキナーゼとの関係を示したDanialらの論文を紹介する（Danial N：Nature 424：952-956, 2003）。細胞が生存し続けるためには細胞外からの成長因子による刺激が必要であるが、これらの成長因子の多くは細胞内の代謝にも関与している（インシュリン、インシュリン様成長因子［GF］など）。一方、アポトーシスにはミトコンドリアが中心的な役割を果たしており、アポトーシス刺激によりミトコンドリアからのチトクロムc遊離が促進され、カスパーゼ・カスケードが活性化される。アポトーシス調節因子がBCL-2ファミリーとして知られているが、チトクロムc遊離を促進するBAD、BAXなどのプロアポトーシス因子と、遊離を抑制するBCL-2などのアンチアポトーシス因子に分けられる。成長因子や生存を促進する因子が細胞に作用するとBADがリン酸化されて不活性化されることから細胞の生存にはBADが中心的役割を果たしていると考えられている。

DanialらはBADが細胞内で巨大な複合体として存在していることを示し、この複合体にはBADのリン酸化を担当するリン酸化酵素（PKA）や脱リン酸化酵素（PP1）、あるいはPKAに付随するWAVE-1などとともに、グルコキナーゼが存在していることが大きな発見であった。グルコキナーゼは解糖系／グリコゲン合成の鍵となる酵素であり、グルコースをグルコース-6-リン酸にリン酸化する。BAD欠損細胞ではグルコキナーゼ活性が低下しており、細胞内呼吸の最終産物であるATPレベルも低下していた。グルコースはBADのリン酸化を促進し、リン酸化されたBADと複合体を形成するグルコキナーゼは、非リン酸化BADと複合体を形成しているグルコキナーゼよりも高い活性であった。さらにBAD欠損マウスや非リン酸化BADを発現したマウスでは糖代謝の異常が観察されており、これらはグルコースによるＢＡＤのリン酸化が細胞の生存に重要であるだけでなく、糖代謝にも深く関与していることを示している。

細胞にエネルギーを供給するグルコースがその細胞の生死を決定するアポトーシスの分子メカニズムの一端を担っていることが示されたわけであり、エネルギー摂取と細胞死との関係を意外なところから示唆する知見であり、栄養分をエネルギーに変換するシグナルと細胞の生死を制御するシグナルとの関連について研究が進められていくのであろう。

統合失調症と認知機能

認知機能は極めて広い概念であり、極端な場合にはヒトの精神機能の全てを指す場合もある。ここでは統合失調症患者と認知機能の問題について述べておきたい。統合失調症患者は、認知機能に異常があることは古くから知られていた。他人の心の動きが理解できないこと、他人の表情の認知が不得意であること、他人が自分をどのように思っているかが理解できないことなどは、臨床の場ではよく経験する。

このような認知機能の異常は、ロールシャッハ・テストにおいても示されており、健常者がまずプロットを全体として把握し、ついでD領域に注目し、それから細部分に移るという順序を取るのに対して、統合失調症患者は、この把握の順序が混乱することが知られている。また統合失調症患者の全体反応は、量的には増加し、質的には低下する傾向がある。作話的全体反応が多く見られること、特殊部分反応が見られることも多い。人間運動反応が減少していること、形態の壊れた色彩反応が多いこと、良形態反応が低下すること、形態質の変動が大きいことなども指摘されている。ロールシャッハ・テストにおいては、認知機能と言語表現の異常との両面から検討されねばならないことは言うまでもないが、統合失調症患者に見られる言語表現の特異性を考慮に入れても、共通した認知機能異常があることは明らかであろう。

統合失調症患者の認知機能異常は、大まかに言うと健常者と比較して一・〇～一・七五標準偏差程度の機能低下である。健常者を正規分布する集団と考えると、健常者の九～十六パーセンタイルに位置することになり、もっとわかりやすく言えば、平均値を百とすると統合失調症患者は八十四～九十一に位置する

JCOPY 88002-857

と言うことになる。この値だけで異常と判断するわけにはいかないが、統合失調症患者が共通して軽度から中程度の認知機能障害を示すと言う事実は重要な知見である。

以前には統合失調症患者に見られるこのような認知機能研究の多くが、慢性患者で取られていたこともあり、統合失調症の経過の中で次第に認知機能が増悪していくと考えられていた時期もあったが、最近の研究はそのような立場を明瞭に否定している。統合失調症における認知機能障害は初回エピソードから認められることが示されており、認知機能障害は統合失調症の基本的症状と考えられるようになっている。統合失調症の発症のときから認知機能障害は認められ、そして病期の持続を通して一定レベルの機能障害が持続していると考えられるようになった。

さらに重要なことは、認知機能障害は統合失調症の症状とは独立して存在しているという観点であろう。統合失調症の認知機能障害は、幻覚・妄想などの精神症状のために二次的に起こっているものではない。このような精神症状とは独立に、認知機能障害が認められるという点が重要なのである。また同様にそれぞれの発症と変動を考えると、精神症状と認知機能障害とは、おそらくは共通の神経基盤により惹起されているというよりも、おのおの独立した神経基盤に起因すると考えたほうが妥当である。このような考え方に立つと、統合失調症の認知機能障害は、独立した治療標的となりうるという視点が見えてくるのである。

男と女

ピース博士夫妻による「話を聞かない男、地図が読めない女」（Why mendon't listen & women can't read maps. Allan & Barbara Pease, 1999）は、世界四十二ヵ国でベストセラーになった。男と女の感覚・行動パタンの違いについて一般向けにかかれた本である。たとえば、視覚について、女性は色を細かく区別できる周辺視野が広いのに対して、男性は正面視野が正確であり奥行きの知覚が優れていること、話し方について、女性は言葉以外の身振り、瞬き、表情などを総合したコミュニケーション全体の中での会話として捉えているのに対して、男性は会話は情報を正確に伝えるものとして捉えていることなど。男女の脳機能の違いが説明されている。この差異はエストロゲンやテストステロンなどの性ホルモンの脳内作用により説明され、それぞれの性ホルモンにより、男性と女性の特徴的な行動パタンが形成される。そして、昨今は、胎児期・小児期の脳の発達を阻害するものとしてニューロステロイドなどの内分泌撹乱物質の影響と、発達期の脳障害への対策の必要性が指摘されている。

なぜオスとメスか

生物にはなぜオスとメスがいるのだろうか。生物学の解答は、有性生殖を可能にするためということになる。オスとメスとの生殖行為により親とは遺伝的に異なる子孫を生み出すことで多様性を作ることが有性生殖の本質である。オスとメスとに分かれた有性生殖は、生殖細胞を通じて次世代に遺伝情報を受け継ぐシステムであり、精子と卵子の合体による遺伝情報のシャッフリングが起こる。この新しいゲノムセットの生成が多様な子孫の存続を可能にする基本原理であり、その基盤としての性の分化と生殖行動はどの生物にとっても重要な生命活動である。

無性生殖は一つの固体から増殖するが、生じる子孫は親と全く同一の遺伝子をもつために新たなゲノムセットの可能性が生じ得ず、生物種としての多様性は獲得できない。プラナリアのように無性生殖と有性生殖を使い分ける動物もいる。有性生殖では、子孫を作る際に必ずオスとメスとが出会い性的交渉という大変なエネルギーを必要とするが、動物が環境の変化に適応するために進化の過程で選択された活動であろう。

オスとメスとは遺伝的に決定されるのか

ヒトにおいて、オスは22×2＋XY、メスは22×2＋XXの染色体からなる。ショウジョウバエはヒトと同じくXY型の性染色体を有するが、その性決定はまったく異なっており、X染色体と常染色体の存在比に従う。ミツバチには性染色体はなく、一対の相同染色体を持つ二倍体（2n）はメスとなり、半数体（n）はオスとなる。性染色体により性が決定される場合でも、哺乳類では異型の性染色体を一本ずつ持つ場合（XY）にオスに、二本の同型の性染色体を持つ場合（XX）にメスへと分化するが、これとは逆に鳥類では異型の性染色体を一本ずつ持つ場合（ZW）にメスに、そして二本の同型の性染色体を持つ場合（ZZ）にオスへと分化する。

以上述べた動物例は、性が遺伝的に決定される場合であるが、性は必ずしも遺伝的に決定されるものではない。ヒラメはXX／XYの遺伝的性決定システムを持つが、XX稚魚を通常の水温（十八度）で飼育するとすべてメスになり、高温（二十度）で飼育するとオスになる。これはアンドロゲンをエストロゲンに変換する酵素が高温では不活化するからと考えられている。爬虫類や両生類はオスヘテロ型あるいはメスヘテロ型のどちらかに決まっているわけではなく、種によって異なる。ワニ、トカゲ、カメ類では孵卵温度により性が決定されている。ある種の魚類では集団内の社会的な地位や環境要因によって性を変えることがある。これらの動物種では性が遺伝的に決定されているのではなく、環境因により決定される。

動物界全体を見ると、魚類、爬虫類、両生類では環境因子によって性が決まり、さらに遺伝的支配を受ける動物種でも哺乳類と鳥類ではそのメカニズムは異なる。このような性決定のメカニズムの多様性を考えると、遺伝的支配によらないメカニズムが性分化のプロトタイプであり、下等脊椎動物から高等脊椎動物へと進化する過程で性分化の遺伝的支配がより強固になっていったことが理解できる。

ヒトにおける性の分化は遺伝的に強力に規定されていることは事実であるが、これは哺乳類などの高等動物に当てはまることであり、生物界全体では、環境によりオスになったりメスになったりするという生物種が多いのであり、本質的には性別が遺伝的に決定されたものではないという事実を認識したい。

性は絶対ではない

ヒト社会はまた別の意味での性を規定する社会的要因を形成してきた。長い間、男性は男性らしく、女性は女性らしく生きることが妥当とされ、親は子供たちにそのような教育を施してきた。このような教育と養育とによりメスとして生まれた子供はできるかぎり女性らしく、オスとして生まれた子供はできる限り男性らしく行動することが当然とされてきた。

ところが、二十世紀になってからの男女の平等、性差による差別撤廃、性の開放の社会運動は、このような伝統的価値観を根底から覆そうとしているかのように見える。現代社会においては、原始時代以来の男は狩猟を、女は子育てをという性の分業は、もはや失われてしまっており、ある程度まで社会・家庭における男女の同質の分担が可能となっている。社会の動きは、性の分化というより性の同質化へと進んでおり、男性女性が共に歩み寄りユニセックスの方向へ進んでいる。

そして現代では、性同一性障害（GenderIdentity Disorder：GID）患者が増加している。性同一性障害とは生物学的に自分が属している性をはっきりと認識していながら、人格的には自分は別の性に属していると確信している状態をいう。すなわち、性についての自己意識（gender）が生物学的な性（sex）と一致していない場合のことである。一般的には自分の性に違和感を感じるヒトを性別違和症候群（genderdysphoria syndrome）として大きくまとめて、その中で自分の性を強く嫌悪し日常生活の中で別の性の役割を果たしているものを性同一性障害としている。そしてその中でも性を変えたいとの強い願望を示すものを性転換症（transsexualism）としている。わが国の有病率の正確な統計はない。子どもの時には男女とも約五％は別の性になりたいとの願望を示すものであり、大人になってもそのような違和感を抱き続けるものはかなりの数に上ると推定されているが、ヨーロッパでの性転換症の有病率は五万人に一人とされている。

性と社会

世の中の動きは、性の開放に向かって進んでいる。性同一性障害（ＧＩＤ）患者数は増加し続けており、ＧＩＤ専門施設には多数の相談があると聞く。ＧＩＤの治療は三段階に区分され、長期間の精神療法、ホルモン療法、手術療法と段階を踏んで進められ、最終的に手術が行なわれる場合もある。わが国においても、平成十五年に法律第一一一号「性同一性障害者の性別の取り扱いの特例に関する法律」が制定されて、「心理的に別の性であるとの持続的な確信を持ちかつ自己を身体的および社会的に他の性別に適合させようとする意思を有するものに対して、二人以上の専門医師の診断が一致した場合には、二十歳以上、婚姻していない、子がいない、生殖機能を欠く状態であれば性の変更が可能である」と定められた。

二〇〇八年の米国大統領選挙における、争点の一つは同性同士の婚姻を認めるかどうかであった。いまや欧米では、男性同士の結婚、女性同士の結婚が認められている国も多い。

このような動きは、遺伝的に規定されてきたヒトの性を再び自由な状態に戻して遺伝と環境とにより性を決定しようとする動きなのであろうか。自分の性に責任を持つという社会的対応が大きく変化すればわれわれの精神構造はまた一段と大きな責任を背負うことになるのではなかろうか。目の前に展開される大きな自由の前に、自由があればあるほど生きにくいという原則もまた正しい。

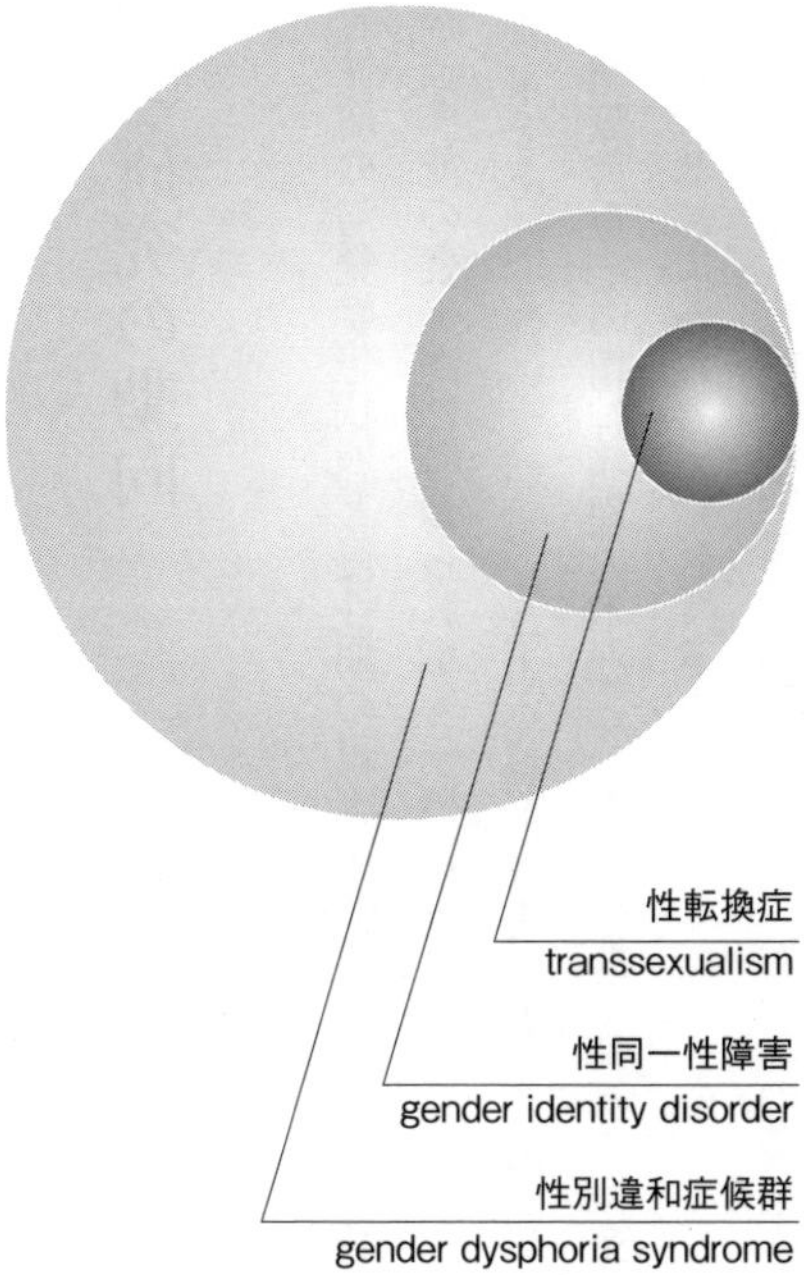

統合失調症の病態モデル仮説と研究の動向

統合失調症ほど人間らしい精神疾患はない。急性期の幻覚妄想状態と慢性期の現実適応能力の低下を特徴とする疾患であるが、生物学的にどのような神経機能の喪失かと尋ねられても一概には答えにくい。知能・感情・意志のうち知能は正常、感情も一見正常であり、強いていえば意志発動の障害かもしれない。古くは Bleuler E が、連合弛緩・自閉・両価性・感情障害をその精神病理の本態としたが、連合弛緩の概念はその中心に位置づけられ、概念の統合ができないことによると考えられてきた。

一九五〇年代に導入された chlorpromazine 以来、数多くの抗精神病薬が開発された。いずれの薬剤も D_2 拮抗作用を有することから、統合失調症のドパミン過剰仮説が提唱された。しかしながら最近は D_2 拮抗作用以外の薬理作用を有する非定型抗精神病薬（clozapine、olanzapine、risperidone など）が使用されている。一九八〇年に Crow は生物学的立場から統合失調症を二つに分類し、陽性症状を中心とするⅠ型は脳内ドパミン受容体増加と対応しており、陰性症状を中心とするⅡ型は脳の構造変異に対応しているとした。この Crow のⅡ型についてシナプス形成・変性を介した可塑性を重視する統合失調症の発達障害仮説（neurodevelopmental hypothesis）が検討されるようになった。この仮説は、統合失調症では中枢神経系の発達分化の時期に神経細胞の移動・接着・配置を規定する過程の異常が起こっており、このような発達分化の異常が原因となり、思春期以降に統合失調症として発症するというものである。

Andreasen や Liddle らにより臨床的検討が重ねられ、sensory motor gating の不全により外界からの情報が適切に処理できないこと、脳構築には粗大な異常はなくほとんどの必要な素材は揃っているが、その配列・構築が不全であることなどが示されてきた。

統合失調症は近年基礎医学の研究者にとっても研究可能なテーマとなりつつある。たとえば、統合失調症における海馬CA1–CA2の境界領域・嗅内皮質・前頭葉などの神経細胞の層状構築の乱れから、神経系の発達分化を規定するNotchシグナル系、ｗｎｔシグナル系などの障害が想定されている。Ｗｎｔシグナル系は発達分化に重要な役割を果たしており、frizzled、dishevelled（dvl-1）、GSK3（glycogen synthase kinase3）、cateninなどのシグナル分子を介して大脳皮質構造を構築する。統合失調症脳においてcateninの減少が報告されている。また、dvl-1ノックアウト・マウスは社会性を欠きsensory motor gatingの異常などモデル動物としての検討が進められている（Lijam, et al.：Cell 90：895–905, 1997）。また、大脳皮質の層状構造を形成するために必要となるreelin遺伝子の異常に原因を求める考えも提出されている（Impagnatiello, et al.：PNAS 95：15718–15723, 1998）。

グルタメイト仮説は、phencyclidine（ＰＣＰ）投与により統合失調症様症状が惹起されることから提唱されたが、ドパミン仮説が陰性症状を説明し得なかったのに対して、グルタメイト仮説は陰性症状をも説明しうる。ＰＣＰはＮＭＤＡ受容体の非競合的阻害薬であり、同様の症状はketamineやMK-801などのＮＭＤＡ拮抗薬によっても惹起される。ＮＭＤＡ受容体のサブユニットの一つであるＮＲ１の発現を五～十％に押さえたマウスでは社会性を欠損した統合失調症類似の行動異常が認められる（Mohn, et al.：Cell 98：427–436, 1999）。

統合失調症研究の流れは、大脳皮質の発生分化の調節機序の解明と共に大きく進展しており、基礎研究と臨床研究が大きな流れに統合されようとしている。

精神医学から見た科学と芸術

科学と芸術の乖離

十五世紀イタリア・ルネサンスを代表する偉人、レオナルド・ダ・ビンチ（一四五二―一五一九）は、画家、彫刻家、建築家、技術者、科学者として多方面で大活躍した。フィレンツェ近くのビンチ村に生まれ、十五歳でベロッキョの門に入り絵画・彫刻・建築を修業するかたわら、数学・物理学・天文学・医学などを学んだ。のちにミラノに移り、「最後の晩餐」を描き「フランチェスコ＝スフォルツァの騎馬像」を制作した。さらに軍事技術者として、要塞の設計、大砲と火薬、旋条銃などに独自の構想を提案し、それを実現するための機械を研究し、ローラーベアリング、起重機、歯車による変速機構、自動印刷機などを考案・発明した。のちにフィレンツェにもどり、「聖アンナと聖母子」の下絵、「モナ＝リザ」などを制作した。晩年はフランスに移り、科学研究に専念したといわれるが、ルネサンス期の理想像「万能の人」の代表とされている。

16世紀の哲学者ルネ・デカルト（一五六九―一六五〇）は、全ての知識は、感覚（直接の経験）か言葉（理性＝推理の能力）かのいずれに由来するとして、心と頭の二元論を唱えた。このとき以来、科学と芸術はそれぞれ独自の道を発展することとなった。生身のヒトは感覚と論理とを完全に区分することができないにもかかわらず。

科学とセレンディピティ

科学は、論理性、客観性、普遍性を要求する。科学の命題は、論理的な課題に対する解答を探求することである。そして、その解答は、何時でも何処でも、どのようにしても、また、誰が答えても同じであるという前提がある。科学は、解答を得ることのできる質問を提出することからスタートする。いい質問とは科学的な検証が可能な形でなされる質問であり、言葉を代えれば、科学的研究の作業の大半は、検証可能な作業仮説を提出することに費やされる。いったん検証可能な作業仮説が整えられると、あとは実験なり調査なりを繰り返してデータを取るだけの作業である。

このような科学における創造性とは何であろうか。多くの場合、科学はそれまでの知識の蓄積の上に新しい知見を積み上げて、一段一段とステップを登ることにより進んでいくものであるが、科学の進展速度は必ずしも一定ではない。むしろ、数年あるいは数十年ごとに成し遂げられる大きな発見により、大きく飛躍してきたようである。跳躍のステップが科学の進展に貢献してきたのであるが、この跳躍がどのような方向になされるのかは誰も予想できないことであるが、このような飛躍こそが真の科学的発展であり、その創造性とは何なのかが議論されている。

科学研究におけるセレンディピティ（serendipity）はその一つである。もともと「セレンディプ（セイロン）の三王子」というお伽噺の主人公が有していたとされる、思わぬものを偶然に発見する能力のことであり、転じて幸運を招き寄せる力の意味で用いられる。科学史上の大きな飛躍にはセレンディピティが必要といわれている。たとえば、フレミング博士がパンのアオカビが消えていることから偶然にペニシリンの発見をしたとか、混合すべき試薬を間違えたことが契機となって青色発光ダイオードが発明されたとか。

大きな科学史上に残る仕事をなすためには、論理的な道筋をたどるだけでは限界があることも事実である。元大阪大学総長、山村雄一は、「夢見て、行ない、考えて、祈る」という標語を若い人に与えた。科学研究には、このような想像力が必要である。

芸術における法則性

一方、芸術が取り扱う問題は、「愛とは何か」「何のために生きているのか」「寿命がのびたら幸せであろうか」など。このような質問は、到底科学のまな板には乗らないのであり、われわれの知的作業は芸術の形を借りてこのような疑問に答えようとする。そして、極めて多彩な芸術活動の契機となる。リルケの詩「若い詩人への手紙」につぎのようなフレーズがある「もっと疑問そのものを大切にしよう。鍵のかかった部屋、全く理解不能の外国語でかかれた本など。疑問の宝庫として」

芸術は、情緒性、主観性、個人性を追及する。そして芸術は、論理に訴えるものではなく感性あるいは情緒に作用する。そしてその作用の機序は解らない。ある芸術作品に対する評価は受け取る主体により大きく変化する。ある人が特定の絵画を評価したとしても、同じ絵画が他の人にも同様に評価されるとは限らない。また、同一人が、あるときには特定の音楽を非常に心地よいと感じたとしてもまた別の場面と時間において同じ作品に対してさほど感動を覚えないこともある。そうは言っても、世の中には名作あるいは傑作とみなされてきた絵画、音楽、文学の芸術作品は多い。どのようにしてこのような名作は生み出されるのであろうか。そこにはどんな法則性があるのだろうか。

異なるアプローチの融合

今再び、芸術と科学の統合が言われている。この十年間に科学と芸術の交流を促進しようとする試みが盛んになっている。ロンドンの現代芸術研究所は scientist-in residence プログラムを開始し、芸術活動に科学者を取り込もうとしている。また多くの財団が科学と芸術の融合（sci-art project）を掲げるようになった。いずれも科学者と芸術家の交流の中から共通するテーマを選び出そうとする試みである。科学と芸術とが互いに持ち寄ることができることは思考への異なるアプローチの方法であり、世の中に異なるアプローチがあることを認め合い、融合させることであるが、科学者と芸術家の共同作業は、ヒトの創造性を高めようとする試みであることは間違いない。sci-art 領域の課題は、優れた芸術作品によりどのような影響を受けるのか、美を感じるメカニズムとは何か、芸術と科学の創造性とは何かなど。

精神医学が内包する問題

これまで、精神医学がその基本的問題として内包してきた多くの二分法がある。精神と身体、心と脳、遺伝と環境に始まり、精神医学の領域ではあまりにも安易に多くの対立項が言われてきた。内因性と外因性、器質的疾患と機能的疾患、精神療法と薬物療法など。あるいは、意識と無意識、自己と外界、自分と他人、内向と外向などなど。21世紀の脳と心のサイエンスはこのような誤まった二分法を解消すべく進んでいくのであろう。精神医学が抱えてきた心と脳の問題（brain-mind problem）は、科学と芸術の融合の試み（sci-art）が掲げている課題の多くと重なり合う。これまで精神医学を悩ませてきた心と脳の問題は、sci-art の課題と本質的には極めて近い問題である。そのように考えると、精神医学ほどこの芸術と科学の問題に取り組んできた学問領域はないということができよう。

真の創造性とはなにか

二〇〇五年三月三日号の nature の表紙を見てほしい。左右の全く同一の形状と輝度と明度を持つ同じ図が、背景の違いにより大きく異なって認知されるメカニズムを解明しようとした論文に、掲げられた図版の一つである。同一図版の視覚認知でさえも周囲の状況により大きく左右されることを示す一例である。ヒトは、たとえ同じものであっても異なるように認知する。ここに優れた芸術作品のヒントとなんらかの法則性を見出すことができるのではないか。

最近の脳科学は、次々とヒトの認知機構について新しい知見を生み出している。先に述べた知覚が周囲により影響される機構の解明は、精神疾患における認知の基本的メカニズムの理解につながるものであり、錯覚や幻覚のメカニズムを明らかにするであろう。

さらに、一定の二者選択課題を繰り返していると、二つの弁別を可能とする閾値より弱い刺激に対してもどちらかの選択をするようになる。そして興味深いことに、刺激としては全く等価でありどちらかを選択することができないはずの刺激に対しても、どちらかに決めて反応する回路があることが明らかにされた。これはあいまいな選択肢の中から、どちらか一つの選択をなすニューロンがあることを示唆するものであり、あいまいな状況の中で生物が主体的な決定をなしているメカニズムの解明につながるのかもしれない。また、これも最近の発見であるが、最適な物を選択できる条件を経験したあと、その最適な選択ができない条件にすると、必ずしも最

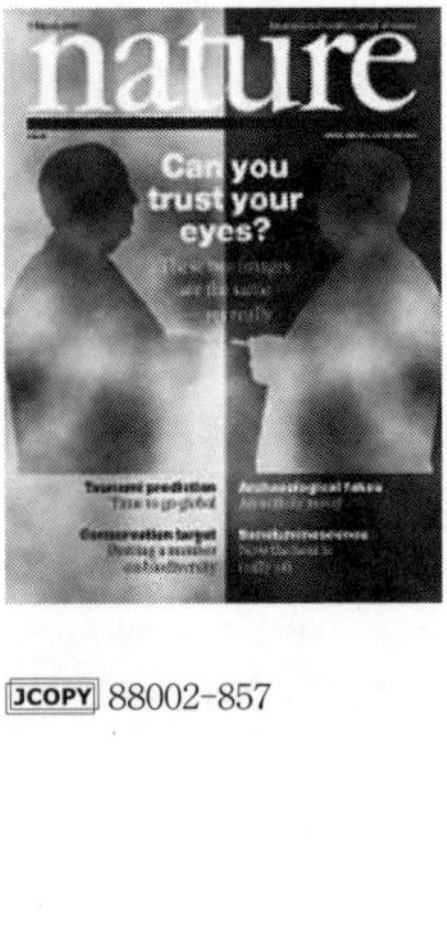

JCOPY 88002-857

適条件が満たされなくても次善の選択に対して反応する回路があることも明らかにされている。これは葛藤状態におけるヒトの行動を規定している脳内回路であるかもしれない。
　このような研究は、科学と芸術の間を少しずつ埋めて行き、科学と芸術における「真の創造性とはなにか」という問題を明らかにしてくれるのであろう。そして、その解決はとりもなおさず、精神医学が内包してきた心と脳の問題に対する解答を与えることにもなる。

JCOPY 88002-857

精神科チーム医療とコメディカル専門職の役割

精神科医療にかかわるコメディカル専門職は、これまでも大きな役割を果たしてきた。

精神科医療サービスが病院から地域へと変化する中で、訪問看護、ＡＣＴ活動において精神科看護師は今まで以上に独立して重要な役割を果たすであろう。

臨床心理士は、学会による資格から国による公的資格を目指している。「臨床心理師」あるいは「医療心理師」の資格制定の議論は、精神科医療の中に臨床心理士が必要であることを前提としたものであるが、国による資格化の条件次第でその役割が大きく変わることになる。

薬剤師は精神科において精神科薬物療法の個別性と共に精神科患者の心理と病態を理解したうえでの臨床薬剤師として活動が期待されるようになり、その活動が始まっている。

精神科ソーシャルワークは地域医療への流れの中でその重要性が増大していることはいうまでもない。精神科ソーシャルワーカーは今や入院治療、外来治療において必須である。

作業療法士はこれまでも精神科リハビリテーションの重要な担当者であったが、精神科リハビリテーションの発達と共にその果たすべき役割がより明確になってきている。

理学療法士は、高齢者あるいは精神障害者の運動機能の回復やＡＤＬ維持のためには必要な職種であり、先進的な精神科病院での活動が始まっている。

臨床検査技師は、精神科に必要な生理学的検査の担当者として、例えば終夜脳波やＰＳＧの検査を担当することが求められるようになっている。

管理栄養士も精神科入院患者の食事、栄養管理の業務において特別な知識と技量が求められるようになっている。

精神科チーム医療はこのような多職種のコメディカル専門家のチームにより運営されることが求められるようになっている。それぞれの専門性を最大限に尊重した医療チームを形成することは、精神科医療サービスのあり方の根本にかかわる問題でもあり、現在育成されつつある精神科医療の専門職への課題と期待は大きい。

皇位継承—遺伝と文化の視点から—

スウェーデン王室と皇位継承

二〇〇五年九月二〇～二十四日、ストックホルムで開催された第十二回国際老年精神医学会（ＩＰＡ）に出席した。開会式ではスウェーデン国を代表してシルビア王妃が来賓としてお言葉を述べられた。筆者のプレナリーレクチャーはシルビア王妃のご挨拶の直後であり、最前列の女王陛下に聴講していただくという栄誉に恵まれた。

スウェーデンは、国王カール十六世グスタフを君主とする立憲君主国である。現国王は四人の姉に続いて五人兄弟の末っ子として一九四六年に誕生されたが、その翌年に父親を飛行機事故で亡くされている。王子カール・グスタフは二十六歳のときミュンヘン・オリンピックに参列した。そのとき彼を担当したコンパニオンが、三歳年上のブラジル系ドイツ人女性シルビアであった。幼いときに父親を失い、母親と四人の姉に囲まれて生活してきた王子にとって、シルビアは理想の人であったのであろう。王子カール・グスタフは、翌年二十七歳の若さで祖父から王位を継承したが、当時の王位継承者は男性に限られていたからである。そして三十歳のとき

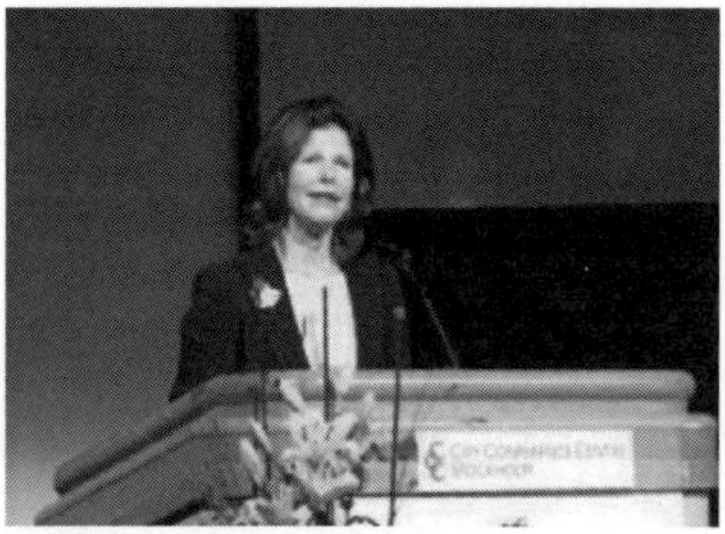

図１　12th IPA 開会式におけるシルビア王妃

にめでたくシルビアと結婚した。

デュッセルドルフ大学を卒業し、アルゼンチン大使館に勤務していたシルビアは、運命の出会いによってスウェーデン王妃となられてからビクトリア王女、カールフィリップ王子、マドレーヌ王女の三人の王子女をもうけた。スウェーデンでは、王子が生まれた翌年の一九八〇年に憲法改正が行われ、性別に関わらず最初に生まれた子供を王位継承者にすることが定められた。それまで遵守されてきた男性が優先的継承権を持つという制度が、男女平等の国スウェーデンの実情に合わなくなってきたからであろう。したがって、現在のスウェーデンでは長女のビクトリア王女が王位継承権を有している。

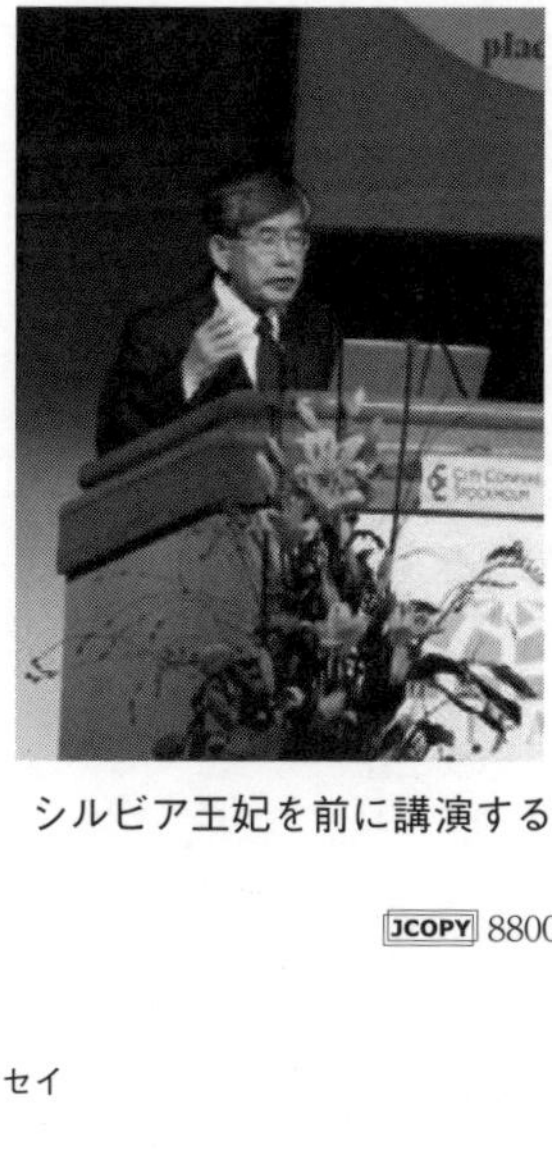

図２　シルビア王妃を前に講演する筆者

シルビア王妃と高齢者介護

筆者はＩＰＡ開会式におけるシルビア王妃の気品と優雅さとそのスピーチに心打たれて、すっかり彼女のファンになってしまった。帰国後スウェーデン王室の公式ホームページにシルビア王妃のプロフィールが掲載してあることを知ったのであるが、シルビア王妃はＩＰＡの来賓としてお言葉をいただくのに最適の方であった。というのは、彼女の母親は晩年アルツハイマー病に罹患し、王妃自身が母親をスウェーデンに引き取り長年の介護を経験しておられたからである。母親を移住させる際には、居住空間を母親が生活していたときそのままに維持するように、家具や調度品を古い家から移動してこられたという。

そのような経験から王妃は、シルビアホームという自分の名前を冠した認知症高齢者のための施設を建設し、認知症対策に熱心に取り組まれているということであった。シルビアホームは、認知症患者の施設として有名であり、認知症患者へのグループホームの提唱者として有名なバルブロ・ベック＝フリース博士に率いられてその活動が続けられている。認知症の予防や症状緩和の方法について先駆的な取り組みをしており、医学的な対応のほか、実際に認知症高齢者と接する職員の養成にも力を入れているとのことである。

皇位継承に関する有識者会議

おりしも、わが国では皇室典範の改定を巡って議論がなされている。日本国憲法第二条に『皇位は、世襲のものであって、国会の議決した皇室典範の定めるところにより、これを継承する』とされている。この皇室典範に男系男子が定められているのであるが、一夫一妻の定着と共に子供の数が減り、男子だけでは皇位が継承できない可能性があることから、女性の皇位を認めるかどうかが議論されているのである。

歴史を振り返ると、万世一系とされている皇統譜、初代神武天皇から百二十五代今上天皇に至るまでの間には、三十三代推古天皇（敏達后）を始め八人の女帝時代があり、これまでも女帝を容認していたことが記録されている。

歴代天皇は一夫一妻多妾制をとり、多数の配偶者との間に子供をもうけてきた。皇子女数五〇人の五十二代嵯峨天皇を筆頭に、景行天皇（十二代）四十九人、光孝天皇（五十八代）四十六人など子ども数の多い天皇もいたが、皇子女をなさなかった天皇も、女帝や配偶者がいなかった天皇を除いて六人いた。しかしながら彼らの時代には、多数の兄弟や皇族がおり、皇統が途絶える危険性はなかった。

明治天皇は五人の側室との間に皇子五人、皇女十人をもうけたが、成人に達したのは五人だけであった。このうち皇子は第三皇子嘉仁親王（明宮）だけであり、後に大正天皇となった。明治二十二年二月十一日に定められた旧皇室典範では、皇位は男系男子が継承すると定められており、明治天皇の後継者についてもなんとも心もとない状況であった。

大正天皇は側室を持たず貞明皇后との間に四人の皇子をもうけた。昭和天皇と香淳皇后との間には続けて四人の皇女が生まれて、このときも皇統の維持を図るために側室の復活を求める声も上がったという。そして昭和八年十二月二十三日に待望の明仁親王（今上天皇）が誕生した。

現皇太子には愛子内親王のみ、弟の秋篠宮には眞子内親王、佳子内親王と女性のみで、男系男子の原則が遵守できない可能性があることから現在の議論が持ち上がっているのである。

吉川弘之先生（産業技術総合研究所理事長、元東京大学総長）を座長とする有識者会議は十月二十五日に十四回にわたる議論の結果を報告書として取りまとめ、平成十七年一月の通常国会で審議される予定であるという。主たる提案は、女性が天皇になることや、母方だけに天皇の血筋を引く女系天皇を容認することであり、皇位継承順位は男女を問わない「第一子優先」の方向で集約したいとされている。女性・女系天皇が認められれば、皇太子さまの長女の敬宮愛子さまも皇位継承資格を得ることになる。

皇位・家系・家元による文化の継承

皇統譜に示されている万世一系の系譜は、皇室の血族を中心に連綿と受け継がれているが、必ずしも、祖父−父−息子と続く直系の血族ばかりではない。しかしながら、広い意味での皇族という集まりの中で受け継がれてきた。

多くの家に伝えられている家系図も似たようなものである。昔の家は、必ずしも血族にはこだわっていなかった。武家にしろ商家にしろ医家にしろ多くの家業は世襲であり、家業の継続のためには跡継ぎの男子を得ることが重要であった。跡継ぎの男子がいない場合には、養子を取り家業を引き継ぐことは一般的な慣わしであった。養子を取る場合には、親族の中に候補者を探すこともあったが、全く血がつながっていなくてもその道に秀でた人物を養子として家業を継がせることが普通に行なわれていた。生物学的な遺伝というよりは、文化的な継承のほうが重視されていたのかもしれない。能楽、狂言、華道、茶道などの特殊技能が要求される家業については、その家の流儀を継承するためにむしろ積極的に技量の優れた人材を後継者として家が継承される家元制度も確立されてきた。家系、家元制度は、生物学的な遺伝を超越して文化的な継承を重視するシステムである。このような文化的特徴を継承させていくものはいったい何なのであろうか。

ミーム（meme）

一九七六年、リチャード・ドーキンスが『利己的な遺伝子』を発表し、その著書の中で、文化的現象の伝達単位として『ミーム（meme）』を提唱している。生命現象の遺伝子ジーン（gene）に対応する概念であり、文化的現象の伝達単位としてのミームの概念は広く流布されるようになり、一九九七年には専門学術雑誌『ミーム研究誌—情報伝達の進化的モデル』がオンライン上で創刊され、翌年には国際シンポジウムが開催されるまでになっている。ミームとは、環境・文化・伝統により世代を超えて受け継がれていく伝達単位のことであり、広くいえば文化そのものといってもいい。

ミームの概念を用いると、言語・宗教・教育・環境・民族対立などの問題を新しい角度から見直すことができる。異民族嫌いの原因は、見慣れない人間への警戒心であり、他グループを区別する意識である。そして、このような意識をつくるのは、ジーンであると同時にミームでもある。人種間のジーンの違いは僅少であるが、人種間のミームの差異は大きい。

ジーン（遺伝）とミーム（文化）とに共通する特徴は、その自己複製能力である。ジーンはＤＮＡからなる染色体として、そしておそらくミームは脳内の記憶エングラムを媒体として、情報の伝播と交換がなされているのであろう。ミームは人類の歴史を通じてその文化的活動の中に継承されている。皇位継承とは、生物学的なジーンの継承ではなくて、皇位を意味するミームが継承されていく過程であると考えたほうがよい。日本国天皇としてもっともふさわしい人格と文化的背景を有する人がその地位を継承すべきであり、必ずしも生物学的な条件に左右されるべきものではないように思われる。

「境界例」-borderline case-

境界例（ボーダーライン）は精神科医が一番悩まされるケースである。多彩な問題行動に巻き込まれ、薬物療法の無力さと精神療法の非力さを思い知らされる。

もともと境界例（Grenzfall）とは、神経症と精神病との境界の状態にある患者をいう。Kernberg O は、精神分析的研究を通して従来記述されてきた諸症候の基礎に境界例特有のパーソナリティ構造を見出し、これを境界人格構造（borderline personality organization）と名づけた（一九六七）。

精神病患者においては、自己と対象の表象の区別が未分化で現実検討が障害されているのに対し、境界例では自己と対象の表象は確立しているが、自己と対象はまだともに統合された全的（total）な存在となっておらず、それぞれｇｏｏｄな側面とｂａｄな側面とが分裂した未分化な水準にとどまっている。そのため、対象関係は、統合された全的な対象との関係になりえず、対象の一側面との関係、つまり部分的対象関係（partial object relationship）にしかなりえない。

思春期（青年期）危機（Pubertatskrise、Adoleszenzkrise）、青年期混乱（adolescent turmoil）、思春期の回避性障害（avoidant disorder of adolescent）とも呼ばれる。手首切傷（wrist cutting）などの自傷行為、自殺企図、家庭内暴力、不登校、非行などの行為化（acting-out）と、感情易変性、抑うつ、激しい攻撃性、自己嫌悪、自暴自棄、さまざまな神経症症状、同一性形成の障害、パーソナリティの連続性と統合性を維持する統合機能の破綻、分裂などのプリミティブな防衛機制の出現などの一連の多彩な症状群を示し、既成の疾病単位に該当しない例が多い。病因的には、もって生まれた性格上の攻撃衝動の強さ、早期幼児期における基本的安全感（basic security）ができておらず、著しい欲求不満の体験から生じる攻撃性などが考えられている。

高齢者介護とＩＴ技術

ストックホルムでのテレビ会議

筆者は二〇〇五年九月二十〜二十四日にストックホルムで開催された第十二回国際老年精神医学会（ＩＰＡ）に出席した。ストックホルム滞在中の一日、スウェーデン王立アカデミーのカールゴラン・ヘデン博士の要請に応じて、日本とスウェーデンのＩＴ介護に関するテレビ会議に出席した。この会議は、王立スウェーデン科学院と王立スウェーデン工学院とが毎年一回開催しているバイオポリシーセミナーであり、本年のテーマは「高齢者の生活の質を高めるための工学的アプローチ」であった。もともとは愛知万博会場でのロボット展示とリンクしたテレビ会議が予定されていたとのことであったが、諸事情のために東京とストックホルムとの間のテレビ会議となった。

スウェーデン側の出席者は、Dr. Carl-Goran Heden（Biotechnology, Karolinska Institute）を座長として、Dr. Lennart Levi（Public HealthScience, Karolinska Institute), Dr. Bjorn Wigstrom（Swedish CareInstitute), Dr. Sam Nilsson（InnovationInstitute）, Dr. Henrik Christensen（KTHNumerical

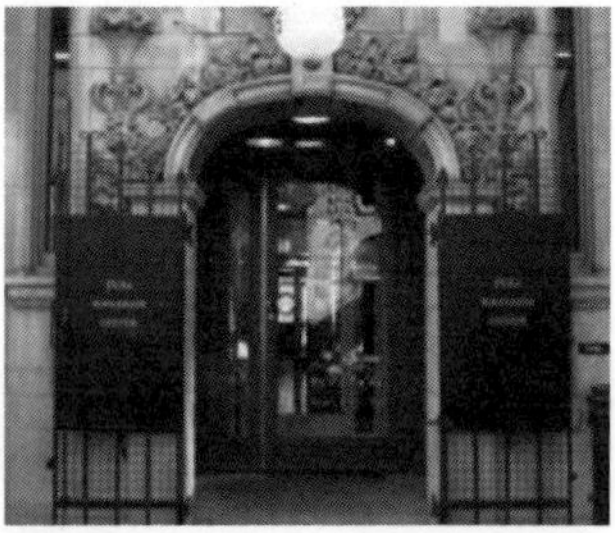

図１　スウェーデン王立工学アカデミーの正面

Analysis and Computer Science）と筆者であり、日本側の出席者は柴田先生（産業技術総合研究所）を中心に、井上先生（日本学術会議）、木村先生、中村先生（東大）、藤井先生（大阪ガス）、貫先生（大東文化大）であった。医療、経済、技術を代表する専門家の間で幅広い意見交換がなされた。

わが国は世界に冠たる高齢社会であり、平均寿命が最も長いこと、高齢者比率、特に後期高齢者比率が最も高いこと、世界最速で高齢者比率七％から十四％の高齢社会に変化したことなどから、高齢者の医療介護に先駆的な試みが数多く発信されている。また、わが国の工業技術、ＩＴ技術はこのような高齢社会への応用を目指しており、バリアフリーの住居環境、ユニバーサルデザイン、ＧＰＳを利用した迷子高齢者の探知サービス、湯沸しポットを利用した安全通信システム、熱センサーによる人物移動検知システムなどいくつかの先進的試みがなされていることは承知の通りである。

また、社会の少子化現象も進展しており、将来の労働人口の不足が懸念されている。平成十七年からはついに死亡率が出生率をしのぐこととなり、このまま経過すれば、二〇五〇年には人口の二十五％を失うと予想されている。すなわち高齢者は増加し労働人口は減少するのである。介護はもともとマンパワーを必要とするものであり、労働力不足の中でどのように介護に必要な労力を確保するかは社会全体の大きな問題となる。現在と同様の労働人口を確保するためには年間九十万人の移民を必要とするとの予測もあり、移民にたよる介護労働の解決も実際に提案されている。

このような状況でロボット技術を介護領域に生かせないかとの提案がなされているのである。愛知万博では人型ロボットのパフォーマンスが話題を呼んだが、このようなロボット技術の成果を介護領域に活用しようとの提案である。人型ロボットについては、そのままヘルパーとして介護に必要な労働力として役立てようとする介護ロボットが提案されている。

JCOPY 88002-857

メンタルコミットロボット

TV会議において、産業技術総合研究所の柴田教授から、あざらし型介護ロボット「パロ」（Paro）の話題が提供され、高齢者介護への適応について議論された。パロは産業技術総合研究所（吉川弘之先生は前回述べた皇位継承に関する有識者会議の座長であり、かつここの理事長であることが、このエッセイをまとめた直接のきっかけであったことに読者は気づかれたであろう）の知能システム研究部門が開発してきたロボットで、メンタルコミットロボットとして位置づけられる。メンタルコミットロボットとは、かわいい・心地良いなど人からの主観的な評価を重視し、人との相互作用によって、人に楽しみや安らぎなどの精神的な働きかけを行うことを目的にしたロボットである。

精神医療の領域には動物を活用したアニマル・セラピーがあることは承知の通りである。筆者は以前にレスキュー犬を活用した高齢者へのアニマル・セラピーの試みに関与したことがあるが、動物とふれあうことで人は楽しみや安らぎを得ることから、動物を積極的に利用し、人の心の病を治療したり、予防したり、体のリハビリテーションに役立てる方法である。

パロは、本物の動物を飼うことが困難な場所や人々のために、セラピー効果を目的として一九九三年から研究開発されている。今までデイサービスセンター、介護老人保健施設、特別養護老人ホーム、小児病棟、児童養護施設などでの実験が続けられており、アニマル・セラピーと同じ効果を得られることが示されているという。そして平成十六年九月の敬老の日から、産業技術総合研究所知能システム研究部門はマイクロジェニックス株式会社と共同開発したアザラシ型メンタルコミットロボット「パロ」新型（第八世代）の商品化を目指して、高齢者向け福祉施設などを対象に活動を展開しているとのことであった。

パロの機能とセラピー効果

タテゴトアザラシの赤ちゃんをモデルにしたパロは、さわり心地の良い人工毛皮で全身を覆われ、体にもやわらかさがある。タテゴトアザラシの赤ちゃんと同様一日の多くを寝て過ごすが、朝・昼・夜のリズムがあり、眠くなったり、活発に行動したりする。パロには、視覚、聴覚、触覚、運動感覚などがあり、ふれあう人や環境の状況を感じることができる。声をかけられたり、なでられたり、叩かれたり、抱っこされたりといった人とのふれあいによって内部の状態が変化し、反応の仕方が変わる。瞬きや表情、頭や手足の動きで驚きや喜びを示したり、鳴き声を出したり、飼い主の好みの行動を学習したり、あたかも心や感情があるように振舞う。ペット動物のように人とのふれあいが期待できることから、介護に役立つ可能性がある。

高齢者向け施設での、心理的効果、生理的効果、社会的効果についての評価が公表されている。心理的効果については、ＰＯＭＳ（複数の項目のアンケート）、フェイススケール（笑顔から泣き顔までの絵で気分を表現）、ＧＤＳ（うつ状態の評価方法）などの主観評価、生理的効果については、尿検査により、二種類の尿中ホルモン（17-KS-S および 17-OHCS）の測定による評価、社会的効果については、ビデオ撮影による被験者のコミュニケーション量と介護者からのコメントによって評価がなされている。

パロとのふれあいによって、心理的には、気分が向上したり、活気が出たり「うつ」の改善効果があった。生理的には、ストレスが低減し、社会的には、高

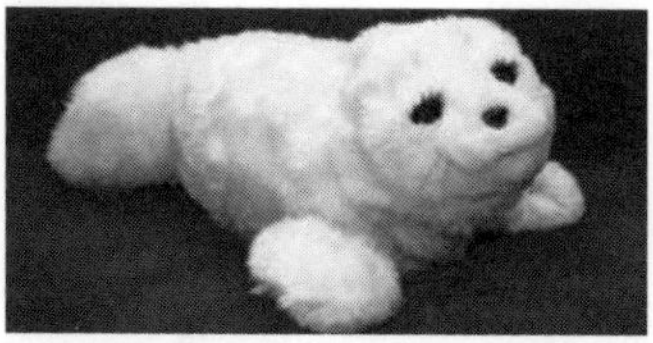

図2　アザラシ型メンタルコミットロボット「パロ」新型（第8世代）

齢者同士および介護者との会話が活発になり、雰囲気が明るくなったという。普段、ほとんど話をしない人が笑顔になって、以前飼育していたペット動物の話をしたり、年齢差のため共通の話題が少なかった介護者と会話が弾んだりなどの効果があった。介護者のバーンアウト（もえつき症候群）評価の結果、介護者への負担と心労が低減したという。国内のさまざまな施設だけでなく、スウェーデン、イタリア、フランス、アメリカの高齢者向け施設や病院などで、パロによるロボット・セラピーの研究が行われており、数々の良好な効果が示されている。

精神医学とロボット

ある意味では精神医学とロボット工学とは最も離れた学問領域かもしれない。しかしながら、パロが高齢者介護に役立つかもしれないという可能性について精神医学的見地から考えてみたい。

アニマル・セラピーで用いられる犬や猫は人間が飼いならしてきた愛玩動物であり、人との共存が保障されており、かつ命ある生物として意味があるのであろう。ペットが生活に潤いをもたらすものであることは全ての人に共通している。ペットの好きな人に言わせれば、ペットとの生活は家族との生活同様であるという。自分の生活が他者と共有されており、おそらくは他者のために自分が生活しているとの認識があり、自分の生活が他者に役立っているとの自覚があるのであろう。

おもえば、バーチャル水族館は広く普及しており水槽の中をゆっくりと泳ぐ熱帯魚は病院や家庭である種の憩いを与えている。自分の趣味としてペットを飼育するようにプログラムされた熱帯魚飼育のゲームソフトも一時期人気があった。子供に流行した「たまごっち」などのゲームでは人が定期的に世話することが要求され、あたかもペットを飼育するように人々が興じている。このような生き物を求める気持ちには共感できる部分がある。生き物を世話するという行為は、簡単に言えば自分が他の生き物に役立っている、あるいは、他者にとって自分の関与が求められているという「他者のためになる」という自覚を呼び覚ますものである。人は社会的な動物であることはいうまでもないが、自分の生が他者に必要とされていることを自覚できることが何よりも大切なのであろう。

「他者にとって必要とされている自分」を自覚するという情動反応は、おそらく人間の根源的な営みであると考えられる。もし、このような情動反応が人を人たらしめる重要な特性であるとするならば、パロのようなメンタルコミットロボットはこれからも活用されていく可能性があろう。

神経症再考

ＤＳＭの診断体系でなくなった病名として、まず第一に挙がるのは「神経症」であろう。筆者の世代の精神科医にとって、「神経症」は極めて重要な疾患概念であり、精神症状を鑑別診断する場合には、まずその精神症状が、精神病性、神経症性、反応性のいずれかであることを診断することが求められていた。機能性精神疾患はおおまかにこの三つのレベルに区分され、精神病理の異常は概ねこの順序であり、治療に要する努力と時間も概ねこの順序、予後の悪さもこの順序に従うと教えられたものである（表）。

このような区分は、臨床現場においては有用であり、その対応法までも示唆してくれる場合があり、若いときにこの三分法を先輩から教えられ重宝してきた。

そして、神経症の項目には、不安神経症、恐怖症、強迫神経症、心気神経症、離人神経症、抑うつ神経症、ヒステリー、神経衰弱の八疾患を並べるというのが、ＤＳＭ以前のドイツ精神医学の診断体系であった。さらには、神経症は精神科医が最も精力的に精神療法の対象とした疾患であり、ある意味では最も精神医学らしい疾患であった。

今日の操作的診断基準に席巻された精神医学の体系を眺めるときに、古い世代の精神科医の多くが、「神経症」の捨てがたい魅力に取り付かれてこの道に入ったのにと、嘆いている姿が眼に浮かぶ。

	内因	外因	病理性	予後
反応性	−	＋＋＋	浅	良好
神経症性	＋	＋		
精神病性	＋＋＋	−	深	不良

JCOPY 88002-857

モーツァルトの音楽と人生

二〇〇六年は天才作曲家モーツァルト（一七五六―一七九一）の生誕二百五十周年の年であった。五歳から作曲を始めたモーツァルトは、三十五歳で没するまでに八百曲以上の作品を残した。ブラームスは、「これほど完璧な曲は驚きとしか言えない。ベートーベンでさえその天才性にははるか及ばない」と言う。ゲーテもモーツァルトの音楽を礼賛し、アインシュタインもまた、「モーツァルトの作品は宇宙からの贈り物」と言う。

後世に伝えられているように、決して成功したとはいえない奇行に満ちた社会生活と完璧な芸術作品との間には、どのような説明が可能なのであろうか。神に愛された天才はどのような経過で多数の優れた楽曲を後世に残しえたのであろうか。なぜかくもモーツァルトの音楽は世代、地域、時代を超えて人を惹きつけるのであろうか。モーツァルトの人生を振り返ってみることにより、天才の条件が明らかになるのではないか。

幼少からの音楽漬け

ヴォルフガンク・アマデウス・モーツァルトは一七五六年一月二十七日、父レオポルト・モーツァルト、母マリア・アンナの7番目の子としてザルツブルクで誕生した。姉ナンネル以外は早逝していたので、実際には両親と姉と4人の家族で育った。父レオポルトは音楽家としては凡庸であったが、姉のためにピア

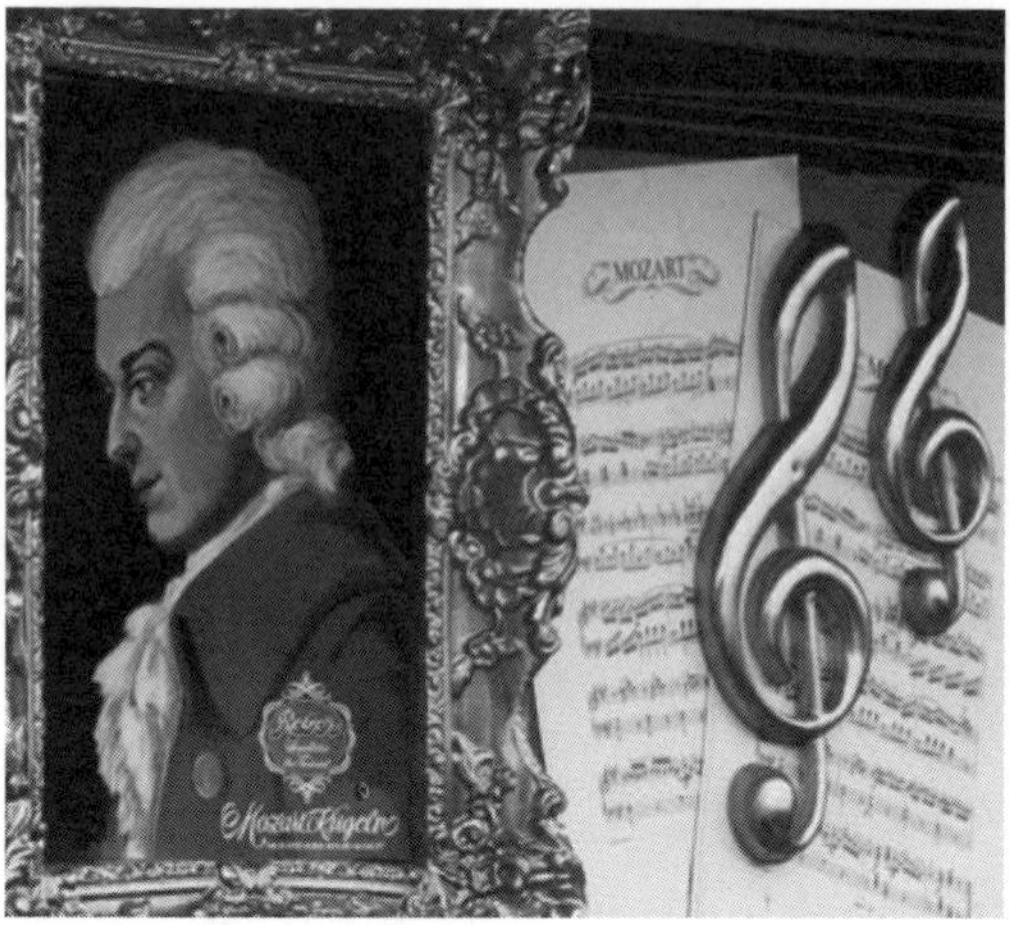

ノの教則本を残すなど教育家としては十分な資質を持っていたようである。モーツァルトは三歳のときから父親による熱心な音楽教育を受けた。

モーツァルトの早熟ぶりは五歳時にメヌエット（K1）を作曲したことからもうかがえる。さらに年わずか六歳にして、オーストリア皇帝フランツ一世、女帝マリアテレジアの前でクラヴィーアを演奏。八歳で最初の交響曲（K18）、十一歳で最初のオペラ（K38）を作曲した。

モーツァルトの楽譜にはほとんど書き直しがない。頭の中で音楽は完全な形で完成されており、それをそのまま楽譜に書き写していたようである。音楽全体を頭の中に完全な形で保持するという特殊な能力があったのであろう。これを示唆するバチカンのシスティーナ礼拝堂でのエピソードがある。門外不出の聖歌「ミゼレー」を一度聞いたモーツァルトは、これを完全な形で楽譜に移すことができたという。

必ずしも音楽家としての恵まれた家系に生まれたとはいえないモーツァルトの優れた音楽性は、子供の頃から音楽の現場で活動していたことにより身につけられたのであろう。絶対音感の獲得には臨界期がある。三～四歳までの訓練により八割の人が絶対音感を獲得できるが、この年代を過ぎるといくら訓練しても絶対音感を獲得することはできないといわれている。音楽脳の研究から、音楽家の脳梁は発達しておりとくに脳梁の前方が大きくなっていること、また音楽家の側頭平面にはその非対称性が顕著に見られることが示されている。モーツァルトの場合には、父親による幼少期からの音楽教育が優れた音楽性をもたらしたと考えられよう。

旅による脳の刺激

父親レオポルドはモーツァルトを音楽家として世に出そうと決めていた。息子の非凡な才能をヨーロッパ中の人に聞いてもらうために旅に出ることにした。モーツァルトは六〜十六歳までの十年二ヵ月の間、生活のほとんどを旅先で過ごすことになった。

宮廷やサロンの演奏会で多くの人たちと会い、新しい知識を耳にしたであろう。モーツァルトは行く先々でその地の言葉を吸収したという。旅は今でも日常から非日常への開放であるといわれる。モーツァルトも旅先で多くの新しい刺激を経験したであろう。たとえば、ボローニャの聖ドメニコ教会でマルティーヌ神父から音楽理論の手ほどきを受けたといわれ、その成果は、ミラノで作曲されたオペラの大作「ポントの王ミトリダーテ」に見ることができる。

もちろんつらい体験も多かった。旅先で、天然痘やリウマチ熱にも感染した。また、旅先で知り合った人や国、町との別れもつらい旅の宿命であったろう。

このような喜怒哀楽を惹起する刺激は日常的な生活の繰り返しと比較すると、明らかに脳を活性化する作用を持っていたであろう。旅は幅広い柔軟性と感性を醸成し、多くの人に受け入れられる音楽を作り出すために役立ったと思われる。一般化して言うと、常に環境の変化にさらされていることは、脳の活性化、ひいては創造性を養うことにつながったと考えられる。モーツァルトは人が好きであった。

継続された音楽

十七～二十一歳までの間、モーツァルトはザルツブルクのタンツマイスターハイツで不遇な生活を送った。音楽家としての就職の機会も与えられず、苦悩と屈辱に満ちた日々であった。しかしながら、驚くべきことに、この時期に多くの名曲が創造されている。

青年期のモーツァルトの生活は、いわゆる常識人としての社会性を身につけようとしてその壁を乗り越えられなかったのかもしれない。ベーズレ書簡として知られる二歳年下の従妹ベーズレへの手紙には汚い言葉がちりばめられている。社会性あるいは常識という枠を自由に大胆にはみ出ている。

このような大人への過渡期に音楽を継続できたことの意味は大きかった。モーツァルトは二十一歳のときにアウグスブルクで革新的な楽器ピアノフォルテと出会った。この新しい楽器は音楽の表現性を飛躍的に高めるものであり、このような新しい表現の可能性を手にしたことが音楽を続けていこうという気持ちにさせたのかもしれない。

二十二歳のときに再び訪れたパリでは、もはや子供のときのようには歓迎されなかった。大人の音楽家として生活をしていくためには、社会人として要求される最低限の常識が欠けていたからである。しかしモーツァルトは音楽を続けた。神童モーツァルトが、その音楽性を保ったまま社会人に脱皮するためには大きな障壁があったであろう。モーツァルトにとっては、音楽だけが全てであり、自分の技術を卓越したものにしたいという追求心を保ち続けた。

天才の人生と音楽

一七七八年七月母親マリア・アンナが旅先パリで病死した。就職ができず、失恋、母親の死と現実の厳しさに悲嘆にくれる経験から、音楽はますます透明になっていった。世の中のままならないことを経験した後に、許されないということを意味した音楽を作曲するようになった（後宮からの誘拐、一七八二）。この時期からの音楽は、人間の喜怒哀楽を経験してから、魂の自立を表現したものかもしれない。人間関係の中での心の動きを、人間が生きるということを、音楽に置き換えたのかもしれない。

二十五歳のときに自立し、ウィーンのヨーゼフ二世保護の下、晴れて音楽家として生きることになった。そして翌一七八二年、二十六歳でコンスタンツェと結婚。この年は年間六十曲以上を作曲している。旺盛な創作意欲は結婚という人生の変化によってもたらされたものである。しかしながら、幸福な結婚生活は長続きしなかった。

一七八三年には生まれたばかりの長男を、一七八六年には三男を亡くした。そして一七八七年には父親の死に見舞われる。一七八八年には長女が、一七八九年には次女も生まれた日に死亡、そして妻も精神的に不安定となっていった。当然のことながら作品の数も次第に減っていき、経済的にも苦しい状況となっていった。ところが不思議なことにこの頃の作品には明るいものが多い。Eine Kleine Nacht Musik（K525）、一七八七年のオペラ「ドン・ジョバンニ」（K527）、三大交響曲（K543, K550, K551）、オペラ「コシ・ファン・トッテ」などはこの時期の作品である。

これらの作品とモーツァルトの人生との間には大きなギャップがある。芸術は自己表現という面もあるだろうが、この時期の作品にはあてはまらない。なぜこの時期にモーツァルトが「天上の音楽」とでもいうべき美しい調べを作曲しえたのかは大きな謎であろう。モーツァルトの天才たるゆえんである。天才にはギャップがあるものである。

一七九〇年は作品の少ない年であった。病に侵されながらも、魔笛（K620）を作曲している。そしてこの頃にレクイエムの匿名の依頼があった。モーツァルトは、自分の死を予感しながらも応諾し、最後の仕事としてレクイエム（K626）の作曲に着手した。そして一七九一年十二月五日に死亡し、翌六日にウィーン聖マルクス墓地に埋葬された。

おわりに

モーツァルトについては多くの病跡学的論考がなされている。うつ病（Reichsman, 1981）、双極性２型（Davies, 1987）、Tourett's 症候群（Simkin, 1992）、あるいはそれを否定する意見（Aterman, 1994; Karhausen, 1993）、うつ病と依存性パーソナリティ障害（Huguelet, 2005）などがその代表であろうか。モーツァルトの亡骸は十年後に掘り出され、巡り巡って二百年後に本人のものと鑑定されたといわれている（Puech, Puech, &Tichy, 1989）。頭蓋骨には左側頭葉の骨折と硬膜下血腫の痕が見られ（Drake, 1993; Puech, et al., : 1989）、この血腫が晩年の易疲労感・うつ症状の原因となっていた可能性が指摘されている。

ベートーベンの性格変化は鉛中毒？

バッハ(Bach)、モーツァルト(Mozart)はドイツ語読みで標記されるのに、何故かベートーベン(Ludwig van Beethoven)だけは英語読みが一般的になっている。「van」がつく姓はネーデルラント系を示す。ドイツ語の「von」は下級貴族において領地名に冠して姓とする称号とされているが、オランダ語の「van」は庶民の姓にも普通に使われる。van Beethoven は領主姓ではなく、「ビート(Beet)農場(Hoven)の」という意味合いである。ドイツ語読みでは「ルートヴィヒ・ファン・ベートホーフェン」となる。

ベートーベンは、一七七〇年十二月十六日、神聖ローマ帝国のボンにおいて父ヨハン、母マリアの長男として生まれた。歌手だった祖父がベルギー・アントウェルペン州・メッヘレン市から移住して来たフランドル系の家系であり、幼い頃は祖父の支援を受けて音楽に囲まれた環境で育った。一七七八年、ケルンのシュテルンガッセ音楽堂での演奏会に出演し、一七八二年から作曲家クリスティアン・ゴットロープ・ネーフェに師事したが、父親は大酒のみで、十代には父に代わって家計を支えていた。一七八七年、十六歳のベートーベンはウィーンでモーツァルトに出会った。この年、母マリアが亡くなり、ベートーベンはまだ幼い二人の弟たちの世話をせざるを得なくなり、音楽の勉強もままならなくなった。そのようなつらい時期を乗り越え、二十二歳でウィーンでの活動を開始し、ピアノの即興演奏で名声を高めた。しかしながら、二十歳代後半から難聴が悪化し、三十二歳のとき「ハイリゲンシュタットの遺書」を書いた。

完璧なる聴覚の喪失

「ハイリゲンシュタットの遺書」は、三十二歳の一八〇二年十月一日と十日付の二通の、宛先人には届けられなかった遺書である。「耳が聞こえない悲しみを二倍にも味わわされながら自分が入っていきたい世界から押し戻されることはどんなに辛いものだろうか。私には人々に向かって『どうかもっと大きな声で話して下さい。私は耳が聞こえないのですから叫ぶようにしゃべって下さい』と頼むことはどうしてもできなかったのだ。音楽家の私にとっては他の人々よりもより一層完全でなければならない感覚であり、かつてはこのうえない完全さを持っていた感覚、私の専門の音楽畑の人々でも極く僅かの人しか持っていないような完璧さで私が所有していたあの感覚を喪いつつあるということを告白することがどうして私にとってできたであろう…。

私の傍らに座っている人が遠くから聞こえてくる羊飼いの笛を聞くことができるのに私にはなにも聞こえないということは、私にとって大きな屈辱だった。そのような経験を繰り返すうちに私は将来に対する希望を失ってしまい自ら命を絶とうとすることもあった。そのような死から私を引き止めたのは芸術である。私は自分が果たすべきだと感じている総てのことを成し遂げないうちにこの世を去ってゆくことはできないのだ。」

この頃のベートーベンは、難聴とジュリエッタ・グイチャルディとの恋愛の破綻で苦しんでいたが、同じ年に「交響曲第二番ニ長調 Op.36」、「ピアノ協奏曲第三番ハ短調 Op.37」、「ロマンス第一番ト長調 Op.40」などを完成させた。これらの作品には、おだやかで希望にあふれた気迫がみられることは驚くべきことである。

この絶望から再起し、三十四歳のときに交響曲第三番「英雄」を発表し、その後約十年間にわたって中期を代表する名作を次々に発表した。「英雄」交響曲については、ベートーベンはフランスにおいて破竹の進撃を見せていたナポレオンを念頭に第三交響曲を書き上げたが、ナポレオンが皇帝になったと聞いて『彼もまた、俗物であったか』と激怒し、作曲したばかりの楽譜をばらばらに引きちぎってしまったという逸話がある。楽譜の最初のページに書いてあったナポレオンへの献呈の言葉を荒々しく消したペンの跡が現在も確認できる。

晩年は、慢性的な腹痛や下痢など徐々に悪化する体調に加え、甥カールをめぐる養育権争いやカールの自殺未遂事件が起こり、私生活では苦悩の日々を送っている。しかし交響曲九番やミサ・ソレムニスといった大作を発表した前後からの晩年の作品群は、難解かつ崇高な精神性を湛えており、ベートーベンが最後に到達した境地の高さを示すものとなっている。一八二七年三月二十六日、五十六歳にてその波瀾に満ちた生涯を終えた。ベートーベンの臨終には、雷鳴とともに稲妻が閃いたが、右手の拳を振り上げ厳しい挑戦的な顔をし、遥か高みを数秒間にらみつけて、「Plaudite, amici, comedia finita est」（諸君、喝采を、喜劇は終わりだ）と発したと伝えられている。

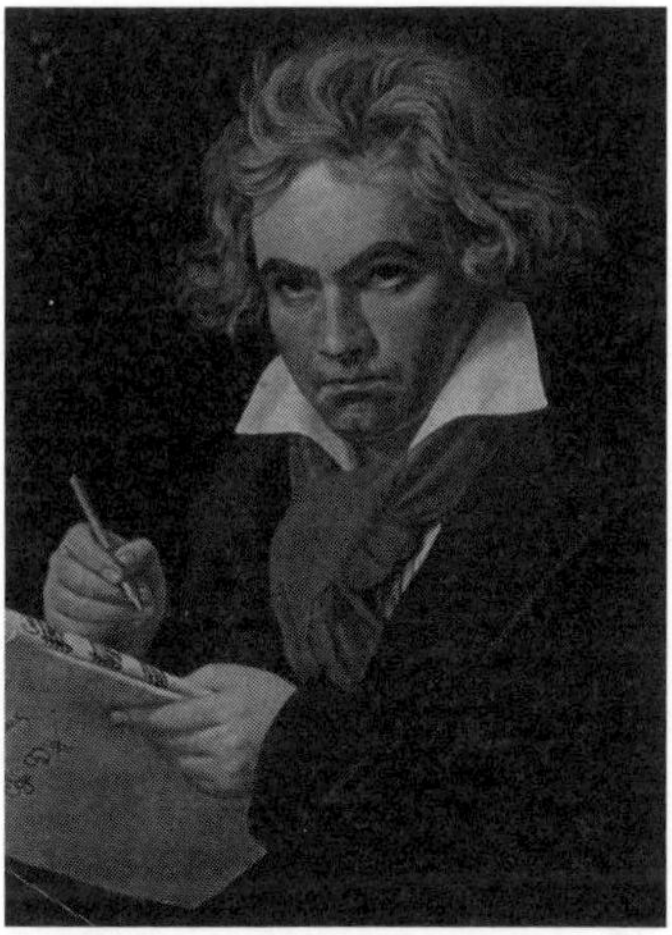

疾患と難聴

ベートーベンは二十八歳から次第に難聴を来たし四十四歳時には完全に聴力を失っていた。その原因については、父親からの暴力あるいは転倒による頭部外傷、神経梅毒、骨硬化症（パジェット病）などが言われている。ベートーベンの剖検は、近代解剖学の父といわれるKarl Rokitanskyにより一八二七年三月二十七日に行われた。Rokitanskyは頭蓋骨の厚みと萎縮した聴神経の所見を記載しており、これはパジェット病の所見と一致する。たしかにベートーベンの容貌は、頭が大きく額が突出しており、大きな顎と頬骨はパジェット病を思わせる。梅毒性動脈炎、慢性中耳炎の所見はない。帽子や靴のサイズが合わなくなったことも記録されており、骨パジェット病による聴神経圧迫が難聴の原因になったとも考えられる。

肝硬変の所見があり、進行性聴覚障害のためにうつ状態となり慢性アルコール中毒となったことが示唆される（Wolf, 2001）。

ベートーベンの聴覚障害をInflammatory Bowel Disease（ＩＢＤ）とした説もある。ベートーベンは十代から慢性の胃腸症状を訴えていた。IBDとは潰瘍性大腸炎やクローン病などを含む免疫疾患であるが、消化器症状に加えて、神経性難聴や原発性硬化性胆管炎Primary Sclerosing Cholangitis（ＰＳＣ）を引き起こす。そして胆管炎は肝硬変と肝不全を呈しうるから、ベートーベンの症状をすべて説明することができるとして、ベートーベンの難聴はＩＢＤによるとする考えが提唱されている（Karmody,2005）。

二〇〇〇年十月十七日、The Health Research Institute and PfeifferTreatment CenterのWilliam Walshらはベートーベンの物とされる毛髪八束を解析し、通常の百倍近い鉛が検出されたと発表した。Lancetにも短い記事が紹介されている（Senior,2000）。毛髪がベートーベン本人のものかどうかが問題となるが、その入手の経路については、ベートーベンの弟子であったFerdinand Hillerがベートーベンの死直後に切り取ったものであり、Hiller家に代々受け継がれていたものがデンマーク人内科医Kay Fremmingに渡り、Sotheby協会に譲られたものだという（Martin,2000）。体内に蓄積された鉛の由来として、汚染されていたドナウ川の魚から、温泉のミネラル水を飲んでいたから、ワインの容器から、ワインに添加物として使用されていた酢酸鉛からなどと言われている。この鉛中毒がそもそも慢性的な腹痛・下痢の原因になっていたこと、性格変化や肝硬変の原因となったことが推察されている。また鉛中毒はまれに難聴を引き起こすこともありうる。さらに二〇〇五年十二月六日に、ベートーベンの頭蓋骨に高濃度の鉛が含まれていたことがArgonne National Laboratoryから発表された。この頭蓋骨はＤＮＡ鑑定により毛髪と同一人物と確認されており、William Walshのチームはベートーベンの鉛中毒説を強く主張している。

性格

ベートーベンは、小太りで身長も低く、黒い顔は天然痘の痕で酷く荒れていたという。若い頃は着るものにも気を遣っていたが、歳を取ってからは一向に構わなくなり、「汚れ熊」のあだ名で呼ばれた。浮浪者と間違われて逮捕される事も何度もあったという。性格は、ゲーテに「その才能には驚くほかないが、残念なことに傍若無人な人柄だ」と評されるように、傲慢不遜であった。ちょっとした集まりで何か弾くよう頼まれてもまず弾く事はなく、そうした頑固さは作品にも反映されている。毀誉褒貶の激しい性格でもあった。非常に厳しかった反面、冗談・語呂合わせを好むという面もあり、諧謔性が発揮された作品も残っている。

参考文献

Martin R: Beethoven's Hair. Broadway Books, 2000

Senior K: Did Beethoven die of lead poisoning?. Lancet.356（9240）,1498.2000

Karmody CS, Bachor ES:The deafness of Ludwig van Beethoven: an immunopathy. Otol Neurotol. 2005 Jul: 26（4）: 809-14

Paul Wolf: Creativity and chronic disease Ludwig van Beethoven（1770-1827）.West J Med. 2001 November; 175（5）: 298.

ロベルト・シューマンの双極性障害

ドイツロマン派を代表する作曲家、ロベルト・シューマン（Robert Alexander Schumann）は、一八一〇年六月八日にボヘミア国境近くライプツィヒ南方の田舎町ツビカウ（Zwickau）に、姉一人兄四人の末っ子として生まれた。祖父はルター派の牧師であり、父親アウグストは出版社を経営しながら自分でもいくつかの出版物を手がける文化人であったが、気分障害であったといわれている。母親ヨハンナはドイツ中流家庭の出身であり感受性豊かな人であった。ナポレオン軍のドイツ進行と共に蔓延したチフスの流行があり、母親ヨハンナもチフスに感染したために家族から2年間隔離されるという出来事があった。シューマンは二歳から四歳の時期に母親から隔離されたことになる。

シューマンの家庭は比較的裕福であり、家庭教師をつけての学業とともにピアノを習った。シューマンは、早くから音楽の才能を示し、十一歳時に合唱と管弦楽のための作品を書いた。一八二六年に父親が亡くなったが、生活の安定を望んだ母親の強い希望により、一八二八年にシューマンはライプツィヒ大学法学部に入学した。しかしながら、大学での勉強はそっちのけでピアノに熱中し、一八三〇年には音楽家ヴィーク（Friedrich Wiek）の家に移り住み、毎日ピアノレッスンに明け暮れた。ヴィーク家の一人娘クララは当時十歳であったが、クララも才能豊かな女性であり、ヴィークは娘をヨーロッパ随一のピアノ演奏家に育て上げることを目標にしていた。

作曲家、文筆家としてのシューマン

シューマンの熱中はピアノだけでなく、飲酒、女遊びなどにも度を過ごしたようなところがあり、二十歳時に最初の躁病エピソードがあったらしい。この年に『アベッグ変奏曲』が出版され、一八三一年にはハインリッヒ・ドルンに師事し作曲を学び始めた。この頃の過度のピアノ練習により右指を痛めたために、ピアノ演奏を諦めなくてはならなくなり、それ以降は、音楽評論家、作曲家として生計を立てる決意をした。そして、兄嫁ロザーリエと兄ユリウスの相次ぐ死亡を契機として、二十三歳のときに最初のうつ病エピソードを経験した。一八三三年十月のうつ病期にクララにあてた手紙には、「絶えがたいほどの恐怖にさいなまれる。理性を失うという天が与えうる最悪の罰である。この恐怖で居ても立ってもいられない。頭が麻痺してしまい、息も止まりそう。こんな状態が続いたら自殺してしまうかもしれない」と書き送っている。

シューマンの文学的才能は評論家としての文筆活動に生かされ、一八三四年に新音楽雑誌『Die Neue Zeitschrift für Musik』を創刊し、その編集を担当した。このような生活の中で一八三七年九月、シューマンはヴィークの娘クララ（十八歳）にプロポーズした。クララは父親の期待を一身に受けてピアニストとしての名声を確立しようとしているときであり、ヴィーク父娘はヨーロッパ中を演奏旅行して回っていた。父親はシューマンの生活能力や人柄に対して不安を持っており、娘の結婚を許可しようとはせず、「娘に近づくと殺す」とまで反対した。父親はシューマンが娘と会うことを拒絶し、その後の三年間は会うこともできなかった。そうした状況でシューマンはクララとの結婚を主張して一八三九年七月に父親を訴えた。法廷での争いにおいてシューマンの度を過ごした性格傾向などが公開されたが、結局はこの訴訟に勝利を

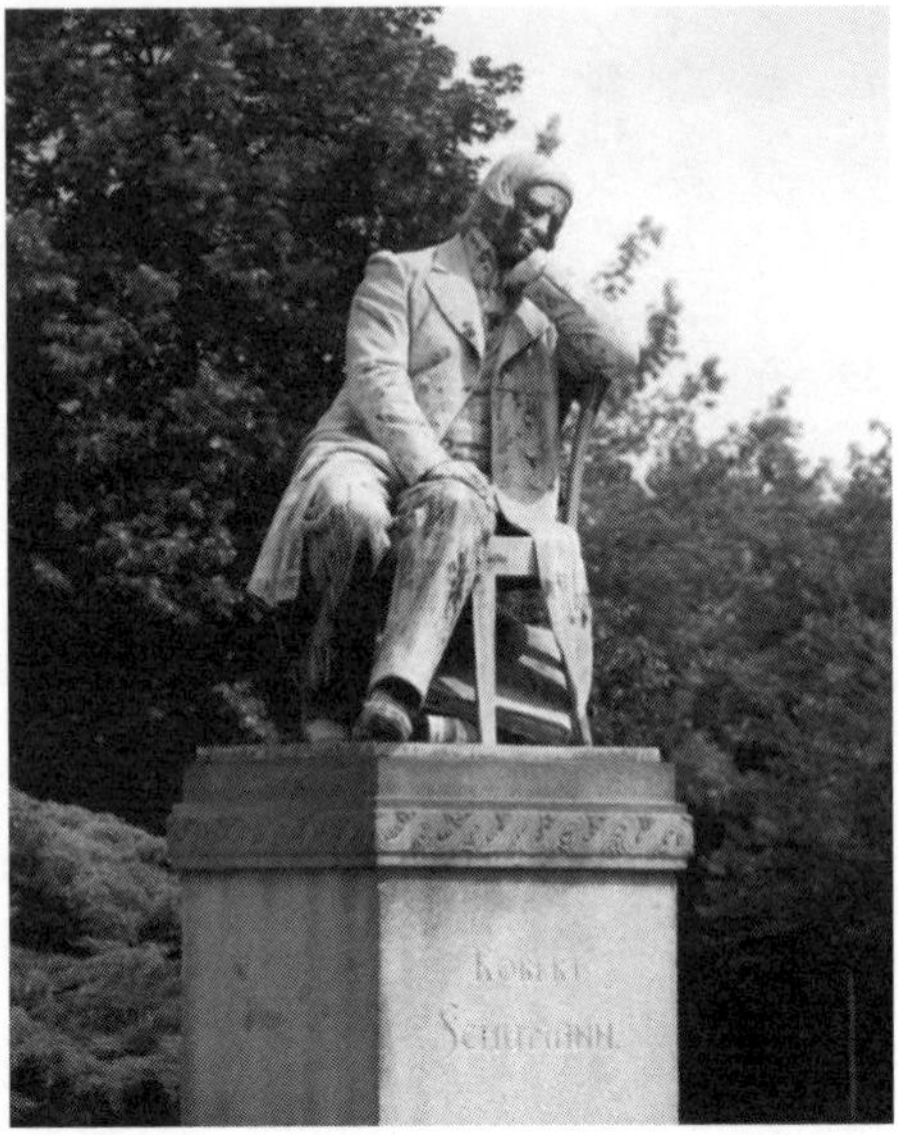

収めてシューマンは一八四〇年九月にクララと結婚した。

それまでシューマンはピアノ曲を中心に作曲していたが、結婚を境として次々に歌曲を作るようになった。一八四〇年には、生涯に残した歌曲の大半となる百二十曲以上を作曲した。クララに対する愛情はそれほど大きいものであり、ピアノ曲だけでは表現できない情感の表現のために歌詞が必要になったのかもしれない。シューマンの歌曲には、ピアノ曲の経験がふんだんに生かされており、「歌声部の伴奏を持つピアノ曲」と呼ばれることもある。１年ほどの間に『詩人の恋』『リーダークライス』『女の愛と生涯』などを作曲し、いわゆる「歌曲の年」と呼ばれる。一八四一年は「交響曲の年」であり、第一交響曲『春』や第四交響曲の初稿を書いた。一八四二年は「室内楽曲の年」であり、『ピアノ五重奏曲』などの室内楽曲を集中して書き、さらにその翌年にはオラトリオ『楽園とペリ』など、年を追うごとにシューマンの作品は幅の広いものとなっていった。シューマンに見られる一定形式の楽曲への集中は、一つの形式やパタンにこだわる性格傾向によるものかもしれない。

苦痛に満ちた晩年

晩年の頃からシューマンは大きな気分変動を経験するようになり、転地療養として一八四四年からドレスデンに生活の場を移した。ピアノ協奏曲などの作曲に励んだが、徐々に精神の均衡が崩れる兆候が出てくるようになった。その危機を脱しようとクララとともにバッハ研究に熱中していたが、創作意欲は低下し始めていた。一八五〇年にデュッセルドルフの指揮者のポストを得て管弦楽団と合唱団の指揮を担当したが、シューマンは指揮者としての才能には乏しかったようで、人間嫌いの性格もあり、団員から敬遠されるようになり、指揮者の職を解任されてしまった。この頃からシューマンの精神衰弱は一段と進行した。

一八五四年二月に大きなうつ病に襲われた。二月十日、幻覚が現れ睡眠がとれず頭の中に奇妙な音楽が渦巻いていた。二月十七日には、夜中に飛び起きて「天使が送ってくれた主題」を書きとめて、天使の主題による変奏曲を書き始めたが、天使から変化した悪魔が「虎やハイエナのように襲いかかり自分の肉を引きちぎる」という体験を述べている。このような恐怖に耐え切れずにお祭りの群衆の中を突っ切ってライン川に投身自殺を図った。すぐに救助されたが、シューマンは精神的身体的に混乱しており、三月四日にEndenich療養所に収容され、一八五六年七月二十九日に亡くなるまでの二年間余をDr. Franz Richarzのもとで療養生活を送ることとなった。

連続する「喪の作業」

ロベルト・シューマンの精神障害は、双極性I型（Ostwald, 1985）、神経梅毒（Daverio, 1997; Slater &Meyer, 1959）とされてきたが、彼の生涯は、作曲・文筆活動をつうじて、精神疾患だけでなく、度重なる喪失・別離体験を乗り越えようとしてきた生涯であったと思われる。二～四歳のときの母親との別離体験はシューマンの喪失や別離に対する高い感受性を残すことになったであろう。十五歳時の父親と姉の死亡、二十歳代のクララとの別離、三十歳時の母親の死亡、この間の三人の同胞の死亡などを通じて、ある意味では彼の生涯は「喪の作業」の連続であったのかもしれない。

シューマンの生涯における重症うつ病エピソードは一八三五年、一八四四年、一八五四年のいずれも秋から冬にかけて記録されている。この季節性は、相次いだ家族の死亡が、妹エミール（一八二五年十一月）、父親（一八二六年八月）、兄ユリウス（一八三三年八月）、義理の姉ロザリー（一八三三年十一月）、母親（一八三六年二月）といずれも八月から二月の間であることから、家族の命日に一致した発症と考えることもできる。

シューマンは一八三三年以降、妄想を伴う大うつ病相を繰り返し経験しており、双極性障害であったことは間違いない。しかしながら最後の二年間の荒廃状態から統合失調症を患っていたとする説もある（Payk, 1977）。

シューマンが入院していたサナトリウムの院長 Dr. Richarz により剖検がなされたことは知られていたが、その記録は長い間うずもれていた。一九八六年にツビカウの記念館に保存されていた剖検記録が初めて公開された。その内容は、脳重一三三六 g、頭蓋内容積一五一〇㎤であり脳萎縮の所見はない。また脳内の炎症を示唆する所見もなかったことから神経梅毒という説にも大きな疑問が持たれている（JanischW, Nauhaus G,1986）。

参考文献

Payk TR. Robert Schumann as a patient in Bonn-Endenich, Confin Psychiatr. 1977; 20（2-3）: 153-61.
Janisch W, Nauhaus G. Autopsy report of the corpse of the composer Robert Schumann-publication and interpretation of a rediscovered document Zentralbl Allg Pathol. 1986; 132（2）: 129-36.

ラフマニノフと精神療法

前回のロベルト・シューマンの項では、ロベルト・シューマンの妻クララ・ヴィーク・シューマン（Clara Wieck Schumann）（一八一九―一八九六）の疾患については殆ど触れなかった。クララ・シューマンは歴史に残る名ピアニストの一人であるが、慢性疼痛にさいなまれていた。そして慢性疼痛に悩まされていたピアニスト・作曲家にはもう一人セルゲイ・ヴァシリエヴィチ・ラフマニノフ（Sergei Vassilievich Rachmaninov）（一八七三―一九四三）がいる。

多大な影響を与えた音楽家と精神科医

ラフマニノフは、一八七三年四月一日ロシアのオネーグの裕福な家庭に生まれ、四歳時に母から最初のピアノのレッスンを受けた。母は士官学校校長を務めていた将軍の一人娘であり、厳格で内向的な人であった。一方、父は人のよい大まかな性格の人であった。父親の投機事業の失敗から九歳のときに一家は没落し、オネーグの所領も競売にかけられ、ラフマニノフは母親と五人の兄弟と共にペテルブルクの狭いアパートに移った。ペテルブルク音楽院では、あまりまじめな学生ではなかったが、十二歳のときにピアニストの従兄アレクサンドル・ジロティに見いだされ、モスクワ音楽院のニコライ・ズヴェーレフの家に寄宿してピアノを学ぶことになった。

モスクワ音楽院では、ズヴェーレフの厳しい教えとともに、アントン・アレンスキーに和声を、セルゲ

JCOPY 88002-857

イ・タネーエフに対位法を学んだ。時代を二分したもう一人の作曲家アレクサンドル・スクリャービンとは同級であった。十八歳で（一八九一年）モスクワ音楽院ピアノ科を卒業したが、ラフマニノフとスクリャービンは、金メダルを分け合うこととなった。

この年にピアノ協奏曲第一番を完成し一八九二年にはオペラ「アレコ」を卒業制作して同院作曲科を卒業した。この作品はチャイコフスキーの影響が強く見られる。当時モスクワで最とも尊敬されていた作曲家であるチャイコフスキーに認められることは、新進気鋭の作曲家にとっては重要なことであった。ラフマニノフにとって、「アレコ」初演の場においてチャイコフスキーからの賛辞は何よりも大きな喜びであった。ところが、ラフマニノフが心から崇拝していたチャイコフスキーは当時流行していたコレラに罹り一八九三年に亡くなってしまった。チャイコフスキーの死はラフマニノフにとって、最大の音楽の理解者、父親としての庇護者を失うことを意味していたと思われるが、ラフマニノフはその悲しみを芸術創作に昇華させた。チャイコフスキーがその師ルービンシュタインの死を悼んでピアノ三重奏曲を作曲したことにならい、ラフマニノフもピアノ三重奏曲を作曲してチャイコフスキーに捧げた。そしてこのような創作活動の集大成として一八九五年の交響曲第一番が位置づけられる。

交響曲第一番は、一八九七年にペテルブルクにおいて、満を持しての初演となった。ラフマニノフはこの作品には大きな自信を持っていたが、指揮者グラズノフの理解不足もあり全くの酷評であった。この結果にラフマニノフは大きなショックを受け神経衰弱に陥りその後二年間は作曲の意欲を失ってしまった。

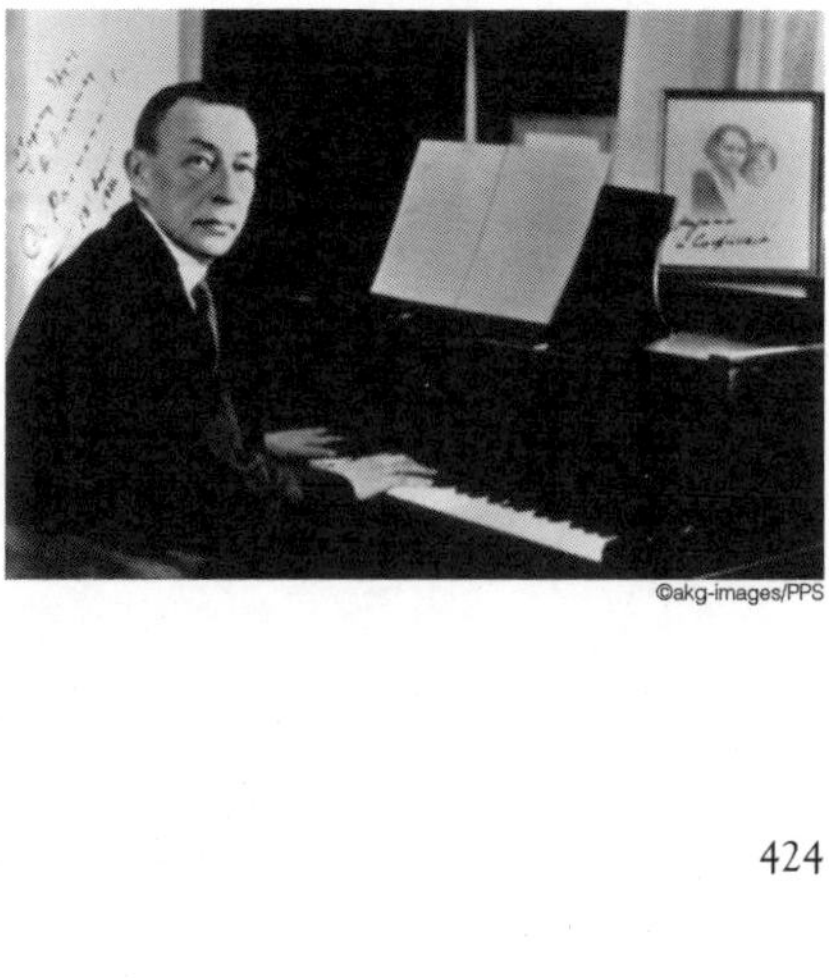

©akg-images/PPS

このような状態から再起することができたのは、精神科医ニコライ・ヴラディミロヴィチ・ダーリ（Nikolai Vladimirovich Dahl）との出会いであった。当時はフロイトの精神療法がロシアにも拡大し始めていたときであり、ニコライ・ダーリは一八八七年にモスクワ大学を卒業した後、モスクワ市内で開業していた精神科医であり優れたアマチュアのチェロ奏者でもあった。ダーリの治療と家族の支えにより回復したラフマニノフは、後にピアノ協奏曲第二番（一九〇一）を作曲しダーリに献呈した。この曲は作曲者自身の独奏により初演され、非常に好意的に受け取られ、現在でも最も人気がある作品である。映画「逢びき」のテーマ曲としても有名であり、ラフマニノフの作曲家としての名声を確立することとなった。

一九〇二年に従妹のナターシャ・サーチナと結婚し、一九〇四年にはボリショイ劇場の指揮者となり、約一年間務めたが、楽員には気難しい指揮者と恐れられたようである。一九〇九年にはピアノ協奏曲第三番を完成した。この秋にはアメリカ合衆国へピアニストとしての演奏旅行を行った。この旅行はアメリカでの人気を高めることとなったが、一九一七年のロシア革命を逃れるために、ラフマニノフ一家は一九一八年に合衆国に移住した。その後はパリやスイス、ドレスデンで演奏活動を行いながら、一九三一年にスイスのルツェルン湖畔に別荘（セナール）を建て、ヨーロッパとアメリカ合衆国を行き来しながら演奏活動を続けた。いくつかの作品が手掛けられたが、一九三四年に書かれた『パガニーニの主題による狂詩曲』は、多くの編曲とテレビ・映画の主題曲となった有名な作品の一つである。一九四三年三月二十八日ビバリーヒルズ（カリフォルニア州）でがんのため死去し、ニューヨーク市近郊のヴァルハラのロシア人墓地に埋葬された。

JCOPY 88002-857

ラフマニノフのマルファン症候群

ラフマニノフは長身（一九三cm）やせ型であり、写真を見ると長い顔と高い鼻、耳の位置、少ない皮下脂肪などの特徴を備えている。三十歳以降は、目の症状、頭痛、背部痛、指のこわばり、左手小指の関節痛、指先からの出血傾向などに悩まされていたという。ラフマニノフは、人並み外れて大きい手指を持っていた。ピアノ協奏曲二番のピアノ譜を見ると、単にスパンが大きいだけでなく親指をくぐらせて曲芸のような指の動きが要求されている。彼の指はオクターブ半のスパンを持っており、魔法の手を持つピアニストと呼ばれているが、このような特徴からラフマニノフはマルファン症候群であったといわれている。

マルファン症候群は常染色体優性の遺伝性疾患であり、骨格、眼、心循環系の症状を呈する。骨格系では長管骨の過剰伸長により異常に長い四肢と手足の指（arachnodactely）と狭い額（dolichocephalic）と細長い顔貌となる。皮下脂肪が少なく、肋骨の過剰進展による前胸部変形、靭帯・腱・筋膜の緩みなどから脊柱後湾側湾、扁平足、耳の位置異常が起こる。眼症状としてはレンズの固定不良、遠視、扁平な光彩などが特徴的である。心循環系異常としては、特に上行大動脈の動脈瘤、心臓弁膜症などが起こる。

ラフマニノフの精神衰弱と心理療法

前述のように一九〇〇年一月から四月まで、ラフマニノフは毎日ダーリの診察場に通って心理療法を受けた。ダーリは催眠療法と心理療法を用いて「あなたは素晴らしいピアノ協奏曲を作る」という暗示療法を行い続けた。ダーリによる精神療法はどのようなものであったのだろうか。ラフマニノフの回想録の中には次のように記述されている。「私はダーリの治療によって、作曲できるまでに回復することができた。

ダーリは私にどんな作品を作りたいと思うかと尋ねた。私はピアノ協奏曲と答えた。その日から私は毎日ダーリの診察場のカウチに横たわりながら半催眠状態で「きっとピアノ協奏曲を書くようになるよ、素晴らしいピアノ協奏曲を書くようになる」という暗示を聴き続けた。毎日続いていると、不思議なことに、自分でもそのような気分になるのがわかった。そしてその夏から私は作曲に取り掛かった。構想とアイディアは自然にわきあがり、その秋にはアンダンテとフィナーレの二楽章を書き終えた。このような作業の中で私は再び自信を取り戻すことができ、ダーリによる治療は明らかに私を精神衰弱から救い出したと思う。そのようなことで私はこのピアノ協奏曲をダーリに捧げることにした」と。

大方の精神分析的解釈は以下のようになるのではなかろうか。ラフマニノフの交響曲第一番の完成の前に敬愛するチャイコフスキーは突然亡くなってしまった。若い作曲家としてチャイコフスキーを敬愛していたラフマニノフにとっては大きな衝撃であったろう。しばしば、愛する対象を失った心には、「愛する者に対する無意識の敵意が解放される」という。交響曲第一番には、チャイコフスキーに対する「無意識の反抗」がみられるのではないか。ラフマニノフは新しいロシア音楽の作風を打ち立てようとの思いがあり、自分でも全く新しい作品を仕上げることができたという自負があった。交響曲第一番には、チャイコフスキーの影響や当時の伝統的な作曲手法からの決別があったが、これは、同時にチャイコフスキーを代表とするこれまでの音楽の終焉を意味することでもあった。ラフマニノフが気づいていたかどうかにかかわりなく、ラフマニノフの交響曲第一番の成功は、そのままチャイコフスキーの音楽の終わりを意味するものであった。

このような過去とチャイコフスキーへの依存からの決別という無意識の作用により創作された作品が交響曲第一番であったが、この作品はその初演の場においてものの見事に粉砕された。そしてこの体験は、ラフマニノフの精神に変調をきたすほどのショックであったことは疑いようがない。ダーリの精神療法は、ラフマニノフの能力と存在の必要性を保証し、彼が罪を犯したのではないことを繰り返して、無意識に訴えかけることであったろう。ラフマニノフの中にあるチャイコフスキーの死に手を貸したのではという無意識の罪を否定して、彼の能力を認め彼の才能を保証することであり、チャイコフスキーが果たしていた父親代わりの存在となることであったろう。ダーリの精神療法では、繰り返して彼の才能と能力を保証すると同時に彼の罪の意識を取り払うことが重要であったと思われる。そしてダーリの中にチャイコフスキーに代わりうる父親として庇護者の姿を重ね合わせることができたことが、ラフマニノフの回復につながったのではないだろうか。そしてこのような経験から、ラフマニノフはピアノ協奏曲をダーリに捧げることにしたのであろう。

参考文献

GarciaE; Rachmaninoff's emotional collapose and recovery; the first symphony and its aftermath. Psychoanalytic Rev 91(2): 221-238, 2004

JCOPY 88002-857

生活習慣病と睡眠障害

糖尿病患者の三十％は不眠を呈するといわれている。糖尿病に起因する神経障害、腎機能障害などのために睡眠が障害されるからである。一方、睡眠障害は直接的に肥満や糖尿病のリスクになりうる。健常人においても睡眠不足は耐糖能を低下させることが知られており、睡眠不足によりインスリン感受性が低下して血糖が上昇する。睡眠時間と糖尿病の発症率との相関も報告されており、睡眠七〜八時間の人と比較して、睡眠五時間未満の人は糖尿病のリスクが二・五倍高いという。

糖尿病は肥満と関係深いが、睡眠と肥満の関係が明らかにされている。睡眠は摂食ホルモン、満腹ホルモンの分泌を制御している。睡眠時間が短くなると、グレリンが分泌され摂食を促進するとともに、レプチンが分泌低下し摂食抑制作用が低下することが知られている。したがって、睡眠が不足すると食欲が亢進し肥満になる。疫学データでも睡眠五時間未満の人には肥満が多いこと、同時に肥満の人は睡眠時間が短い傾向にあることが示されている。ＢＭＩ（Body Mass Index）で見ても、睡眠時間が六〜八時間の人が最も低値であり、五時間以下、あるいは九時間以上ではＢＭＩ値は増加するというＵ字型のカーブが知られている。

高血圧患者の三十％は不眠を呈すると言われている。一方、睡眠不足は血圧を上昇させる。健康人においても徹夜した後には拡張期圧が一〇 mmHg 程度は上昇する。睡眠時間と高血圧についても糖尿病と同様のＵ字型カーブが知られており、七〜八時間の睡眠が高血圧のリスクが最も低く、五時間以下になると高血圧のリスクは一・五倍になり、また九時間以上の睡眠でも高血圧のリスクが高まる。また、睡眠時間の短い人には、冠動脈疾患、狭心症、心筋梗塞のリスクが高いという報告もある。睡眠と高血圧の問題はもっと注意がはらわれてよい。

うつ病ではほとんどの患者が睡眠障害を訴える。睡眠五時間以下ではうつ病得点が上昇すること、睡眠九時間以上でもうつ病得点が上昇することが知られている。うつ病得点についても、先に述べた様なU字型のカーブが認められる。より直接的に睡眠障害がうつ病のリスクになるという報告も多い。学生について調べた報告では、学生時代に不眠のあった人では中年になってからうつ病を発症するリスクが二倍ほど高いという報告がある。また、交代勤務の人は、うつ病のリスクが高いとする報告もある。

ゲノム個人情報と精神医学
ジェームズ・ワトソンのゲノム情報公開の意味

一九五三年二月二十八日、ケンブリッジのベネット通りのパブ「イーグル」にフランシス・クリックとジェームズ・ワトソンとが興奮した面持ちで飛び込んできた。DNAの二重らせん構造が発見されたときであり、遺伝子の本体が明らかにされたときであった。彼らの発見は生命の秘密に迫るものであり、このとき以来、分子遺伝学は、そのセントラルドグマ（中心命題）として、遺伝子はDNAからなること、一遺伝子が一蛋白質をコードすることを認めるようになった。分子遺伝学は二十世紀後半を通してめざましい成果を上げ、医学・生物学領域だけでなくサイエンス全体をリードし続けてきた。

このとき弱冠二十五歳であったジェームズ・ワトソンは、八十歳となる今でも大きな存在感を示している。

自らのゲノム情報を公開

ジェームズ・デヴィー・ワトソン（James Dewey Watson）（一九二八年四月六日生）は十五歳でシカゴ大学に入学、インディアナ大学院に進み、黎明期にあったルリアの分子生物学研究室に入り、一九五〇年に二十二歳で学位を取得した。その後ケンブリッジ大学キャベンディッシュ研究所で研究に取り組み、冒頭に述べたように、DNAが遺伝子の本体であることとその二重らせん構造を突き止めた。一九五六年にハーバード大学に移り、一九五八年にはコールド・スプリング・ハーバー研究所所長になった。一九六二

JCOPY 88002-857

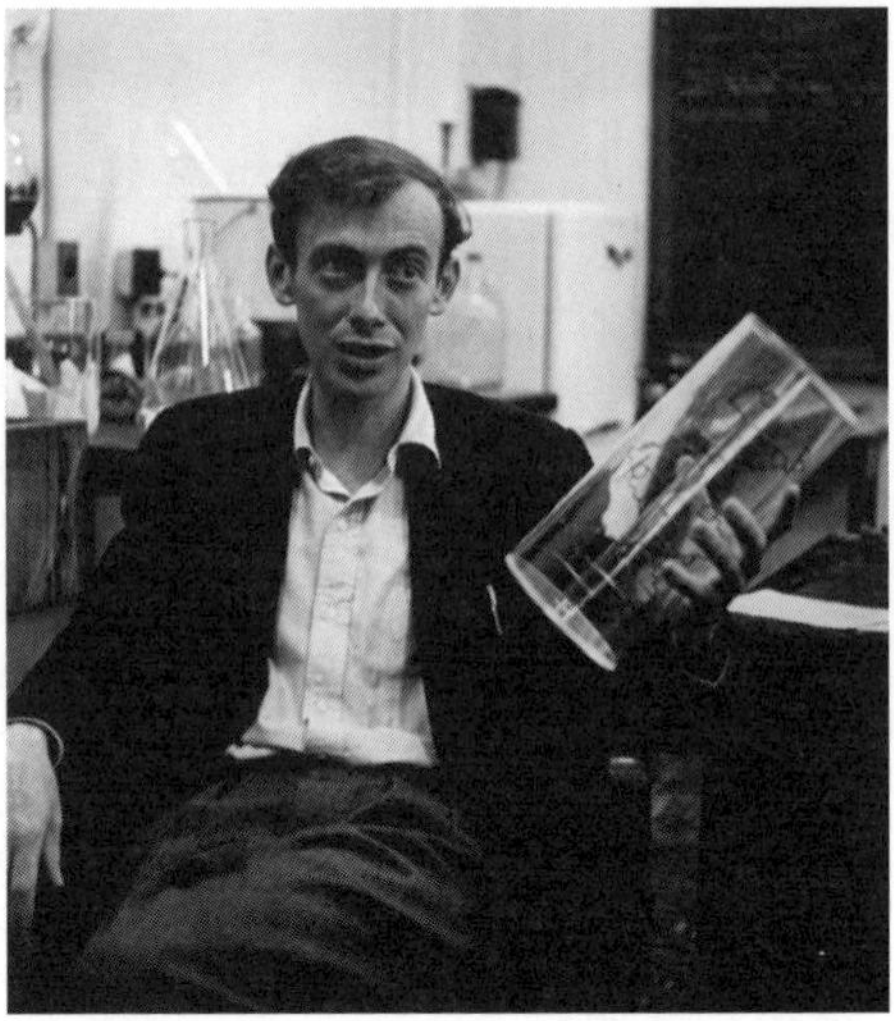

年のノーベル生理学・医学賞は、「核酸の分子構造および生体における情報伝達に対するその意義の発見」の業績に対して、ジェームズ・ワトソン、フランシス・クリック（Francis Crick）、モーリス・ウィルキンス（Maurice Wilkins）に授与された。

一九八九年にワトソンにより立ち上げられたヒトゲノム計画は、二重らせん構造の発見から五十年後の二〇〇三年に、ヒトＤＮＡ配列の大部分を明らかにした。そして二〇〇七年五月三十一日には、ベイラー医科大学と米バイオ企業454 Life Sciencesが二ヵ月間と百万ドルの費用をかけて解析したワトソン個人の六十五億の塩基配列からなる遺伝子情報が解読された。ワトソンの個人ゲノム情報は、国立バイオテクノロジー情報センター（ＮＣＢＩ）のデータベースに公開されている。誰のものかが明らかにされているゲノム情報が公開されたのはこれが史上初であるが、現在はCelera Corporation のJ.Craig Venterのデータも Gen Bankに公表されている。ワトソンは全米科学アカデミー及びイギリス王立協会（ロイヤルソサイエティ）会員であり、大統領自由勲章、アメリカ国家科学賞を受けた今世紀の大きな知性であることは間違いない。ワトソンの遺伝情報から、一般人と比較しての各種疾患のリスクを計算することができる。たとえば、加齢性黄斑変性症は二十％少ない、喘息は三十一％少ない、乳がんは一・四五倍高い、セリアック病は六十六％少ない、大腸癌は十六％高い、緑内障は一・四二倍高い、炎症性腸炎は十六％高い、多発性硬化症は二十九％高い、心筋梗塞は三十三％少ない、肥満は五％高い、前立腺がんは一・〇二倍高い、乾癬は三十一％少ない、むずむず足症候群は二十九％少ない、関節リウマチは二十％高い、Ⅰ型糖尿病は六十五％少ない、Ⅱ型糖尿病は三十三％高いなど。これらは公表されている各種疾患と関連したＳＮＰを比較しての計算結果である。

偉人と統合失調症の不思議な関係

ワトソンには統合失調症の息子がいる。一九六八年（三十九歳時）に二十歳年下の女学生と結婚し、ほどなく長男 Rufus（一九七〇年）と次男 Duncan（一九七二年）とが誕生した。長男は統合失調症を発症し十六歳の時に最初の入院をしている。ちなみに、アインシュタインの二男 Eduard Einstein も統合失調症であった。Eduard は幼少のときから聡明で音楽の才能にも恵まれていたが、二十歳時に統合失調症を発症しチューリッヒの Burghorlzli 精神科病院に入院した。何度か退院したものの一九四八年から長期入院となり入院中の一九六五年に死亡している。

偉大な業績を残した学者、思想家、小説家は統合失調症と比較的近い距離にある。思いつくままにあげても、ジョン・ナッシュ（一九二八〜）アメリカの数学者で一九九四年ノーベル経済学賞受賞、クルト・ゲーデル（一九〇六〜一九七八）チェコの数学者、アントナン・アルトー（一八九六〜一九四八）フランスの俳優・詩人・演劇家、エドヴァルド・ムンク（一八六三〜一九四四）ノルウェーの画家、フランツ・カフカ（一八八三〜一九二四）チェコの小説家、ゲオルク・カントール（一八四五〜一九一八）ドイツの数学者、フリードリヒ・ニーチェ（一八四四〜一九〇〇）ドイツの哲学者・思想家、フィンセント・ファン・ゴッホ（一八五三〜一八九〇）オランダの画家、フリードリヒ・ヘルダーリン（一七七〇〜一八四三）

詩人・思想家、ジャン＝ジャック・ルソー（一七一二～一七七八）フランスの哲学者・政治思想家・教育思想家・作家など枚挙にいとまがない。

まさかの結末

統合失調症のリスク遺伝子のいくつかは、ワトソンのゲノムの中に同定できるはずである。ワトソンは自分が高齢になってからの子どもであることが息子の統合失調症の発症を引き起こしたのではないかと思っており、高齢になって子供をもうけようとする男性は十五歳時に精子を保存すべきだという意味の発言をしたことがある。ワトソン発言は、これまでも数々の物議を引き起こしている。「出生前検査で赤ん坊がホモセクシュアルになるとわかっていれば、女性の中絶する権利を認めるべきだ」「黒人の皮膚の色は強い性欲と関係している」など。

二〇〇七年十月十四日、「黒人は人種的・遺伝的に劣等である」というワトソンの発言が英紙サンデー・タイムズ一面に掲載された。ワトソンは「アフリカの将来については全く悲観的だ」「（我々白人が行っている）アフリカに対する社会政策の全ては〝アフリカ人の知性は我々と同等である〟という前提で行われているが、それは科学的には全く間違いである」「黒人従業員の雇用者であれば、容易にそれを納得できるだろう」などと語ったという。この発言は、人種差別との非難を受け、コールド・スプリング・ハーバー研究所理事長職の辞任に追い込まれた。ところが、ワトソンのゲノム情報から

図　ワトソンのゲノムデータの解析結果

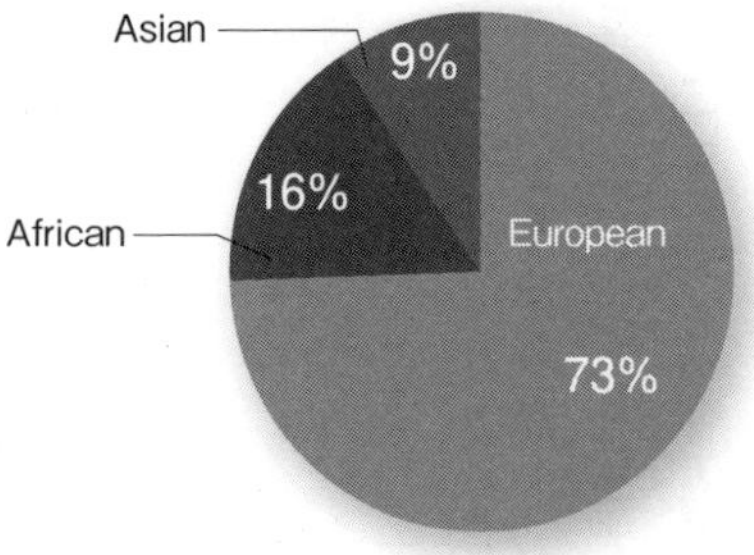

JCOPY 88002-857

祖先を調べてみると、一般人と比較して十六倍もワトソンのゲノムはアフリカ系の比率が高いことがわかった。一般白人ではアフリカ系の配列は一％程度であるが、ワトソンのゲノムは十六％がアフリカ系であった（図）。これは祖父母の一代前のどちらかがアフリカ系であったことを示唆するという。ゲノム配列からこのような祖先をたどることができるのであるが、このような事実はおそらくワトソン自身も知らなかったことであろうし、黒人の知能を低劣だと決めつけるような発言をした人のゲノムにアフリカ系の比率が高かったことはなんとも皮肉な事実である。

身近になったゲノムの解読

第二世代、第三世代シークエンサーの登場によりゲノム配列の解読は急速に低価格になっている。このような状況を背景として二〇〇七年十二月に個人ゲノムを解析して販売する会社が現れた。現時点で23 and Me、Navigenics、de CODE の三社がゲノム解読サービスを提供している。当初は一人当たり九百九十九ドルの価格であったが、23 and Me は二〇〇八年から一人あたり三百九十九ドルでの解読サービスに値下げした。唾液のサンプルを送付すると、一ヵ月くらいで自分のＤＮＡ情報や病気のリスクなどのほか、祖先についての情報などを知ることができる。23 and ME の経営者がグーグルＣＥＯの奥さんであることは、グーグルがインターネット上の情報だけでなく、ゲノム情報をも含めた個人情報を独占しようとしているのではないかとの疑念がささやかれている。

ワトソンが残した謎

ところで、このような革新的な考えを持つワトソンは自分のゲノム配列を全て一般に公表することにした。これは、ゲノム情報の開示が科学の推進に不可欠であるとの強い信念に基づく判断であったろう。このような考えを持つワトソンをもってしても、ただ一ヵ所の部位の公表は許可しなかった。それはアポリポ蛋白Eであった。アポリポ蛋白Eは、脂質輸送に関与する血清蛋白であり、2、3、4型がある。アポリポ蛋白E4は強力なアルツハイマー病のリスク遺伝子であり、ヘテロでは五倍、ホモでは十四倍アルツハイマー病を発症するリスクが高いことが知られているからである。

第七章

日本精神神経学会のこと

日本精神神経学会と阪大精神医学教室とのかかわり

日本精神神経学会は日本神経学会の名称で設立され、第一回日本神経学会は明治三十五年四月四日に開催された。第一〜第八回までは東京で開催され、東京以外での最初の大会となった第九回大会は阪大精神医学教室が明治四十三年四月二〜三日に担当した。当時の阪大精神医学教室は初代教授の大西《おおにし》鍛《きたう》が辞職した後に京都大学の今村新吉が併任していた時期であり、大阪府立高等医学校病院学用室において開催された。第十回以降は再び第十三回まで東京で開催され、その次の東京以外の大会は、第十四回の九州医科大学精神病学教室（榊保三郎）と第二十一回の京都帝国大学法学部第一講堂での開催（今村新吉）と、第二十四回九州帝国大学精神病学教室講堂（榊保三郎）、第二十六回京都帝国大学法医学教室講堂（今村新吉）、第二十八回東北帝国大学医学部精神病学教室講堂（丸井清泰）であった。

そして第二十九回総会は、昭和五年四月三〜四日に大阪市中央公会堂において和田豊種を会長として開催された。またその十年後の第三十九回総会は、昭和十五年四月六〜七日に大阪帝国大学医学部附属病院大会議室にて再び和田豊種を会長として開催された。昭和十八年には第四十二回総会が名古屋帝国大学で開催されたが、昭和十九年と昭和二十年の大会は戦時中ということで時局の要請により中止された。

戦後から第八十八回大会まで

二年間のブランクの後、昭和二十一年に第四十三回大会が東京帝国大学において内村祐之を会長として開催された。そして、翌昭和二十二年四月一～二日に堀見太郎を会長として第四十四回日本精神神経学会が阪大病院東講堂において開催された。これは第十二回日本医学会第二十三分科会として開催されたものであり、四月一日の午前中に評議員会が招集され、午後から講演が発表された。四月二日は、午前午後共に講演がなされ、夕方には慰労の小宴が開催された。

その後阪大精神医学教室は、第六十回総会を、昭和三十八年四月三～四日に大阪市産経ホールにて金子仁郎阪大教授を会長、堀浩奈良県立医科大学教授を副会長として担当した。

第六十五回の長崎大会昭和四十三年三月二十七～二十九日、第六十六回の金沢大会昭和四十四年五月二十～二十二日、第六十七回の徳島大会昭和四十五年四月二十二～二十四日は学会の歴史の中でもたいへん荒れた総会であった。この当時は、昭和四十三年からの東大精神医学教室から起こった医局講座制打倒を主張する学生運動の残り火がくすぶっていた時代であり、学会評議員の顔ぶれを眺めてみても、思想的に急進派と目される人たちが多く、学会の執行部もなかなか動きが取りにくかったように思われる。金沢大会より後の学会では、国立大学の教授が会長を務めることが困難な状況となったようである。

このような状況の中で、西村健教授に阪大で学会を担当することが可能かどうかの問い合わせが再三あった。西村教授は、工藤義雄先生とともに学会担当の可能性について何回も議論されていた。工藤先生によると、金子問題を総括するのであれば学会をやらせてもよいとのことであった。そんなことで、昭和六十三年の第八十四回大会を阪大精神科で引き受けるかどうかについて、西村教授はかなり真剣に考えられた様子であった。いわゆる「金子問題」として当時のラジカルな人たちが騒ぎ立てていたからである。

結局、ラジカルな人たちの要求に屈することはできないとの判断で、西村教授による大会開催は見送られることとなった。そのような経過を経て、第八十四回大会は齊藤正巳関西医大教授、工藤義雄副会長のもとで、新しく建設されたばかりの大阪国際交流センターにおいて昭和六十三年五月十一～十三日に開催された。

そして、その四年後の平成四年にも、阪大が担当することの可能性についてかなり突っ込んだ議論がなされていたことを記憶している。工藤義雄先生の説得により環境が整い、阪大精神科が担当することがほぼ決まりかけていたとのことであった。ところが、ラジカルな人たちの要求は、「学術総会の冒頭に金子問題を総括せよ」とのことで、彼らの言い分は、戦後ロボトミーが統合失調症の治療として導入されたときに、金子教授を中心とした阪大精神科は積極的にその試みを導入しようとしていた。もちろん、ロボトミーによる治療法は、阪大以外でも日本全国で検討され始めており、東大の臺弘先生に率いられた東大精神科でも検討されていた。その後、臺先生は、ロボトミーが適切でない治療法であったことを学会で表明されたが、阪大の金子教授はそのような表明をなされてこなかったというのが彼らの主張であった。西村教授は、金子問題を総括すべきかどうかずいぶんに悩まれた様子であったが、最終的には、第八十八回についても、阪大が学会を担当することは見送られた。

第八十八回大会以降

私は、昭和五十四年卒業で、精神神経学会に参加したのは第八十八回大会からである。第八十八回大会は、堺俊明大阪医大教授、今道裕之新阿武山病院長のもとで高槻市文化会館にて平成四年五月二十七～二十九日に開催された。先に述べたような事情もあって、筆者もプログラム委員の末席に加えられて、学会に参加することとなった。高槻文化会館でのシンポジウムに参加して驚いたことを今でも鮮明に記憶している。ダウン症患者の頭部ＣＴ所見についての発表があった時のフロアからの質問は、その所見についてではなく、「あなたは、ＣＴを患者に繰り返してとっているが、そのことにより患者に多大なＸ線被曝をもたらしたことについてどのように考えているか」という質問であった。このような雰囲気の学会では、とても科学的な議論をすることはできないと思った次第である。

私は、平成十二年から学会理事として活動するようになった。その当時の理事会は、佐藤光源理事長、中根允文先生と守屋裕文先生が副理事長であり、鹿島晴雄先生、神庭重信先生と私が大学から、浅井忠彦、犬尾貞文、河﨑建人、川室優、清水達夫、竹内知夫の諸先生が精神科病院協会から、前久保邦昭、松下昌雄先生が精神科診療所協会からの理事であり、その他に、浅野弘毅、佐藤忠彦、中島豊爾、星野征光、村上靖彦、森山公夫の先生方が理事を務められていた。理事会は奇数月の第三土曜日に開催され、正午から延々と五、六時間にわたり続けられていた。発言する理事はたいてい決まっており、声の大きい人が議事進行を独占していた。個人的には、なかなか難しい理事会であり、学問的な内容を議論するのではなく、政治的あるいは思想的なことばかりが語られていたように思えた。最初からけんか腰であり、主義主張の異なる人たちが、特定の問題について、声の大きい人たちの意見が最終的には取り入れられているのではないかとさえ感じられた。

第九十七回大会

このような理事会に出席する中で、学会の担当を打診された。学会では、鈴木二郎前理事長先生の時に平成十四年に世界精神医学会（ＷＰＡ）大会を横浜で開催することを決定していた。もちろんＷＰＡ大会をわが国で開催することに私も賛成であったが、長い間、わが国の精神医学会は鎖国同然の状態であり、海外との交流も少なく果たしてＷＰＡ大会という大役を十分に果たせるものかどうかを危ぶむ声も多かった。

金沢大会以来、精神神経学会は大きく揺れ動いており、この三十年間は必ずしも順調な経過ではなかった。学会への参加者は減少し、例年約千二百名程度の参加者であった。当時の佐藤光源理事長から依頼されたことは今でもよく覚えている。翌年に控えたWPA 2002 大会には日本人の参加者を三千人にする必要がある。第九十七回大会では参加者を二千人の大台に乗せてくれという内容であった。前回の仙台大会での参加者千二百名を倍増することが求められていたわけで、大きな課題であった。

また、ラジカルな人からの要求もあった。彼らの間では、ロボトミーに関する「金子・西村問題」が議論されており、阪大精神科が学会を担当する条件として、大会冒頭で会長が金子・西村問題を総括することが必要という主張がなされていたらしい。ある日の夜十一時ごろ、東京本郷の学会事務所の近くの喫茶店において、佐藤理事長、守屋副理事長からそのような状況を説明されたことを記憶している。理事会では以下のようなやり取りもあった。

「あなたは金子・西村問題をどの程度知っているのか」

「まったく知りません」

「知らないなら勉強しなさい」

「過去のことよりもっとも勉強したいことが沢山あります」

今から考えると、私も若気の至りで、なんともつっけんどんな発言をしたものであるが、まったく子どもの喧嘩であった。

JCOPY 88002-857

このような経緯を経て第九十七回大会を平成十三年五月十七～十九日に、私を会長、小池淳先生を副会長として大阪国際会議場にて開催した。二十一世紀最初の学会ということで「新たな精神医学・医療の新ステージ」を標語に掲げた。この大会では参加者を倍増するためのいくつかの新しい試みを行った。全国の精神科教授に呼び掛けて四十八演題の教育講演を担当していただいた。前年度の仙台大会では、参加者の中にのぼりとハンドマイクを持っているグループの人たちがいて、シンポジウムの途中で壇上占拠が起こり、最後まで終了できなかったシンポジウムもあった。大阪大会では、このような騒乱が起こらないよう十分な対応が必要とされていた。事前の方針は、十二のシンポジウムの中でこれは荒れると予想されるシンポジウムを一つだけ選び、そのシンポジウムの開催には特段の配慮をすることとした。その当時は医療観察法の導入の時期であり、「刑事司法における精神障碍者の現状」のシンポジウムが一番標的となりやすいと思われた。そのシンポジウムは会場の中でもやや孤立した会場を充てることにして、例えその会場内で荒れても他のプログラムへの影響が最低限となるように配慮した。そして、そのシンポジウムには理事全員の出席を求め、それこそ体を張って責任を持っていただくこととした。さらに、会場の最前列には、屈強な教室の若手十数名に陣取ってもらい、いざという事態に備えた。万一混乱が始まった場合には演者を保護して会場外に退避させるための通路と手筈を整えた。このような準備のもとに学会を迎えることになったが、大会前日までグループの動きに注意して、彼らがどのような活動を準備しているかを調査し、学会会場で配布されたビラを収集してどのようなことが起こりうるかを事前に検討した。そんな対策を講じて臨んだ触法患者に関するシンポジウムが無事に終了したときには、教室員一同ほっとしたものである。学会は二千三百名の参加者を得て盛会裏に終了した。学会の翌日には一般市民を対象とした「メンタルヘルスフォーラム大阪二〇〇一」を開催し千八百名の市民の参加者があった。

平成十三年の第九十七回大会を成功裏に終了し、日本精神神経学会は、翌平成十四年にWPA World Congressを横浜パシフィコにおいて開催した。世界の精神科医約七千名が集う、アジアで初めて開催されたWPA World Congressであったが、この時を以て日本精神神経学会は国際社会の仲間入りをしたと言っても過言ではない。

その後、日本精神神経学会学術総会の参加者は専門医制の導入に伴い、飛躍的に増加した。平成二十一年の第百五回神戸大会(前田潔大会長)で参加者数五千名を超え、平成十五年百九回福岡大会(神庭重信大会長)では六千五百名、平成二十六年第百十回横浜大会(宮岡等大会長)では七千五百名の参加者があった。そして、平成二十七年の第百十一回大阪大会(岸本年史大会長)では精神神経学会の学術集会に合わせて再びWPA Regional Congressを開催することとなっている。

精神神経学雑誌編集委員長として

私は平成十二年に精神神経学雑誌の編集委員長を三好功峰先生から引き継いだ。三好先生の前は関西医大の齋藤正巳先生が編集委員長をなさっており、関西圏の理事が編集委員長を務めるような慣例があったのかもしれない。当時の精神神経学雑誌（精神経誌）は、原著論文の投稿数が少なく、学術研究の発表の場ではなく、紙面の半分以上が総会記事と委員会報告とで占められていた。学術雑誌としてはお世辞にも質の高い内容とは言えなかった。学会予算の半分近くを費やしていたにもかかわらず、精神経誌を学術雑誌として心待ちにしている会員は少なかったのではないかと思う。そのような状況を把握するために、会員へのアンケートを実施して、どのような雑誌が望まれているかを知ることからスタートした。当時は、論文のプライオリティを主張するには英語論文であることが要求されるようになっていた。精神医学領域でも生物系論文の多くは英語で発表されることが多くなり、精神経誌への生物系の投稿論文数は少ない状況であったが、心理・社会系の日本語原著論文の投稿の場としての必要性はあった。精神経誌は、原著論文の発表の場なのか、教育的内容の充実なのかを知るためのアンケートを行った。投稿数を増加させるために、症例報告のジャンルを設けたり、会員の声の充実も試みたが、あまりうまく進まなかった。教育的な内容に関してはいくつかの企画が順調に進んだ。総会シンポジウムを特集化し総説原稿として整理された原稿を掲載することにした。この議論についても、何人かの理事からは、総会に出席することができない会員もいるので、シンポジウムはすべて掲載してほしいとの要望も強かったが、学術総会の充実とともにシンポジウム数が増加していき、現実問題としてすべてのシンポジウムを掲載することは物理的にも不可能な状況となったので、この判断は正しかったと思っている。

編集委員会の責任でいくつかの企画を走らせた。「精神医学の潮流」「精神医学フロンティア」の企画はその時点でのトピックスについての総説であり、好評を博した。また新たに設けたジャンルとして、「精神神経学雑誌百年」がある。百年前の精神経誌に掲載された論文を紹介して、その現代的な意義について書かせていただいた。編集委員長を務めた五年間にわたり、合計六十本を精神神経学雑誌百年に掲載していただいた。また、書評欄も始めた。刊行される精神科領域の書物について編集委員による書評を掲載したが、これはおおむね好評であり、多くの出版社から書物を送っていただけるようになった。

平成二十四年まで編集委員長を務めさせていただいた十二年間、精神経誌の改善のためにの力を注いだつもりであるが心残りもある。精神経誌の中で投稿論文を増加するために、「症例報告」のジャンルを創設した。英文での発表が要求されるようになり、精神経誌への原著論文の投稿数が頭打ちになることはやむを得ないとしても、症例報告の投稿を増加することは可能だろうと思ったからである。各人が臨床場面で経験する症例を報告していただき、学会員の間で共有する臨床経験として活用できないかと考えたからであった。精神経誌の症例報告が充実すれば、精神経誌何号の何番の症例と言うだけで、各人の臨床経験について議論できるようになるのではないかとの期待でずいぶんと努力したつもりであったが、それは未だ実現していない。

精神経誌は、中村純委員長、大森哲郎、細田眞司副委員長の下で改善が続けられており、平成二十七年の第百十七巻からは紙媒体からオンライン版中心として会員に配布されることになった。

Psychiatry and Clinical Neurosciences 編集委員長として

和文誌の編集委員長を引き受けた時点から、学会による英文誌の刊行を考えるようになった。日本人の原著論文の多くが英文で発表されるような状況に変化しつつあったからである。理事や精神経誌編集委員との懇談でも、わが国の精神医学振興のためには学会の英文機関誌を持つことが必要と意見が一致し、平成十四年の理事会で学会英文誌の刊行を提案して承認していただいた。学会英文誌準備委員会を定期的に開催し、英文誌の内容、編集方針、査読体制などが煮詰まり、出版社は Blackwell 社に、英文誌名は

Psychiatry International に決められた。

準備委員会では、もちろんフォリア刊行会が出版していた Psychiatry and Clinical Neurosciences（PCN）との併存が現実的であるかどうかについても検討した。印刷出版を担当する Blackwell 社の Mark Robertson 社長と定期的に懇談し、他の競合雑誌との棲み分けについても検討したが、結論としては、わが国に総合精神医学の英文誌は一つで十分との意見であった。しかしながら、これまでのフォリア刊行会と学会との関係を考慮すると、フォリア刊行会の意向を十分に、忖度すべき状況であった。とても学会のほうからPCNを譲ってくれとは言い出せない状況であったので、学会は独自に英文誌を立ち上げて、その後自然の成り行きとして、両者が統合されるのならばそれはそれでいいとの判断であった。

まさに創刊号に向けて動き出そうとしていた矢先に、フォリア刊行会の情況が伝わってきた。フォリア刊行会では、文科省からの補助金が望めない状況になり、PCN存続のために学会から手を差し伸べてほしいというような事情らしかった。そのような状況でフォリア刊行会の本多裕先生との相談が始まった。平成十八年八月二日付の本多裕先生からのメールには、その当時のフォリア側と学会側の事情が記述されている。本多先生は、「小生は基本的にはフォリアと学会の合併には賛成なのですが、フォリア側の編集委員（ほとんど Field editor です）から疑惑、反発、反対の声が上がっています。どうも学会の早いペースに巻き込まれているようだとの不安感があります。」と記されている。筆者と本多先生が双方の委員会に出席してお互いの状況を説明した後、急速にPCNを学会に移管するとの案が浮上してきた。本多先生との間で、学会誌名は当分変更しないこと、旧フォリアと学会が対等の形でPCNを運営すること、PCN誌の質が下がらないように努力することなどを合意して、晴れてPCN誌が学会に移管されることになった。このような交渉の中で、栗田廣先生と私とが Editor-in-chief として英文誌の編集体制に責任を持つことが決められた。

フォリア誌の歴史を振り返っておきたい。日本精神神経学会の欧文機関誌Folia Psychiatrica et Neurologica Japonicaは、昭和八年に新潟大学上村忠雄を編集主幹としてわが国の精神科教授十九名を編集同人として刊行された。阪大からは和田豊種が創刊号の表紙に名前を連ねていた。第二次世界大戦のために昭和十二〜二十一年は休刊を余儀なくされたが、昭和二十二〜二十七年まで第二〜第六巻までが刊行された。昭和二十八年の第七巻から日本精神神経学会による刊行となりフォリア刊行会が組織されて東大精神科の先生方を中心として年間四冊の刊行が続けられた。そして、昭和四十三年にPsychiatrica et Neurologica Japonicaは正式に日本精神神経学会の欧文機関誌と位置づけられ第二十二〜第二十九巻まで発行された。ところが昭和五十年精神神経学会理事会は、フォリア誌を学会機関誌から外すことを決定し、これ以降フォリア誌は島薗安雄先生を委員長とするフォリア刊行会の手により刊行されることになった。昭和六十一年大熊輝雄編集委員長の時に雑誌名を第四十巻からThe Japanese Journal of Psychiatry and Neurologyに変更し、平成六年に編集委員長が本多裕先生に変わり出版社をBlackwell Sciences社に依頼することになった。そして、平成七年第四十九巻から雑誌名をPsychiatry and Clinical Neurosciences（PCN）に変更し、年六冊の刊行となった。

平成二十年二月に装丁デザインも新たにＰＣＮ第六十二巻一号が刊行された。その巻頭言で、ＰＣＮは日本精神神経学会の英文機関誌となったこと、Manuscript Centralを導入してオンライン投稿査読が始まったこと、投稿を全世界から受け付けること、編集委員が十名から二十三名に増加したこと、海外エディトリアルボートが新たに発足したことなどが記載されている。ＰＣＮ誌はその後順調に発展し、インパクトファクターも二・一三三（平成二十四年）まで上昇した。本多裕先生は、その後病に倒れられ、ＰＣＮの成長を共に喜んでいただくことができなかったことは心残りである。

平成二十四年に理事長となるまで、足かけ六年間ＰＣＮ誌の Editor-in-chief を務めさせていただいた。学会の所管となる前は一に満たなかったインパクトファクターが二を超えるまでに成長し、アジアの精神医学ハブジャーナルとして認められるまでに成長できたのは、共に Editor-in-chief をお務めいただいた栗田廣先生のお力によるところが大きかった。現在、ＰＣＮ誌は神庭重信先生と加藤忠史先生を Editor-in-chief、細田眞司先生と鈴木道雄先生を Vice Editor-in-chief として順調に発展し続けている。

日本精神神経学会理事長として

平成二十四年に理事長に選出され、百十年の歴史と一万五千百五十五名の会員数を擁する精神科医の親学会とも言うべき団体の舵取り役としての責任を負うことになった。当時は、精神科専門医制度の開始により学会参加者数が急激に増加し、手狭となった事務所を移転し事務職員が変わり、公益法人化を迎えて学会そのものが大きく変化している時期であった。鹿島晴雄前理事長の時代に公益法人化を準備し、公益性の確保、財務会計の透明化、代議員制など多くの課題を乗り越えた最後の段階であり、執行部の役目として、学会の公益法人化を滞りなく完成させることが求められていた。公益法人に移行して、新しい定款に則ってその翌年には代議員選挙、理事選出、執行部選出が行わることになっており、一年間の任期であったが、「専門医制度の定着と発展」、「国内外の諸団体との協力体制の構築」を掲げて活動することになり、精神神経雑誌の巻頭言に以下のような内容を報告した。

「精神医学は、歴史的に見ても他の医学領域とは異なる背景をもっています。多くの精神科医は、精神科病院、精神科診療所、総合病院で診療活動を担当しており、大学の精神医学教室だけでは十分な医療活動はできません。もちろん、研究・教育は大学精神医学教室が担うべき領域でありますが、精神医療の実施に当たっては、病院やクリニックとの協力体制が不可欠であります。このような点を考慮して、精神科医療にかかわる全ての精神科医の意見が平等に反映される学会でありたいと思っています。

精神医学は、生物学的、心理学的、社会学的な側面を有する間口の広い学問領域であり、数多くの関連学会がありますが、本学会は親学会としての調整機能を果たすべきであり、全ての精神科医の拠り所となる学術団体として発展させたいと思います。親学会としての調整機能を整えるためには、まず地方会の整備が喫緊の課題と考えています。日本精神神経学会と全国各地で活動している地方会との関係を整理して、各地の地方会の活動が推進され、そのことが本学会の力となるような全体のシステムを整備したいと考えています。そして、そのような活動を踏まえてアジア諸国の精神医学会との連携から始めて、本学会が世界の精神医学の中で重要な役割を果たせるように努力したいと考えています。」

そして、平成二十五年度に再選された時には、執行部の活動方針として以下の十項目にまとめて発表した。

一、専門医制度の定着と発展

質の高い精神科医を育成することは、学会の第一の使命と考えています。そうすることにより、医学会の中での精神医学の発言力を強化することが期待されます。

専門医制度については、第三者機構による他領域の専門医制度とのすり合わせが行われ、研修プログラムの整合性、サブスペシャリティの設定などについて議論されています。当学会の研修制度についても他領域のサーベイヤーの評価に耐えられる実質的な内容を伴ったプログラムに育て上げる必要があります。専門医制度を充実して若い精神科医の知識と技能の向上に結び付ける努力をしたいと思います。、

二、精神科医療を構成する各種団体との協力体制の強化

精神医学は、他の医学領域とは異なる背景をもっています。多くの精神科医は、精神科病院、精神科診療所、総合病院で実際の診療活動を担当しており、大学の精神医学教室だけでは十分な医療活動はできません。もちろん、研究・教育は大学精神医学教室が得意とする領域ではありますが、実際の精神医療の実施に当たっては、病院や診療所との協力体制が不可欠であります。このような点を考慮して、精神科医療にかかわる全ての精神科医の意見が平等に反映される学会にしたいと思っています。

三、学会の国際化

英文学会機関誌 Psychiatry and Clinical Neurosciences（PCN）はアジアのハブジャーナルとして順調に成長しています。学術集会も札幌大会、福岡大会と英語セッションが設けられ、海外からの若い精神科医を招待して国際的な意見交換がなされています。また、現在進行中の ICD-11 改訂作業にも当学会は全面的に協力してフィールド・トライアルを担当しています。このような国際化をさらに推し進めて、わが国の精神医学会が、アジア・世界に向けての情報を発信していく体制を整えたいと思っています。平成二十五年の福岡大会では、神庭大会長のご尽力によりアジアの主な精神医学会理事長を招待した意見交換の場が設定されました。秋山国際委員長のご高配により、小生も引き続きオーストラリア・ニュージーランド

精神医学会に出掛けることになっています。このような国際交流の企画は、世界の中でわが国の精神医学会が一定の評価を受けて、一定の発言力を維持するためには重要なことと考えています。ＷＰＡや他の国際学術団体との連携を今まで以上に強めていきたいと考えています。

四、親学会としての精神神経学会の役割の充実

精神医学は、生物学的、心理学的、社会学的な側面を有する間口の広い学問領域ですので、多くの学会があります。会員数が千五百名を超える関連学会だけでも二十二を数えます。このような関連学会の会員のほとんどが本学会の会員でありますので、本学会はその親学会としての調整機能を果たすべきと考えています。このことは、専門医制度のサブスペシャリティの問題とも関連しますので、当学会が親学会としての役割を果たせるように、期待される学会のあり方を考えてみたいと思っています。

五、若い世代の精神科へのリクルート

高い質の精神科医を養成することは当学会の第一の使命ですが、高い水準の精神科医療を継続して提供するためには、次世代の精神科医の養成が必要です。若い世代に精神科の重要性、意義、面白さを伝えて、今まで以上に優秀な若い世代をリクルートして優れた精神科医に育てる努力をしたいと思っています。平成二十五から始める精神科サマースクールはその一つでありますが、精神医学の発展のために優秀な人材をリクルートする方策を工夫したいと思っています。

六、精神医学の研究推進

ようやく精神疾患解明が医学・生命科学の最重要課題として認められるようになりました。当学会でも、関連諸学会と連携して、「精神医学推進のための提言」を取りまとめ、精神医学研究の重要性を訴えました。このような活動は、国による大型予算の獲得を目指すものでありますが、最終的には、精神医療の質を向

JCOPY 88002-857

上させ、精神障碍者の利益につながるものです。当学会としては、今まで以上に、このような学術的活動を通じて精神医学・精神医療の発展に貢献したいと思っています。

七、精神科医療の実態調査と課題を提示するための調査研究活動

地域医療計画に精神疾患が入り五疾患五事業になりました。それぞれの地域で適切な精神科医療を提供するための計画が練られていますが、その基礎となる精神科医療の実態調査は十分にはなされていません。今回立ち上がった精神医学医療情報センターは、このような必要性に応えるためのものです。精神医学医療情報センターの活動を通じて、実際の医療計画の立案に役立つような情報の収集と解析を進めたいと思います。

八、精神科領域の病名・用語の整理に関する活動

平成二十五年五月にDSM-5が発表され、二〇一七年にはICD-11の発表が予定されています。それぞれの診断体系は公用語が英語であるために日本語訳を検討することになります。既に、神庭先生、尾崎先生、松下先生、飯森先生らを中心として、学会の病名検討委員会、用語検討委員会が活動しておりますが、これまでのように自然発生的な日本語訳が乱立することを避けて、基本的な病名・用語については、学会を中心としたコンセンサスを得たものになるように活動していきたいと思っています。

九、会員の声を反映できる代議員制度の運用

今回の公益法人化により当学会は代議員制度を開始することになりました。これまでの会員による総会を最高議決機関とするのではなく、選挙により選ばれた代議員による代議員会が最高議決機関となります。新定款により、学会の運営方法が大きく変わりますので、会員の声を反映する代議員制度が十分に機能するまでには一定の努力と工夫とが必要になります。今期の執行部では、代議員制度の問題と課題とを明ら

JCOPY 88002-857

かにして、会員の声が十分に反映されるように努力したいと思います。

十、会員・代議員会・理事会の情報共有体制の確立

学会事務局ではかなりの費用をかけて、情報のオンライン化を進めてきました。ホームページのデザインを新しくし、その更新作業も定期的になされています。インターネットを介した会員サービスが整えられ、重要な事項はｅメールにより各会員に伝えられますし、ｅラーニングによる専門医ポイント取得、各会員の取得ポイント数、会費納入状況などもネット上で見ることが出来ます。このようなインターネットを活用した情報のオンライン共有化を推進したいと考えています。

現在、わが国の専門医制度は大きく変わろうとしています。精神神経学会に取りましても精神科専門医制度は直面している最大の課題です。これまでは、それぞれの診療科の学会が認定する数多くの専門医制度がありましたが、平成二十五年五月に日本専門医機構が発足し、これからは、日本専門医機構が、学会と密接に連携を取りながら、専門医の認定、研修プログラムの評価・認定を進めることになりました。

専門医機構では、二〇一七年度から学会による認定から専門医機構による認定への専門医研修のあり方を変える方向で検討が行われておりますので、これまで精神神経学会が作り上げてきた精神科専門医制度を専門医機構からの要請とすり合わせたものにする必要があります。時間的な余裕が少ない中ですが、精神神経学会では制度整備委員会を立ち上げて、よりよい精神科専門医制度を作り上げるために努力しています。

あとがき

大阪大学医学部と附属病院は平成五年九月に大阪中之島と堂島川沿いから吹田の万博跡地に移転しました。大阪大学病院は千七十六床の病院ですが、診療を殆ど中断することなく行われた大阪市内から北摂への移転は、新聞で「巨象が動く」と報じられた大事業でありました。精神医学教室は、病院移転の翌年、平成六年に、創設百周年を迎え、西村健先生のもとで百周年の記念講演会を行いました。

西村健先生は平成七年三月に定年退官され、私は平成八年四月から大阪大学精神医学教室教授を務めてきました。あっという間に十九年の歳月が経過し、教室は平成二十六年四月に創設百二十周年の記念講演会を開催し、記念誌「精神医学の潮流　大阪大学精神医学教室120年の歩み」(新興医学出版社、二〇一四)を刊行しました。そして、六十五歳の定年を迎え、本書のあとがきを書いている今、万感の思いが脳裏を駆け巡っています。

まさに歴史は繰り返すものであり、過去を振り返ることはより新しい未来を切り開くために必要なことのように思います。教室の多くの仲間と共に過ごしてきた知的作業の一部を読み返しつつ、本書に納められた文章が、一人でも多くの優秀な精神医学の学徒を育てることに役立ち、精神医学の発展に幾何かでも寄与できることを願っています。

平成二十七年三月　大阪大学医学部臨床研究棟十階の教授室にて

武田雅俊

【著者紹介】

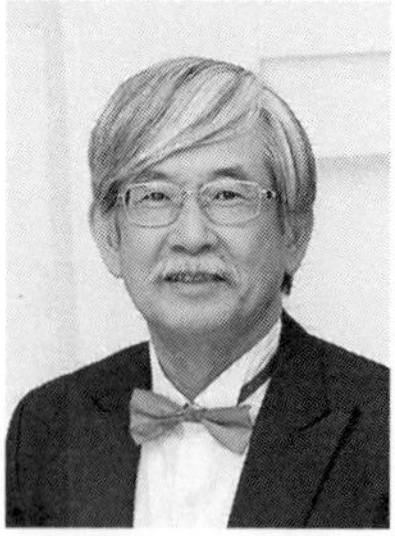

武田雅俊（たけだ　まさとし）

大阪大学大学院医学系研究科精神医学教授。医学博士。
昭和24年佐賀県鳥栖市生まれ。昭和43年佐賀西高等学校卒業、昭和43年東京大学入学、昭和47年米国ダートマス大学卒業、昭和50年東京大学理系大学院修了、昭和54年大阪大学医学部卒業、昭和58年大阪大学医学系大学院卒業。国立療養所松籟荘に勤務した後、昭和60～62年まで米国フロリダ大学およびベイラー医科大学に留学。平成元年大阪大学精神医学講師、平成8年より現職。

日本精神神経学会理事長（平成24年～）、日本生物学的精神医学会理事長（平成23～25年）、世界老年精神医学会（International Psychpgeroatroc Association）理事長（平成21～23年）、世界生物学的精神医学連盟（World Federation of Societies of Biological Psychiatry）次期理事長（平成25～27年）、世界精神医学会（Wolrd Psychiatric Association）学会担当理事（平成26年～）。

主な著書に、「精神医学の潮流 大阪大学精神医学教室120年の歩み」（編著、新興医学出版社、2014）、「POCKET精神科」（編著、金芳堂、2014）、「精神医学マイテキスト」（監修、金芳堂、2014）、「慢性化防止の治療的働きかけ」（編著、新世紀の精神科治療10、中山書店、2009）、「Advanced Psychiatry-脳と心の精神医学-」（編著、金芳堂、2007）、「絵でみる心の保健室」（編著、アルタ出版、2006）、「心のサイエンス-この十年のあゆみ-」（編著、メディカルレビュー社、2006）、「現代老年精神医療」（編著、永井書店、2005）、「老化の生物学と精神医学」（編著、メディカルレビュー社、2003）、「臨床精神医学」（編著、南山堂、1996）など多数。

© 2015　　第1版発行　2015年4月15日

精神医学徒然草
―教授室の窓辺から―

定価　4500円＋税

検　印
省　略

著者　武田　雅俊
発行者　林　峰子
発行所　株式会社 新興医学出版社
〒113-0033　東京都文京区本郷6丁目26番8号
電話 03(3816)2853　FAX 03(3816)2895

印刷　株式会社 眞興社　ISBN978-4-88002-857-6　郵便振替 00120-8-191625